LEADING
BRIGHTLY

Essence and Experience of Healthcare Management

医路阳光

路 阳 / 著

医院管理的理念与实践

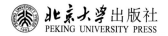

北京大学出版社
PEKING UNIVERSITY PRESS

图书在版编目(CIP)数据

医路阳光:医院管理的理念与实践/路阳著.—北京:北京大学出版社,2020.10
ISBN 978-7-301-31634-4

Ⅰ.①医… Ⅱ.①路… Ⅲ.①医院—管理—研究—中国 Ⅳ.①R197.32

中国版本图书馆 CIP 数据核字(2020)第 178364 号

书　　　名	医路阳光:医院管理的理念与实践
	YI LU YANGGUANG:YIYUAN GUANLI DE LINIAN YU SHIJIAN
著作责任者	路　阳　著
责 任 编 辑	尹　璐
标 准 书 号	ISBN 978-7-301-31634-4
出 版 发 行	北京大学出版社
地　　　址	北京市海淀区成府路 205 号　100871
网　　　址	http://www.pup.cn　新浪微博:@北京大学出版社
电 子 邮 箱	zpup@pup.cn
电　　　话	邮购部 010-62752015　发行部 010-62750672　编辑部 021-62071998
印 刷 者	北京虎彩文化传播有限公司
经 销 者	新华书店
	730 毫米×1020 毫米　16 开本　21.5 印张　363 千字
	2020 年 10 月第 1 版　2024 年 10 月第 3 次印刷
定　　　价	68.00 元

献给我的爱人胡频和
两个儿子路紫钰、路紫杉

序

医学技术飞速发展的今天，医疗产业始终是一个朝阳产业。日益增长的大众健康需求对医疗技术创新寄予了更高的期望，伴随十年的医改之路，中国卫生健康事业持续进步并取得了举世瞩目的成就。2019 年年末，全国医疗卫生机构床位数 880.7 万张，环比增加了 34.7 万张，基层医疗卫生服务能力不断得到夯实，基层医疗床位数环比增加 4.8 万张，中国的每千人床位数达到 6.30 张，已经超过美国、瑞士等西方国家医疗资源人均占有量。可以说，医改十年，中国医疗卫生服务总量得到了迅速提升，但是医疗机构如何以更高的效率、更低的成本提供更好的医疗质量是每一位医院管理者需要破解的难题。细节决定成败，实操性是医院管理的最大的难点。管理最本质的意义在于将战略和目标分解成为精确可操作的步骤。这本书的立意正是给实践者以方法和工具，从医院管理的细节入手，提高医院运营的质量与效率。

2019 年年初，全国三级公立医院绩效考核工作正式启动，围绕患者的服务需求，从四个维度颁布国家考核指标体系。绩效考核逐步开始撬动公立医院的结构性调整，从以往的规模扩张型向质量效益型转变、从粗放的行政化管理向精细化的科学管理转变。通过对医院运营数据的分析和对比，各级卫生健康管理部门将有效引导和推动医院管理水平升级。医院管理者将从战略规划、学科发展、重点技术、医疗质量、人才培养、运营效率、医疗成本以及支付模式等多角度重新审视医院管理模式与发展路径。

本书全面讨论了医院管理所涉及的多个维度，全书共分为十篇，从"常识、战略、模式、品牌、运营、人才、患者、整合、数字化和趋势"十个方面系统地解读了医疗机构发展的基本规律和内在逻辑。作者所积累的医院管理实战经验是本书重要的价值来源，推荐本书作为医院管理实践的工具书和行动指南。

中国的医疗行业正面临着前所未有的全新变化。新观念、新技术、新方法日新月异。新医改、新市场、新势力构成了中国医疗系统的新生态。医院管理者在行业发展的宏观视野之下，要有能力聚焦行业特征与潜在规律，以提升领导力为目标，将现代化科学管理理念与医院管理实践相结合，将精细化管理和人文化服务相结合，探索管理新模式，实现价值医疗。

本书作者路阳先生在医疗行业从业多年，从一名外科医生转型为医院管理者，始终站在医院管理前线，将理论知识与运营实践紧密结合，综合运用多种方法并取得显著成效。这些从实践中总结出来的经验、观点、方法和工具正是管理者所需要的，同时对于很多医院正在推进的现代医院管理制度改革，具有很好的参考价值。

中国的医院管理者应该成为构建医疗新生态的中坚力量。这些具有远见卓识的管理者，不仅对科技和人文具有清晰的判断，也对历史和现实具有清醒的认知；不仅对人性的光明与黑暗具有敏锐的洞察力，也能够勇敢面对市场变革和竞争，在实践中不忘初心、砥砺前行。

清华大学医院管理研究院副院长

2020 年 8 月

目 录 CONTENTS

第一篇

常　识

> 所有重大的问题，专业的技能并非关键，起决定作用的是任何正常人都会在不同程度上具备的常识和开放的心智。

——本·古里安（Ben Gurion）[1]

- 探讨医疗机构发展的五阶段、阶段发展要点及内在逻辑关系
- 讨论新建医院的六道选择题以及不同选择下的组合对于模式的影响
- 介绍以终为始的医院筹建思路、主要任务矩阵以及应遵循的五大原则
- 探讨学科建设的九个维度以及每个维度的关键要素
- 介绍国际级四位质量管理大师及其质量管理的理念与方法
- 介绍专科市场特点、运营特点及选择影响因素
- 探讨专科医院追求极致的三重境界
- 探讨驱动医院发展的"三驾马车"以及生命型企业的"年轮"经营哲学

---

[1] 本·古里安（1886—1973），曾任以色列政府总理兼国防部部长，被称为"现代以色列之父"，又被称为"现代以色列国防军之父"。

CHAPTER 1

第一章

进窄门，走远路

从来没有这么多人关注过医疗行业，也从来没有这么多"热钱"涌入医疗健康产业。踏上这条路，意味着走上一条充满阳光的荆棘之路。

"窄门"源于《圣经·马太福音》中的一段话"你们要进窄门，因为引到永生，那门是窄的，路是小的，找着的人也少"。进入医疗行业要跨过两道门槛，即政策门槛和技术门槛。同时，医疗行业资源依赖度高，即严重依赖有形资源（如土地、设备）和无形资源（如人才、技术、品牌）。新建的医院项目具有"资金密集、管理密集、技术密集、劳动密集"四个特点，更为重要的是，运营医院需要面对较长的投资回报周期、需要耐心、长期持有，才能稳定获益。

但是，换一个角度看，医疗服务的市场需求是刚性需求。医疗行业具有一定的抗经济周期性。当医院的学科建设基本成型，医院运营步入正轨并进入良性循环后，不仅现金流持续稳定，医院资产也能实现保值和增值。随着口碑日积月累，社会形象日臻提升，医院则可实现经济效益和社会效益双丰收。

投资医院，没有一夜暴富，更没有一夜成名。经营医院，如临深渊，如履薄冰，更需要坚忍与坚持。

医疗机构发展的五个阶段

从企业生命周期原理来看，任何一个企业都会经历"孕育期""婴幼儿期""少年期""青年期""中年期"五个阶段，医院也不例外。在不同的时间点上，医院面对的政策约束、人口特点、市场环境、发展契机、资源禀赋各不相同，因此，所采取的应对策略和实现路径也不尽相同。

但是，医院的发展也有一定规律可循。在医疗机构发展五阶段示意图中，列出了在"有与无""生与死""上与下""强与弱"以及"大与小"五个阶段的发展要素（见图 1-1）。

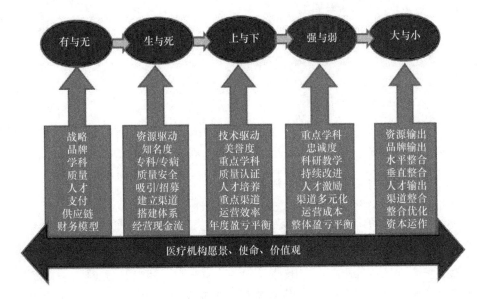

图 1-1　医疗机构发展五阶段

1."有与无"阶段相当于"孕育期"

胎儿健康既取决于父母的基因，更直接的影响来自于母体的健康和营养。**该阶段的关键词是"定位"**。无论是医院性质、规模和标准，还是学科设置、定位和组合，都决定了未来的运营模式。投资方、医疗团队和管理团队在政策、市场、学科以及人才等各方面的整合能力，不仅影响到医院能否顺利开业，也为未来的经营定下基调。

2."生与死"阶段相当于"婴幼儿期"

这个阶段的特点是：一方面自身免疫力和抵抗力比较低；另一方面可塑性和成长性非常高。每家新医院都会面临诸如"学科未成型、团队在磨合，服务流程不顺畅，服务标准不一致，缺乏知名度和患者流量"等问题。**该阶段的关键词是"安全"**，即构建一个稳定的医疗质量和患者安全的管理体系，初步获得患者、政府及社会认可。在策略上，建议集中精力发展重点学科，形成突破，扩大知名度。在管理上，注重内部体系建设和文化建设，同时加强与各利益相关方的沟通与合作。提高医院凝聚力，促进团队合作，度过生存期。

3. "上与下"阶段相当于"少年期"

度过了生存期的医院，就意味着步入正轨并进入快速增长期。**该阶段的关键词是"突破"。**"突破"体现在业务量、质量和品牌。业务量是提高知名度的基础。医疗质量是提高美誉度的前提。通过精细化管理和流程再造，提高患者满意度。"知名度、美誉度和满意度"的叠加，促使品牌实现突破。建立配套的全方位绩效考核体系和激励机制，促进业务快速增长，同时注重第三方支付渠道和供应链管理，在效率和成本之间形成平衡，实现年度盈亏平衡。

4. "强与弱"阶段相当于"青年期"

该阶段的关键词是"学科"。全面强化学科建设，医疗、教学、科研要全面开花。"教学和科研"能力既解决医院人才培养问题，也是医院可持续发展的动力。尤其是重点学科，不仅可以发挥"头羊效应"，提升内部相关学科的能力和水平，而且能发挥"光环效应"，在患者群体中形成口碑。重点学科还意味着在医疗行业树立标杆，成为受人尊重的医院，转诊患者及科研合作能够进一步促进学科发展。另外，提升医院社会形象能够进一步促进人才引进及学科发展。在医院运营中，此阶段尤其应该关注核心人才激励和职业规划问题，做强的同时更要育人和留人。

5. "大与小"阶段相当于"中年期"

该阶段的关键词是"规模"。医院发展进入中年期，医院在学科、人才、品牌和管理等各方面均具备扩张的基础。一方面，能够通过管理输出实现水平整合、连锁复制；另一方面，可以围绕重点学科进行上下游产业的垂直整合，进一步强化核心竞争力，提升利润率。在这个过程中，善用资本的力量能够快速实现资产的活化与增值。

当然，以上五个阶段并不是截然分开的，其中的关键要素在不同阶段发挥着不同的作用。这里只是试图揭示医院发展过程中的内部逻辑和潜在规律。总之，愿景、使命和价值观决定医院能走多远，战略与定位决定前行的方向，品牌决定未来的高度，学科、人才、质量、管理决定发展的可持续性。

◀ 做生意与做事业 ▶

做生意更关注短期目标和近期利益，做事业则要兼顾长期目标和远期利益。

做生意需要关注现金流和固定资产投资回报，做事业则更珍视人才、技术、品牌等无形资产。

做生意依赖少数骨干成员，做事业需要建立培养人才和激励人才的系统和机制。

因此，投资医院需要平衡短期利益和长期利益，平衡有形资源和无形资源。不盲目投资、不求快速盈利是做医疗的基本心态。

罗曼·罗兰说过：世界上只有一种真正的英雄主义，那就是认清生活的真相后依然热爱生活。我们说，真正的英雄，正是那些认清医疗行业的真相后依然热爱医疗行业的人！

CHAPTER 2

第二章

新建医院的六道选择题

如果用一个词来形容社会资本投资医疗行业，可谓"水深火热"。这里所说的"水深"是由于行业门槛高、政府管制严、投资回报周期长；"火热"指的是发展潜力大、投资热情高、经营过程备受煎熬。

对于初涉医疗服务领域的投资者来说，新建医院不可避免地要面临一些方向性的选择。这些选择中有的属于动机问题，有的属于战略问题；有的是单选题，有的是多选题。

选择一：　非营利性或营利性医院

在中国现行医疗政策及社会环境下，这不仅仅是一项投资问题，还要结合政策、地域等因素进行考虑。医疗市场的主流是非营利性医院，政府鼓励社会资本投资非营利性医院。非营利性医院并不是不能"盈利"。非营利性医院强调使命感和价值观，注重学科建设和医疗质量，同时也不能忽略运营效率和成本。

营利性医院主要由社会资本投资，不是医疗市场的主体，大多倾向于规模较小的综合医院或专科医院。由于机制灵活，市场嗅觉敏锐，容易集中资源形成差异化优势。营利性医院的成功关键在于精准的定位和独特的商业模式。但是，营利性医院的逐利性和医疗服务的公益属性之间存在天然矛盾，并且在医院经营决策中长期存在、令人纠结、不可调和。

选择二：　综合医院或专科医院

综合医院要求学科健全，对于医疗资源的需求度更高。三级综合医院的规模要在 500 张床以上，对于空间和设备等硬件投资额度更高，投资回报周期更长。一般情况下，综合医院很难做到"百花齐放"，因此，难点在于如何进行学科配置和组合。同时，综合医院往往还要面对平衡运营效率和运营成本的挑战。

专科医院容易集中资源，发展优势学科。三级专科医院要求规模在 200 张床以上，投资规模和额度视不同专科差异较大。总的来说，专科医院投资回报周期比综合医院短。专科医院的挑战在于，当专科患者的需求超出专科范围的时候，需要依赖综合医院的支持。同时，大部分就医患者并非首诊或初治，因此，难点在于如何打造专科特色，形成同行认可和病友口碑，形成转诊网络。

选择三：　技术驱动或服务驱动

技术和品质是医院立足之本，也是医院可持续发展的核心动力。技术落地靠学科建设和人才培养。医院需要具有吸引人才的机制、培养人才的环境和留住人才的文化。

服务驱动的关键不在于服务环境和服务态度，而是能够真正体现"以患者为中心"的服务文化。在某些成熟度较高的专科领域，可以靠服务创新形成品牌优势，如产科。但是，在大部分高度依赖技术的专科领域，仅仅靠服务驱动无法支撑可持续化发展。其实，技术和服务两者并不矛盾，而是相辅相成，相得益彰。技术优势结合服务创新可以"锦上添花"，而服务优势结合技术实力能够打造"核心竞争力"。

选择四：　保险或自费

支付策略是医院生存和发展的重大决策。基本医保定点机构意味着医院收费项目和价格体系要符合医保政策，同时医疗质量和医疗成本都需要接受医保管理部门的审核监管。一般来说，规模较大的综合医院获得医保定点资质是必然选择。专科医院是否选择加入医保，要看所属专科领域以及医保报销范围。商业健康险在中国尚处于起步发展阶段，只覆盖少数人群，尚无法成为主要支付渠道。公益性慈善捐赠仅仅针对少数大病和罕见病。

在中国，自费支付医疗服务的市场非常具有潜力。商业模式至关重要，关键在于如何选择专科方向和地理位置、如何与医疗团队合作，以及是否具有市场渠道开拓与品牌营销能力。

选择五：自我发展型或平台型医院

自我发展型和平台型医院的关键区别在于核心医疗团队的归属。

自我发展型医院以学科建设为中心，培养自身技术团队。管理型学科带头人是目前最稀缺的复合型人才。合格的科主任不仅要技术过硬，拥有一定的学术地位，而且要具备面向市场的运营能力，在学科建设方面高瞻远瞩，具有培养学生、领导团队的能力。

平台型医院主要依靠外部医疗资源，无论是与三级医院或科室合作，还是与协会组织或医生集团合作，都只能在短期内解决技术或品牌的问题。目前的中国医疗环境缺乏医生自由执业的"土壤"，因此，平台型模式更适合服务于特定人群的小型医疗机构或者综合医院的部分学科。

选择六：单纯医疗服务型或"医疗、教学、科研"全面发展型

一般情况下，三级医院都会强调"医疗、教育、科研"全面发展。很多民营医院片面地认为科研和教学应该是医学院校附属医院的职能，这是一种认识误区。

分级诊疗是现阶段以及未来医疗市场的重要发展趋势。如果医院希望在区域分级诊疗体系中占据"一席之地"，那么就一定要重视学科建设，也就是"医疗、教学、科研"全面发展。如果说医疗是医院的"今天"，那么教育就是医院的"明天"，而科研就是医院的"后天"。只有集"医疗、教学、科研"于一体，学科才能具有一定的学术地位和市场地位，医院才能在分级诊疗体系中具有话语权和主动权。

当然，医院如果仅仅定位为"单纯的医疗服务"也无可厚非。因为除单纯疾病诊断和治疗之外，医疗服务的上游可以延伸至预防保健、健康体检、生长发育、健康管理等医疗生活化项目；同时，医疗服务的下游可以延伸至亚急性康复、慢性康复、门诊护理、长期护理、养老和临终关怀等服务。单纯医疗服务型机构未来可以向市场"两极"发展。

将以上六道选择题的答案进行组合，可以确定一家医院的基本模式。我们看到，有的医院依靠技术驱动，聚焦专科建设，打造专科品牌；有的医院注重

服务创新，锁定特定人群，形成差异化服务特色；有的专科医院凭借资本优势，快速复制，形成连锁模式；有的医院锁定高端人群，依托商业保险渠道，打造小型"精致型"医院；有的医院背靠医学院校资源，定位"大专科、小综合"；有的医院则借助投资方影响力，引入国际或国内知名医疗资源或品牌，搭建平台，同进共赢。

　　每个成熟的模式背后都隐含着一系列的基本要素、关键要素以及这些要素的组合模型。每一家医院在创造价值、传递价值、赢得价值的过程中，都需要坚守愿景、使命和价值观。无论哪种模式都不是一成不变的，所有的模式都是在实践中不断摸索、迭代、创新、逐步走向成熟。

CHAPTER 3

第三章

一张图理清医院筹建那些事

新建医院是从"0"到"1"的质变过程；但最好从一开始就能想到"100"。

从定位出发

医院定位是一个多角度、多因素、多层次的系统问题。

医院定位取决于建院动机、资金来源和投资预期。这些要素对于医院愿景、价值观和文化具有不可低估的影响力。

医院定位涉及医院性质、医院规模和医院标准。这些条件是医疗行业准入的基本要求，直接影响投资总额和预期运营成本。

医院定位也涉及学科设置、资源配置、目标市场空间与潜力。这些因素是医院开业后能否形成技术竞争力和市场吸引力的前提条件，直接影响未来现金流和利润。

医院定位需要慎重考虑和选择，一旦确定，转舵不易。

以学科建设为中心

医院筹建就是"建学科、组团队、搭平台"的过程。每个学科既要明确自己的院内定位，也要明确外部市场定位。然后，根据学科定位及学科之间的业务关系，明确急诊、门诊、住院、医技、科研、教学、运营保障、行政管理等核心功能需求（见图1-2）。

在硬件方面，医院筹建首先要遵循医疗行业及建筑行业各类标准，保证建筑设计、空间环境、设备设施、信息系统等硬件满足日常医院运营需求。医院

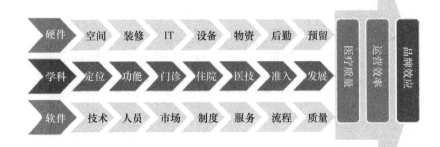

图 1-2　以学科为中心的医院筹建过程示意图

建筑不仅是功能性建筑，而且需要考虑患者及员工的感受。医院建筑既要保证医疗质量和患者安全，也要考虑运营效率和管理成本。医院建筑既要考虑员工、患者、家属及访客等人员动线，也要考虑消毒清洁物品、医疗废弃物等物品的运输路线（见图 1-3）。

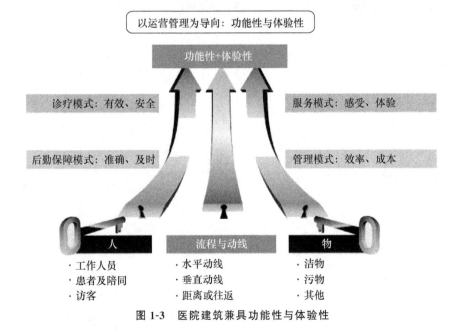

图 1-3　医院建筑兼具功能性与体验性

在软件方面，医院筹建要对照医疗各专业技术规范及标准，在学科、人员、技术、流程、服务、设备及规章制度等各方面建立体系，尤其应重点关注医疗质量、患者安全、生物安全、感染控制、急诊抢救和应急管理。

以运营管理为导向

医院筹建是一个以终为始的过程。这个过程要以医院未来的运营为导向，从品牌、战略、医疗、服务、人力资源、财务、后勤和信息系统八个维度进行筹划，并且在筹建期的三个阶段（规划期、实施期、开业前期）分步实施，医院筹建任务列表显示了任务匹配及进度（见图1-4）。

	品牌	战略	医疗	服务	人力资源	财务	后勤	信息系统
规划期	医院愿景	战略目标	学科规划	服务理念	组织架构	工程预算	工程建设	IT战略
	核心价值	战略定位	功能设置	服务模式	决策机制	设备预算	管理模式	需求评估
	品牌定位	标杆研究	分区分期	服务标准	人员配置	筹备预算	外包模式	资源评估
	品牌策略	目标客户	前台后台	服务环境	招募方案	融资计划	设施方案	系统架构
	设置许可	战略计划	布局动线	流程动线	薪酬方案	投资测算	能源方案	网络系统
	行业许可	合作伙伴	场地条件	服务范围	激励机制	财务模型	空间规划	弱电系统
实施期	视觉系统	医疗资源	诊疗项目	服务项目	管理团队	管控模式	需求方案	IT团队
	故事素材	技术资源	技术评估	岗位职责	医疗团队	价格体系	采购方案	需求确认
	信任节点	患者资源	设备评估	流程细化	护理团队	供应链模式	供应商管理	系统评估
	可感知质量	水平网络	质量体系	行为规范	服务团队	第三方机构	外包服务商	标准统一
	沟通平台	垂直网络	风险管理	技术规范	委员会机制	成本核算模型	工程验收	系统实施
	展示系统	支付方	科室运营	CRM体系	培训方案	开业计划	楼宇交接	模拟测试
开业前期	媒体沟通	水平合作试点	设备安装	培训演练	观念培训	资产管理	功能测试	现场测试
	观念领袖	垂直合作试点	人员准入	医患沟通	制度培训	会计核算	医学保障	上线调试
	服务体验	技术合作试点	专业授权	种子患者	行为培训	责任中心	动力保障	IT培训
	口碑传播	转诊流程	诊疗规范	社会工作者	技能培训	成本核算	供应系统	压力测试
	公益主导	支付方合作	团队合作	家庭资源	全院演练	预算管理	监控系统	应急演练
	行业审批	慈善平台	多学科协作	志愿者服务	文化建设	风险管理	应急系统	系统运维

图 1-4 医院筹建任务矩阵

五大原则

医院筹建的五大原则包括：

第一，系统工程。品牌和战略是起点、医疗和服务是关键点、人力资源是难点、财务问题是焦点。

第二，尊重规律。规划阶段"决策力"是关键，一般新建工程以结构封顶为重要节点；实施阶段注重横向沟通协调，"执行力"是关键，一般以内部装修完成楼宇交付使用为时限；在开业前期要充分磨合，"文化建设"是关键。

第三，尊重价值。在建立资源配置、定价机制、人才引进、合作伙伴、供应链管理、医疗网络及患者渠道的过程中，尊重市场规律，充分体现知识价值、技术价值和人才价值。

第四，保持弹性。重视空间弹性、功能弹性、技术弹性、人员弹性，为医院开业后运营管理的优化调整及可持续发展打下基础。

第五，以终为始。医院筹建应基于未来医院的经营发展，避免前台和后台功能不均衡，避免系统漏洞和结构隐患，避免多重标准和决策摇摆。

总之，医院筹建是一个动态管理的过程，始终要在质量、时间和成本之间寻找一种平衡。新建医院虽然实现的是从"0"到"1"的过程，不过，最好能想到"100"。

CHAPTER 4

第四章

学科建设九宫图

学科竞争力最终表现为一种"深度的精通"，既不是某个人的能力，也不是某个部门的能力，更不是某种独有技术和药品。在客户眼中，它是具有价值的、独一无二的能力；而在竞争对手眼中，则是难以模仿和不可替代的能力。

学科是什么？

学科是诊疗服务的源头，也是市场需求的引擎。

学科是诊疗服务的基本单元，也是实现人才价值的平台。

学科是资源中心，汇集了知识、技术、人才、数据、设备和场地。

学科是医院的品牌资产，一个重点学科可以带动上下游的诊疗科室，形成服务价值链，甚至可以强大到成为一家专科医院。

学科是医院的核心竞争力，经过资源整合、系统建设与持续改进，日积月累，聚沙成塔。

学科建设是一个系统工程

传统的学科建设指的是医疗、教学和科研。在这里，我们从更开阔的角度看待学科建设，包括九个维度，故名九宫图（见图 1-5）。

1. 学科定位

学科定位需要结合诊疗特点、自身资源、外部环境以及技术趋势作出判断。患者期望值与技术局限之间的差距往往成为寻找学科差异化特色的机会。最好的医院、行业的标杆、最佳的医疗实践往往是一面镜子，反射出自身的差

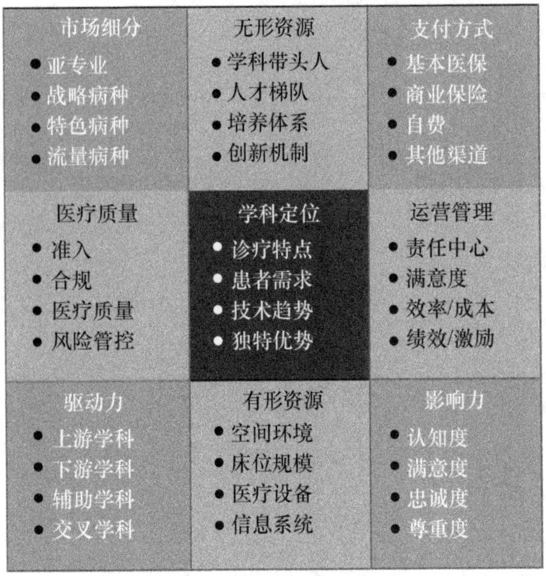

图 1-5　学科建设九宫图

距、指明努力的方向。

2. 市场细分

每个学科都包含亚专科和病种。不同的亚专科意味着垂直市场细分，如果结合地域、年龄、性别、支付方式等条件，就形成了目标市场。我们还可以从病种角度进一步细分市场。如图 1-5 所示，"流量病种"相当于常见病和多发病，这类疾病强调诊疗标准化、快速解决问题；"战略病种"相当于疑难、危重症或罕见病，这类疾病鼓励尝试个性化治疗或创新性解决方案，可以纳入临床科研项目，代表着专科学术地位；"特色病种"相当于应用独特技术治疗的病种，这类疾病强调独特的技术和显著的疗效，容易形成口碑效应。

3. 支付方式

不同病种的治疗方案不同，医疗服务项目不同，药品、耗材不同，意味着不同的支付方式和支付比例。在国家医保严控成本的形势下，支付模式的变化会对医院运营产生重大影响。例如，目前正在推行的疾病诊断相关组（DRGs）支付模式下，医院病例入组数、诊断相关组数以及病例组合指数（CMI）都会影响医院的住院收入。在医保支付范围外的病种，则需要更强的市场运营能力，更强调增值服务和客户体验。

4. 有形资源

学科建设需要不同程度的投资。不同的学科，运营特点不同。有的学科门诊流量大，有的学科住院比例高，有的学科高度依赖影像检查，有的学科高度依赖实验室检查，有的学科手术设备投入高，有的学科高值耗材用量大。因此，在明确学科定位和规模的基础上，根据学科运营特点明确所需空间、设备等硬件，为医疗质量和后期运营打下坚实的基础。

5. 无形资源

无形资源包括人才和机制。学科带头人是第一人才要素。一个合格的学科带头人不仅自身具有学术地位和个人品牌，同时也具有领导力和管理能力。学科建设不仅需要人才，更需要建立培养人才的机制；学科建设不仅需要技术，而且需要搭建技术创新的平台。无形资源的投入可能无法立竿见影，需要一段周期才能有回报。

6. 医疗质量

医疗质量是学科建设的落脚点。学科建设初期首先要符合医疗行业和专科领域的相关准入规范，其次在日常诊疗服务过程中要保证合规性，包括病历质量、院内感染控制、技术规范和临床路径等。医院层面的管理制度具有普遍规则性。学科要结合诊疗特点和患者需求进行细化，形成独特的医疗质量和患者安全的管理方法。同时要注重日常质量数据的收集、积累、汇总、分析和监控，形成持续改进的机制和文化。

7. 运营管理

学科是医院的基本经营单元，每个学科就是一个责任中心。科室运营包括两个维度：从市场角度看，要"以患者为中心"拓展服务价值链，整合上下游资源，提高患者满意度，积累患者口碑；从管理角度看，需要提高业务量和运营效率、降低运营成本。科室运营的落脚点是满意度，即员工满意度与患者满意度。科室运营的最大挑战在于如何开展知识工作者的绩效管理和分阶段建立有效的激励机制。

8. 驱动力

每个学科在医院里都不是孤立的，学科之间存在着千丝万缕的内在联系。例如，急诊科属于上游科室，康复科属于下游科室，影像科和检验科属于辅助科室。学科发展要善于整合资源，建立并拓展业务价值链，因为相关科室的技术水平和医疗质量也会对本学科产生正面或负面影响。同时，学科之间的融合与交叉往往孕育着新机会、新技术或新市场。

9. 影响力

学科建设的终极目标是建立学科品牌。重点学科不仅在学术领域具有知名度，也会在病友圈形成口碑。学科发展收获的不仅是患者满意，而且能获得同行尊重。这种影响力不是局限在一个区域，而是会产生更广泛的社会效应，甚至代表中国的专科医学水平在国际上的学术地位。

打造学科竞争力

以上九个维度中，每个维度的成功都源于若干个资源要素。单纯一个资源不会形成学科的竞争力。有形的资源容易被模仿，无形的资源才是更高层级核心竞争力的来源，很难被竞争对手超越。

学科竞争力是经过组织内部的长期积累，是在学习如何利用各种不同资源的过程中逐步形成的。只有围绕患者需求，积累内部与外部资源、整合有形与无形资源，通过高效地组织运营、发挥学科的驱动力和影响力，打造诊疗服务链和业务价值链，学科才能逐步发展。在利用资源创造价值过程中，积累所形成的知识和能力才有可能成为学科竞争力。

CHAPTER 5

第五章

致敬四位质量管理大师

　　医疗质量是医院的生命线，是医院的核心竞争力，是医院管理的灵魂。医疗质量涉及患者安全与健康，体现技术实力和服务能力，反映医院的运营管理水平。

　　质量管理学说源于机械化和规模化的工业化时代，迄今已经非常成熟。医疗质量管理则借鉴了其他行业的理念和实践应用，迄今仍在不断完善。纵观质量管理发展史，以下四位大师的学说，至今仍被奉为圭臬。

第一位大师： 威廉·爱德华兹·戴明（**William Edwards Deming**）

　　威廉·爱德华兹·戴明（1900—1993），美国质量管理大师，世界著名的质量管理专家。以戴明命名的"戴明品质奖"，至今仍是日本质量管理的最高荣誉。

▌经典语句▌

Quality begins with the intent, but which is fixed by management.

质量始于理念，重在管理。

▌经典理论▌

戴明十四条（**Dr W. Edwards Deming's 14 Principles**）[①]

　　（1）设定持续改进的长期目标，而不是只顾眼前利益，同时要投入各种

[①] Salman Taghizadegan，*Deming's Condensation of the 14 Points for Management*，Elsevier Inc.，2006.

资源。

(2) 管理者要接受新的管理观念, 不允许出现延迟或者差错, 直面挑战, 接受变革。

(3) 从一开始就要严把 "质量关", 而不要依靠检验去保证质量。

(4) 要有控制最小成本的全面考虑。采购原材料、标准件和零部件时不要仅以价格高低来决定供应商。

(5) 具备识别系统缺陷和非系统缺陷的方法和举措。85％的质量问题和浪费现象是由于系统的问题, 15％的问题是由于岗位的个体原因。

(6) 开展全面、有效的岗位培训。不仅要明确怎么做, 还要告知为什么要这么做。

(7) 质量管理的领导方式不仅在于 "管控" 和 "惩罚", 更重要的是 "帮助" 和 "鼓励"。

(8) 建立开放性的文化氛围, 消除员工不敢提问题、提建议的恐惧心理。

(9) 促进部门间的协作, 帮助研发和销售人员多了解制造部门的问题。

(10) 激励和教导员工提高质量和生产率要强调方式和方法, 不能只喊口号、下指标。

(11) 建立一种随时检查标准工作时长和工作标准的管理程序, 同时要评估是否真正助力员工, 还是妨碍员工提高效率。

(12) 强调最重要的责任是质量而不是数量, 使员工能感到自己的技艺和成果受到尊重, 充满自豪感。

(13) 强而有效的教育培训计划, 鼓励员工自我挑战和自我实现, 积极进取, 促使员工跟上原材料、产品设计、工艺和设备的变化。

(14) 领导层自上而下, 拥抱变化, 推动全体员工参与流程再造和经营管理的变革。

戴明环 (Deming's PDCA Cycle)[1]

戴明博士最早提出了 "PDCA" 的概念, 又被称为 "戴明环"。

• P (Plan): 计划, 明确目标。

---

[1] Mark P. Holtzman, W. Edwards Deming's PDCA Cycle for Continuous Improvement, https://www.dummies.com/business/operations-management/w-edwards-demings-pdca-cycle-for-continuous-improvement/, visited on 2020-03-24.

- D（Do）：执行，为实现计划而采取的具体行动。
- C（Check）：检查，总结执行结果，明确效果，分析问题和差距。
- A（Action）：行动，针对检查结果进行改进，成功的经验形成标准化作业流程，待解决问题进入到下一个 PDCA 循环。

PDCA 循环是一个持续改进的过程，同时也是阶梯式上升的过程。不断解决问题的过程就是产品质量和管理水平不断提升的过程（见图 1-6）。

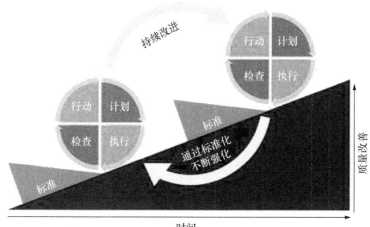

图 1-6　PDCA 上升式持续改进

第二位大师：约瑟夫·M. 朱兰（Joseph M. Juran）

约瑟夫·M. 朱兰（1904—2008）生于罗马尼亚，1917 年加入美国国籍，现代著名质量管理专家。《朱兰质量手册》（*Juran's Quality Handbook*）[1] 被誉为"质量管理领域的'圣经'"，是一个全球范围内的参考标准。

▎经典语句▎

The 20th century was the century of productivity. The 21st century is the century of quality. Quality is the most effective weapons in the peaceful occu-

---

[1] 1951 年首版名为《质量控制手册》（*Quality Control Handbook*），该书由朱兰及以他为代表的一批质量管理领域的世界级专家参与撰写。

pation of the market.

20 世纪是生产力的世纪。21 世纪是质量的世纪。质量是和平占领市场的最有效武器。

▎经典理论▎

"质量计划、质量控制和质量改进"被称为"朱兰三部曲"[①]。

• 计划期：谁是我们主要的客户？需求是什么？如何将其需求转化成我们的语言？如何研发产品的特色来满足其需求？如何制定流程和标准来制造 / 提供成功的产品 / 服务？

• 控制期：制订品管目标、建立评估指标及通报表格、调研现状、差距分析、特异性分析等，寻找病因，提出行动的方案。重点关注变异度和差距分析。

• 改进期：成立品管委员会、制订品管企划案、成立品管小组、建立通报表格和激励制度等。

第三位大师： 菲利普·B. 克罗斯比（Philip B. Crosby）

菲利普·B. 克罗斯比（1926—2001），美国商人及作家，提出"零缺陷"计划，为企业质量管理和质量实践作出贡献。被称为"零缺陷之父"。[②]

▎经典语句▎

Quality is free. It's not a gift, but it's free. The "unquality" things are what cost money.

高质量是免费的，虽然不是礼物，但却是免费的，"劣质"的东西其实成本更高。

▎经典理论▎

零缺陷就是第一次把正确的事情做正确。零缺陷强调预防系统控制和过程

---

① 韩冰：《朱兰的质量管理三部曲》，载《企业改革与管理》2009 年第 9 期。
② 资料来源：https://en.wikipedia.org/wiki/Philip_B._Crosby，2020 年 3 月 24 日访问。

控制，要求第一次就把事情做正确，使产品符合对顾客的承诺要求。零缺陷强调质量是符合要求，而不是最好。产生质量的系统是预防，而不是检验；工作标准是零缺陷，而不是"差不多就行"。

零缺陷不仅是目标，而且是质量文化。每个人都要在自己的岗位上努力做到无缺憾。

第四位大师： 多纳比第安（Avedis Donabedian）

多纳比第安（1919—2000）是现代医疗质量管理理论的奠基人，被誉为"医疗质量管理之父"。研究核心问题是医疗服务质量。

经典语句

Ultimately，the secret of quality is love.
最终，质量的秘诀在于热爱。

经典理论

医疗质量三维概念[1]

1966 年，多纳比第安第一次提出了医疗质量概念的三维内涵：结构、过程、结果。这一理论成为国际医疗质量的评估范式被沿用至今。

• "结构"描述的是医疗机构中各类资源的静态配置关系与效率，如床位数、设备与人力配置、服务项目及范围、服务量等。

• "过程"则概括医疗机构动态运行的质量与效率，如临床治疗和处理的路径、各项活动的检测与评鉴、员工培训与教育等。

• "结果"是对医疗机构结构与运行最终质量的测度，包括病人满意度测定、再住院率、发病率、死亡率、剖宫产率、病人的候诊时间等。

---

[1] Roberto Bucci，Vittoria Colamesta，*et al*.，Avedis Donabedian：The Giant，*Epidemiology Biostatistics and Public Health*，Vol. 11，No. 4，2014.

CHAPTER 6

第六章

医生的舞台， 资本的角斗场

专科医院溯源

专科医院源于 18 世纪末。到 1860 年，在伦敦至少有 66 家专科医院，如皇家胸科医院（1814 年）、布朗普顿医院（1841 年）、皇家马斯登医院（1851年）、皇后广场医院（1860 年）。1802 年，巴黎开办了儿童医院。柏林（1830年）和维也纳（1837 年）也先后开办了儿童医院。1824 年，美国马萨诸塞州开办了眼耳鼻喉医院。1836 年，纽约开办了皮肤病医院。当时的专科医院已经不再是救济穷人和临终关怀的慈善机构，而是针对专科患者提供"救死扶伤"的医疗服务。更重要的是在这些专科医院中，医生往往是创始人，既负责疾病诊疗、患者服务，同时也兼具管理角色。[①]

20 世纪 90 年代开始，美国的专科医院大部分也是由医生创立或持股，部分医院还有当地的综合医院参股。持股医生人数 5—100 个不等，单个医生持股一般在 1%—20%。医生团队的整体持股比例视投资总额而异。这些专科医院大部分属于营利性，主要集中在四个领域：心血管科、骨科、外科和妇科。

由此可见，在专科医院的发展历史中，专科医生扮演着非常重要的创业角色。这类医生往往既有技术特长，也有管理能力。

中国的专科市场

（1）市场潜力：中国的专科市场仍具有较大的市场发展潜力。例如，我国

---

① 〔美〕罗伊·波特：《剑桥医学史》，张大庆等译，吉林人民出版社 2000 年版，第 1 页。

0—14 岁儿童约为 2.3 亿，占全国总人口的 18%，而全国仅有 114 家儿童专科医院。[1] 相比之下，美国有 7500 万儿童，138 家儿童医院，65146 位普通儿科医师，平均 10 万儿童拥有 88.8 位儿科医师。[2]

（2）投资空间：目前的政策环境下，政府鼓励社会资本进入专科医疗市场。不仅传统的专科医院需要扩张，而且一些专科医生的创业激情也空前高涨。未来，随着医疗集团启动"落地"模式，可能涌现更多具有中国特色的专科医院。

（3）"蓝海"不蓝：在一些技术门槛较高或公益性质较强的专科，如儿科、传染科、精神科、职业病、康复等领域，非营利性医院和公立医院占比较高。这就意味着市场化空间大，尚未形成市场竞争格局。

（4）"红海"不红：在投资额度不高、市场化程度高的专科，如口腔、眼科、耳鼻喉、骨科、妇产科等领域，民营医院数量较多，竞争似乎很激烈。然而，大部分仍处于区域市场，规模小，市场份额低，更谈不上连锁经营。

（5）发展模式：医生创业的专科医院，早期发展较快。但是，发展到一定阶段，若不依赖资本和管理的力量，很难形成规模化和连锁化经营模式。早期靠资本驱动的专科医院，如果能脚踏实地地建设系统平台、培养技术梯队，可能摸索出一套独具特色的发展模式。不过，无论哪种发展模式，都需要"十年磨一剑"的决心和毅力。

专科运营特点

1. 市场定位与细分

基于明确的组织、器官和系统或患者性别和年龄，专科目标市场比较明确。例如，妇科针对女性、产科针对孕产妇、心血管科针对高血压和冠心病患者等。三级综合医院的专科能够细分到专业学组，如骨科分为创伤外科、关节外科、脊柱外科等。专科医院不仅细分到学组，还可以进一步细分至专病。专病的市场定位更为精准，因为患者最关心的是病种治疗方案和效果。因此，专科医院更容易通过准确的专科定位、细分的专病市场以及专病治疗特色，形成

---

[1]　《中国卫生和计划生育统计年鉴 2015》，中国协和医科大学出版社 2015 年版。

[2]　数据来源：https://www.abp.org/content/us-map-general-pediatricians-state，2020 年 3 月 24 日访问。

品牌效应。而综合医院则需要凭借综合实力吸引患者，以专科的规模效应留住患者。

2. 业务特点

每个专科在医院内部都存在一个"业务价值链"。以心血管中心为例，围绕着心内科和心外科，整合"影像、核医学、检验、超声、介入、麻醉、体外循环、重症监护、护理、营养、心理、药学、康复"等一系列资源形成业务价值链。

综合医院的优势在于学科齐全，能够提供一站式服务，当专科患者具有合并症或产生并发症的时候，能够得到其他专科的及时支持；劣势在于资源配置无法实现完全均衡，难免顾此失彼。专科医院的优势在于目标专注、资源聚焦、效率更高；劣势在于当患者需求超出专科范围的时候，需要依赖外部资源才能及时解决患者问题，往往成本更高，诊疗服务衔接难度较大，效率较低。

3. 运营特点

专科医院的门诊量一般低于综合医院，运营效率往往高于综合医院，运营成本可能更低。因为综合医院的折旧、公摊和管理成本相对较高。当然，不同类型专科医院的运营特点差异很大。

4. 患者特点

（1）患者来源：首诊一般以症状或体征表现为主，在没有明确诊断的情况下，患者首诊习惯上选择综合医院。专科医院一般以转诊患者居多。例如，肿瘤专科医院90%以上患者均为转诊。因此，专科医院需要在专业领域和大众市场双向开拓市场。既要在医生圈形成转诊网络，也要在病友圈形成口碑传播。

（2）患者满意度：由于专科医院的目标客户明确，有能力进一步集中资源满足客户需求，而且专科患者在就医过程中对于疾病认知、病情、病程、并发症及风险积累了一定的认知和心理准备，期望值得到了适度调整。因此，一般专科医院的患者满意度往往高于综合医院。

（3）患者忠诚度：一些专科患者在长期诊疗过程中，逐渐与专科医院、医生建立情感联系和依赖，倾向于"从一而终"，以保持服务连续性和稳定性。因此，我们发现专科医院的亲和力高于综合医院，患者忠诚度更高。而且专科医院的患者更容易形成病友圈，老患者更愿意帮助新患者，因此，专科医院更容易形成患者的口碑效应。

选择专科方向的影响因素

1. 市场规模和发展潜力

专科疾病的发病率、患病率、两周患病率、治愈率、死亡率反映市场潜力和发展空间。市场规模也可以根据特定人群需求来评估，如地区、性别、收入、年龄段、支付方式等。

2. 单个客户价值

单个客户价值（Average Revenue Per User，ARPU）源于互联网领域。这里，单个客户价值根据专病患者接受诊疗服务的次数和单次费用来衡量。不同专科、不同专病、不同个体，以及处于病程的不同阶段均有较大差异。一般来说，外科患者单次 ARPU 高，慢病患者长期 ARPU 高。肿瘤患者单次和长期 ARPU 均高。

3. 支付方式

第三方支付对于患者流量起决定作用。首先，不同的医疗项目，定价不同。其次，不同的支付方式、不同的地域，报销政策也不同。不同的病种和医疗项目，报销比例也不同。因此，不同的专科对于第三方支付渠道的依赖程度也不同。

4. 医疗资源的稀缺度

一般情况下，社会资本应该选择当地医疗资源相对丰富的专科进行发展。一方面意味着当地市场有需求，患者有来源，学科能发展；另一方面则意味着市场竞争会比较激烈。如果选择当地医疗资源相对稀缺的专科进行发展，那就意味着要跳出地域局限，引入更高层面的技术和专家资源，从而带动区域内专科医疗技术水平发展和人才培养。

5. 竞争对手情况

竞争对手是一面镜子，可以反映当地专科的病种特点、人才结构和薪酬成本、患者就医习惯与市场潜力、科室运营效率和运营成本等情况。研究竞争对手，可以明确自身定位和发展方向。

6. 学科门槛

学科建设需要不同程度的投入。有的学科属于轻资产类型，如妇科、皮肤科、口腔，进入门槛低；有的学科属于重资产类型，如心血管、神经、肿瘤，进入门槛高。门槛低的专科市场容易出现"劣币驱逐良币"；门槛高的专科市场考验投资的耐心和毅力。

7. 医生类型

不同的专科医生培养周期不同。外科医生比内科医生的培养周期较长。有的专科医生强调个人技能，如口腔科；有的专科更强调团队协作，如心脏外科。因此，不同类型的专科对于投资的依赖度和出发点均有所不同。

8. 风险承受力

医疗行业属于高风险行业，不同专科的医疗风险程度也有差异。风险较高的专科一般会涉及多个器官问题，容易出现并发症，如产科、心血管、神经科、血液科等。风险较低的学科一般病情单一、易诊断、起效快；即使不见效也不致命或致残，如皮肤科、口腔科。

专科医院将是医生的舞台、资本的角斗场

未来的中国医疗市场，专科医疗将成为增长最为迅速的细分市场。专科医院也将成为社会资本逐鹿医疗服务市场的必争之地。未来十年，专科医院无论床位数还是门诊量都将倍增。很显然，这些增量空间都将成为社会资本竞争的角斗场，展现实力的舞台，同时也是医生走出体制，拥抱市场的大舞台！

CHAPTER 7

第七章

专科制胜之道

医学是一门科学，也是一门艺术。现代医学的一个最大的矛盾在于"不确定性的存在"与"对完美结局的期待"。我们必须承认人类对于人体和疾病的认知还远远不够，医学需要持续探索和终身学习。

追求极致是一种工匠精神

医生每天都要面对变化莫测的疾病与患者，在信息不充分，病因不清楚，知识、技能或经验可能不完全匹配的情况下做出诊断和治疗。因此，医学的奥妙就在于超越不确定性去追求完美。这就是一种极致思维，医学发展正得益于此。麻醉药发展史中曾经提到，18 世纪治疗膀胱结石采取传统术式（经会阴正中切开取石术），即切开尿道用器械取出结石。当时没有麻醉技术。一般的术者需要 20 分钟。一位名叫雅克·比奥利欧的医生改进手术方式，通过侧切会阴打开膀胱颈直接取石，手术在 2 分钟之内完成，大大降低了患者的剧痛时间。没有一种追求极致的精神，哪有这种极致的技术！

在《医生的精进》[①] 一书中，作者葛文德介绍了印度乡村医生用腹腔镜修补消化性溃疡穿孔的奇迹。印度的消化性溃疡病例很多，而且大多病情严重，很多人一直到发生穿孔才就医。一位叫莫特瓦的乡村医生发明了一种手术方法，用腹腔镜修补溃疡穿孔，手术切口仅有 0.6 厘米，平均费时 45 分钟，而且使用的是价格低廉而老旧的腹腔镜设备，手法一流，动作敏捷，比起传统开腹手术并发症少、恢复快，在印度南部偏僻的小镇上，创造了世界一流的腔镜

---

① 〔美〕阿图·葛文德：《医生的精进》，李璐译，浙江人民出版社 2015 年版，第 11 页。

手术，令美国同行刮目相看。

外科医生干的就是手艺活，需要的是"鹰眼""狮心""女人手"，蕴含着高度的技巧化和工匠思维。

真正优秀的外科医生对人体、器官、组织、技术、工艺和手术器械如痴如醉。记得在学生时代，笔者在北京大学人民医院实习时，看到一些优秀的外科老师每次做完手术都要把手术步骤分解画在病历上，其素描功力竟然近乎手术图谱。

以上所说的"极致"体现的就是一种工匠精神，一种对医学和技术精益求精的追求，对患者服务和疾病诊疗的细节追求以及对能力的挑战和高度的自律。

追求极致是一种境界

在医疗领域，"追求极致"一方面体现在医学、医生和医疗技术方面的工匠精神，另一方面也体现在对于患者体验和医疗质量的持续改进，最终超越客户期望。

现实的挑战是医生需要掌握的知识在容量和复杂程度上已经大大超出了个体所能承载的极限，因此医学分工越来越细、医生越来越专科化。

但是，人体是系统、医院是系统、医疗服务也是系统运作的结果，而恰恰是系统的碎片化和片段化是目前我们面临的最大挑战。因此，一个优秀的医院追求极致意味着什么？

追求极致之一：优秀的医院不满足于能够成就优秀的医生个体，而是强调打造优秀团队和学习型组织。

医疗服务流程是团队合作的过程，高质量的服务是团队合作精神的结晶。真正优秀的医生最大的价值不仅是医治好自己的患者，而是能够带领团队、培养团队、影响团队。在这个过程中，优秀的医院要建立机制、营造氛围、通过价值观和制度引导、鼓励和激励形成团队文化。一个好系统可以让三流的人作出一流的事业，而一个坏系统，只能让一流的人发挥三流的水平，正如我们常说的"手术很成功，患者已死亡"。

追求极致之二：优秀的医院不满足于质量认证，而是追求持续改善与零缺陷。

任何一种质量认证，都是对医疗质量历史成绩的认可。但是，质量管理如逆水行舟，不进则退。只有形成一套医疗质量持续改进的体系，才能保证稳定的医疗质量和患者安全。追求零缺陷，更是对医疗质量提出近乎偏执的挑战和极致的要求。目前国内外多家医院将追求"零院内感染率"纳入了医疗质量任务目标，而且很多医院在相当长的时间内已经做到，如中心静脉插管的零感染率。

追求极致之三：优秀的医院不满足于客户满意度，而是追求尊重度。

我们看到国内外的大多数医院都在努力提高患者满意度。为什么做医院要追求尊重度呢？因为尊重度超越了满意度，进而形成更强烈的责任感和信任度。尊重度一方面来源于圈内人士、专业领域的认可，包括在学术、科研以及人才培养方面的贡献；另一方面来源于患者和社会大众，包括在服务规模、服务效率、服务成本以及服务质量方面的标杆作用。印度的一些专科医院值得学习。印度的亚拉文眼科医院（Aravind Eye Hospital）[①] 是一所非营利医院，它以极低的成本提供安全高效的眼科服务，其运营模式已列入哈佛商学院的经典案例。更值得称道的是，另外一家印度心脏专科医院 Narayana Hrudayalaya (NH)[②]，心外科手术及心脏介入手术量每年超过 5000 例，以低廉的价格（约800 美元）提供高质量的手术，成功率堪比美国克利夫兰医学中心。2001 年这家医院的创始人谢蒂博士受到特蕾莎修女（Mother Teresa）的启发，产生了为困难群体提供可负担的医疗服务的想法，并且经过多年的探索，终于打造了一个"高质＋高效＋可及＋低成本"的医疗服务的运营模式。虽然这是一家营利性医院，但是依然赢得了世界的尊重，因为它真正实现了医疗服务的终极目标：以最小的风险、最低的成本提供最适宜的医疗服务！

追求极致是一种医院文化

对于一家医院来说，追求极致需要的是专注、认真和坚持。专注是一种习惯，认真是一种态度，坚持则是一种品格。归根结底，追求极致是一种医院文化。

---

① M. Srinivasan，R. D. Thulasiraj，Preethi Pradhan，G. Veni：《印度亚拉文眼科模式》，载《眼视光学杂志》2006 年第 2 期。

② Arnab Mukherji，Hema Swaminathan，The Role of Right to Health in Health Care Management and Delivery in India：In Conversation with Dr. Devi Prasad Shetty，Chairman，Narayana Hrudayalaya，*IIMB Management Review*，Vol. 25，Iss. 1，2013.

CHAPTER 8

第八章

永续经营的挑战

企业界有两类企业：一类是"经济型"企业，另一类是"生命型"企业。经济型企业目标是追求利润最大化，企业和员工关系是契约关系；而生命型企业并不看重短期的企业利润，而是从更长远的、长期的发展过程来看待经营过程。

——美国经济学家詹姆斯·阿贝格兰（James G. Abegglen）

医疗业务的增长逻辑

通常情况下，驱动一个行业增长的基本逻辑首先是市场需求。从宏观角度看，深度老龄化社会、生活方式疾病，以及由老龄化所带来的肿瘤发病率增加等因素，都会一定程度上对医疗服务量及服务结构产生影响。但是，随着中国人口红利的逐渐褪去，人口基数将在未来十年甚至更长的时间逐渐发生变化，医院在考虑市场需求时，需要保持一定的适应性和灵活性。驱动医院业务增长不仅来自于新患者的需求开发（如新技术、新药品、新型检测），还包括现有患者的新需求（如康复、养老）。

但是，医疗行业存在着供需之间的矛盾性。一方面是日益增长的健康需求与优质医疗资源可及性之间的矛盾，另一方面是医疗技术的局限性和患者期望值之间的矛盾。因此，驱动医疗业务增长的内在逻辑并不是完全取决于市场需求，而往往取决于医疗技术水平与服务能力。

驱动业务增长的 "三驾马车"

1. "第一驾马车"：技术

医疗服务，归根结底是以治疗效果为导向的技术性服务输出。在一个信息高度不对称的行业里，技术拥有者具有更强的主导权。因此，技术驱动属于基本逻辑。一般情况下，评估一项技术价值，既要看市场价值，也要看学术价值。

市场价值：从患者角度判断疾病的诊疗效果对个人感受和生活质量的影响。市场价值的影响力取决于疾病的发病率、病情严重程度以及预后判断。

学术价值：从专业角度判断技术对于某疾病或学科进展的影响。学术价值的影响力则通过科研成果、同行评估和学术交流得以体现。

在现实情况下，技术价值需要通过有形资源和无形资源的合理配置来实现。在资源有限的情况下，医院管理者应该如何"取舍"？

"雪中送炭"型技术与"锦上添花"型技术：前者指的是能够填补现有区域市场空白的诊疗技术，这类技术应该被优先选择；后者是在现有的重点学科领域，对具有潜在市场需求的项目，进行资源再投入。

"设备依赖"型技术与"人才依赖"型技术：前者短期效益好、行业壁垒低，容易被模仿；后者见效慢、培养周期长、技术壁垒高，难以复制。

"辅助型"技术与"替代型"技术：前者属于增值类产品，延长服务产品线，短期内促进业务增长，但是不会替代原有技术；后者属于革命性产品，新型技术可能会颠覆对疾病的固有认知，需要逐渐积累治疗效果、经验和信心。例如，肿瘤靶向药物治疗和免疫治疗已替代部分药物化疗治疗。

"打破常规"型技术与"精益求精"型技术：前者属于创新型技术，大多未正式进入临床应用，具有一定风险，需要遵循临床实验及科研管理相关规范；后者是追求极致的一种体现，是市场竞争的终极体现。例如，腹腔镜技术就经历了从三孔到单孔再到微孔技术的演变。

评估和选择发展一项技术的同时还需要结合医院整体战略、学科定位、学科之间的关系、人才储备、竞争对手、政策门槛、医保支付等诸多要素进行权衡。投资回报周期以及投资时机也是重要的评估因素。

2. "第二驾马车"：投资

当你的医疗业务增长乏力的时候，最简单的办法不是"省钱"，而是"花钱"。这里的"花钱"就是"投资"，即固定资产投资，包括设施、设备、床位、信息系统等。这些钱如果能用在"刀刃"上，短期内能够直接对业务产生拉动效应，但需要注意以下几点：

投资目标要明确：如果是为了提高患者忠诚度，就需要在替代疗法、辅助疗法或改善体验上下功夫；如果目标是吸引新患者，争夺市场份额，就可以在"新技术、新方法、新设备、新空间、新模式"等方面加大投入。后者通常比前者投资大、见效慢，需要培养周期。

投资要有重点：优先选择"万事俱备，只欠东风"的学科。因为，单纯靠硬件投入，可能只是拔苗助长。只有"软、硬"兼施才能达到最好效果。"软件"指的是技术、团队、培训、流程、规范等。比如，重点学科人才济济，且患者资源丰富，如果增加"重点学科"的床位数或设备就能直接刺激业务增长。

投资要有选择：投资可以选择重点学科的上下游学科，形成协同效应。比如，新型检验、检查技术可以有针对性地提高专科诊断能力，对于重点学科发展就会形成强力支撑。

投资设备最好能形成后发优势：有些领域的最新设备，能够替代传统技术，提高诊疗效率，或者针对特殊病种，开辟诊疗路径，实现技术飞跃。例如，最新型号的放疗设备在辐照时会更精准、更安全，患者口碑更好。

投资信息系统要选择切入点：配合学科建设进程，信息系统应该优先选择流程再造、医疗质量、提高患者体验的应用系统。搭建统一数据平台能够支持经营决策、提高医疗质量和科研转化效率，从长期投入来看具有业务驱动效应。

总之，投资属于战略层面问题，需要全盘考虑、系统梳理、厘清思路。既要重视经济效益，也要考虑品牌效应和社会效益，最终做出取舍。

3. "第三驾马车"：核心团队

固定资产投资只能解决"有或无"的问题，团队实力才能解决运营"好与坏"的问题。"人海战术"并不保证业绩增长，核心团队才是医院的业绩支柱。

在医疗行业，投资人才需要"火眼金睛"，打造核心团队更需要时间和耐心。医院"一把手"通常就是核心团队中的"灵魂人物"，要么在技术上能够独树一帜，要么在团队中能起到"定海神针"的作用。不同风格的领导和不同的团队组合决定了不同的团队风格。

（1）以技术专家为主的核心团队

多见于创始人是医疗专家。一般有两种类型：

"黄牛"型：在顺境中低调不张扬，在逆境中越挫越勇。此类型团队具有较强战斗力和业绩驱动能力。

"孔雀"型：个性张扬，善于单打独斗。顺境时，风光无限；逆境时，一盘散沙、各奔东西。

（2）以运营管理为主的核心团队

多见于创始人为非医疗专家。一般有两种类型：

"猴子"型：在市场上，善于发现需求，见缝插针；政治敏锐性高，左右逢源。善于借助外力，整合资源。顺境时，异常活跃、左右逢源；逆境时，容易观望、绕道或止步不前。

"狼群"型：在内部，各司其职，层次分明，分工有序；对外，团队作战，统一指挥，同进同退。顺境时，速战速决，不打无准备之仗；逆境时，谋略担当，不轻易放弃。

打造核心团队的真正难点在于如何将"个性十足"的人才打造成一个"团队"，而非"团伙"。核心团队不一定都是最优秀的人，但一定要形成"团队共识"：共同的目标、共同的责任和共同的价值观。道相同，则可相谋。

"年轮"经营哲学

一家医院拥有技术、团队和投资，能够驱动业务增长，但并不意味着能够永续经营。在这三个要素背后真正起决定作用的是医院经营哲学。

日本丰田汽车公司正是"生命型企业"的代表[①]。"年轮"经营正是指导丰田汽车公司稳健经营的企业理念。丰田汽车公司认为，如果将企业比喻成一棵大树，唯有年轮紧密，才能经得住风雨，才能不断孕育出累累硕果。年轮经

---

① 〔美〕阿里·德赫斯：《长寿公司：商业"竞争风暴"中的生存方式》，王晓霞等译，经济日报出版社1998年版。

营是一种经营哲学，关键在于要正确处理好发展速度和经营质量的关系，处理好近期目标和远期利益的关系。企业的进步如同"年轮"一样环环叠加，层层积累，树木的主干才能挺拔生长，屹立不倒。健康、扎实、与时俱进的年轮代表着一个生命型企业的经营轨迹。

　　在现实的经济社会中，似乎所有人都在推崇快速增长。在互联网时代，大家深信"快鱼吃慢鱼"。很多医院投资者表面上鼓吹"医院不以营利为目的"，暗地里对管理团队和医疗团队"下指标、要利润"。很多医院管理者忽视价值观、突破底线，却自诩为经营高手，其实在竭泽而渔。

　　医院的真正价值在于不断完善系统和机制，实现永续经营。对于医院来说，无论是顺境，还是逆境，都要步步为营，稳扎稳打，才能切实刻画出一年又一年的完美"年轮"。

第二篇

战　略

管理者所应思考的，不是"机构的未来"是什么，而是未来的环境会有什么变化，以及机构在未来的环境中如何定位，也就是"未来的机构"是什么。

——彼得·德鲁克（Peter F. Drucker）

- 描述战略管理者主要职责和关键任务
- 探讨基于战略逻辑的战略规划应该遵循的四个步骤
- 探讨战略源于危机感以及如何创造饥饿感、走出舒适区
- 描述如何应用 GE 矩阵明确学科定位、探寻发展路径
- 探讨战略推进过程中保持与目标、架构、绩效以及环境的协同性
- 探讨战略动态管理过程中所需的四种系统弹性
- 通过案例分析一家医院面临转折时的战略选择

CHAPTER 1

第一章

战略管理者的七种角色

———

战略管理者最常犯的错误是高估自己、低估他人，高估现状、低估未来。

战略是科学，也是艺术

战略需要系统性思维，需要收集和分析信息，将复杂的信息转变为问题和对策，将决策转化为计划，并在执行计划时不断调整和优化。这是一个非常严谨的闭环管理过程。

战略需要成长型思维，需要前瞻和预测，需要开放的心态和自我批判的精神，需要动态的眼光和准确的判断。战略既是一个在确定中发现不确定风险的过程，也是在不确定中寻找确定要素的过程。

因此，战略对于每个管理者来说都是挑战。既挑战智商，又挑战情商；不仅需要缜密的思考和坚定的执行，而且需要把握节奏和时机，更需要洞察人性、营造氛围。

第一种角色：问题诊断者

作为问题诊断者的战略管理者既需要"广角镜"，也需要"放大镜"。

对于外部环境，需要"广角镜"，做到眼观六路，耳听八方，评估市场和行业环境，不断接收外部信号，选择性地忽略"噪音"或放大可能被低估的重要信号。

对于组织内部，需要"放大镜"，正确评估自身的优势和劣势，客观评价自身长处和短处，深刻理解组织的规则（包括潜规则）与文化，合理评估资源的可利用度和局限性。

第二种角色：关键决策者

作为关键决策者的战略管理者既需要"后视镜"，也需要"望远镜"。

对于历史，需要"后视镜"。在尊重历史的基础上，深刻剖析医院发展过程中的必然性和偶然性。失败的教训，我们经常会牢记，避免重蹈覆辙；但作为成功者，我们却往往无法超越过去，以为成功模式可以一直持续，甚至可以复制。

对于未来，需要"望远镜"，不局限于传统的条条框框。所有的决策都需要在不同的利益方之间作出平衡和取舍，也需要在时间点上作出判断和选择。我们常常会高估现状，而低估未来。

战略管理者需要考虑到政策的延续性和稳定性。医疗是"慢"行业。有些政策见效慢，但影响深远，需要坚持；有些政策见效快，但属于饮鸩止渴，应及时悬崖勒马。作为管理者，要有能力判断两者之间的区别。

第三种角色：战略沟通者

作为战略沟通者的战略管理者需要"扩音器"和"传声筒"。缺乏沟通的战略，只能是纸上谈兵。不论对医院内部或外部，都需要对战略进行全方位沟通。

战略沟通不仅要"造梦"，而且要"解梦"。一方面需要将"梦想"植入到医院的愿景、使命、价值观，另一方面更需要将理念、目标和方法渗透至个人，将个人利益与组织利益捆绑在一起。沟通的目的在于让每个人能够找到"自我"，并将"更好的自己"和"未来的医院"紧密地联系在一起。

战略沟通者既要会"说"，又要学会"听"。学会倾听来自多方的声音，尤其是倾听一线员工和患者的建议。尊重知识、视专业技术人员为伙伴，而不是被雇佣者。

第四种角色：资源整合者

战略发展离不开资源。作为资源整合者的战略管理者要解决资源配置和资源整合问题。

资源包括有形资源和无形资源。整合有形资源（如场地和设备）需要投入资金，重点考虑成本和效益。整合无形资源（如人才和市场）需要投入的不只是金钱，更多的是精力、智慧和耐心，"积跬步"才能"至千里"。

资源也可分为存量资源和增量资源。保守型战略管理者通常从存量资源出发，挖掘现有潜力，提高资源的利用度和效率。积极型战略管理者更倾向于通过引入外部资源、依靠外力，驱动内部变革，用增量解决存量问题。

中国的医疗市场面临"资源过剩和资源短缺"并存的矛盾现象，每家医院也会不同程度存在资源配置的不合理现象，因此战略管理者既要考虑现实状况和局限性，也要评估未来的机会和可能性，整合内部和外部资源，推动资源转化和战略落地。

第五种角色：组织协同者

"目标、战略和组织能力"三者同步是保证战略"不掉链子"的关键。

（1）战略与目标协同：目标要转化为可执行、可追踪、可量化的指标；战略要转化为执行计划、时间表和预算。两者之间需要通过绩效考核实现同步，保证目标可控。

（2）战略与组织能力协同：组织能力包括专业能力、服务能力和管理能力。关键岗位、关键责任人和关键能力一定要相互匹配。

（3）重点项目与日常运营协同：理清项目优先级，针对重点项目给予资源倾斜和政策支持，同时也要考虑如何将重点项目融入日常经营活动。

作为组织协同者的战略管理者始终以目标为导向，能够清晰认识到日常经营的基本要素和推进战略的关键要素，并且让各要素之间形成协同效应。

第六种角色：战略推动者

任何战略都意味着改变，改变就意味着挑战。挑战现有的秩序、人员、技能和利益。因此，战略推进都会面临很多始料未及的困难甚至危机。

作为战略推动者的战略管理者既要运筹帷幄，也要深入一线。想要掌握战略推进的真实情况，关键在于"以终为始"。首先，要及时获取来自员工反馈的第一手信息。医院是服务型企业，员工满意度和忠诚度直接影响患者满意度和忠诚度。因此，员工的积极性和进取心是战略能够落地的关键要素。其次，要及时获取来自患者和市场的第一手信息，患者满意度和忠诚度是医院经营的终极目标。任何战略推进过程中暴露的市场问题都需要重视和思考。

战略管理者的主要任务不是关注日常经营中的问题，而是要集中解决结构性缺陷。不是关注某个人，而是关注一类人；不是关注某个环节，而是关注同类环节；不是关注某件事，而是关注同类事件。只有解决结构性缺陷，才可能从根本上杜绝同类问题的再次发生。

第七种角色：文化缔造者

战略就像一粒种子，想要在医院内部生根、发芽、开花和结果，需要适宜的土壤、温度和湿度，这些条件相当于医院的机制和文化。

（1）团队合作文化：在医院内部营造一个既有分工也有合作，既鼓励个人创造力也强调团队协同的氛围。政策倾斜最好面向团队而不是个人。关键岗位引进人才时一定要考察其团队合作精神与合作态度。引进增量资源（合作伙伴）时也要考虑到文化融合问题。

（2）自豪感文化：医疗行业本身就是"救死扶伤"的行业，任何优秀医院的员工无不充满自豪感。充满自豪感的员工更愿意以积极的心态面对工作，更愿意与他人合作，更容易在患者面前表现出自信和乐观，更善于换位思考，赢得患者满意和好评。因此，自豪感能够激发责任心和进取心，加强团队凝聚力、提高员工归属感。

作为文化缔造者的战略管理者致力于创造团队凝聚力，就是要打造一个让每位员工都拥有自豪感的医院。即使是离职员工，也会为曾经在这家医院工作过而感到由衷的骄傲和自豪。医院的所有员工都是医院品牌的见证人。

战略管理者不是政治家， 而是行动家

真正的战略一定不是天天"打补丁、补短板"，更不是"拆东墙、补西墙"。真正的战略应该是利用资源，发挥优势，发现未被满足的市场需求与技术服务能力之间的差距，在矛盾中创造新的机会和空间。真正的战略管理者更不是天天"喊口号"，而是以实际行动践行战略，并且是在运动中解决问题的高手。

CHAPTER 2

第二章

战略逻辑与战略规划

————

> 矛盾总是让人惶恐不安。但在创新路上，探寻矛盾却是解决问题的第一步。找出矛盾中的"联系"，打破错误假设对我们思维的桎梏，在每个看似毫无逻辑的创意背后，都有一个充满无限可能性的资源宝库。

> ——雅各布·戈登堡（Jacob Goldenberg）[①]

战略，是一个特别感性的词语。我们通常把战略与未来趋势、商业环境、市场空间、品牌定位、核心竞争力、技术壁垒、规模效应、差异化竞争，甚至个人想象力等联系在一起，谈起战略就热血沸腾，思绪万千。

战略，是一个相当矛盾的词语。每个人都自认为有一套对于战略的理解和心得。有人言必提"战略"，有人嗤之以鼻。有人觉得战略是实的，是"做对的事情"，是高屋建瓴；有人觉得战略是虚的，不如"把眼前的事情做对"更重要，因为计划永远赶不上变化。有人觉得战略就是竞争，是占有更大的市场份额；有人觉得战略是均衡，是合作与共赢。

战略，也是一个比较模糊的词语。战略没有对错，没有标准答案，更没有"一招通吃"的战略。有时候战略是选择"做什么"，有时候战略是选择"不做什么"；有的战略基于内部条件和自身实力，所谓"抓到什么牌，就打什么牌"；有的战略基于外部需求和整合资源的能力，也就是"没有条件，创造条件也要上"。

————

[①] 雅各布·戈登堡，以色列 Arison 商学院市场学教授、美国哥伦比亚商学院客座教授。研究方向为创新力、创新推广、市场动态的复杂性、社交网络效应和社交媒体等领域。

　　凡此种种，不一而足。如果空谈战略，让我们感觉模棱两可，无所适从。那么，当我们谈战略时，我们到底在讨论什么？归纳起来是四个问题：

　　（1）我是谁：全方位审视自我，评价自我，认清优势和劣势；

　　（2）我在哪里：多角度评估环境、市场、政策，评估利益相关方、认清机会和威胁；

　　（3）我要去哪里：树立组织的使命、愿景和价值观、明确方向、目标和定位；

　　（4）我如何到达目的地：实现目标的路径、方法、资源、分工、计划和预算。

　　医院管理者所应思考的，不是"医院的未来"，而是"未来的医院"是什么。

当我们思考战略时，我们的逻辑是什么

　　某医院在年度预算中预测下一个年度收入增加10％，准备从以下五个方面入手：

　　（1）提高业务量：提高急诊、门诊服务能力，增加住院人次和降低平均住院日；

　　（2）调整收入结构：提高均次费用；通过提高手术、麻醉等技术类项目费用，合理控制检查、检验以及操作类服务项目的收入占比，控制药占比；

　　（3）强化重点科室：针对收入贡献度高的重点科室，增加硬件投入并提高资源效用，"鞭打快马"，进一步提升重点科室的技术类项目服务能力；

　　（4）挖掘潜力科室：引进新技术、新设备、引进人才、匹配内部团队、扩展业务来源；

　　（5）增设新科室：围绕重点学科上下游设置辅助型科室，深挖医疗服务需求，增加医疗服务项目，引导并发挥内部协同作用，提高协作科室的服务量及服务效率，提高患者口碑，利于服务分流及转化。

　　以上这些想法似乎都能够对医院收入增长起到一定的作用，但是这些方案哪些可行？哪些不可行？哪些治标？哪些治本？哪些应该优先考虑？哪些作为重点论证？哪些能够立竿见影？哪些需要长期培养？其实，没有标准答案！

　　不过，我们应该遵循一定的逻辑和方法去思考、评价、选择、决策。在不

确定的市场环境中，如何确定"基本要素"和"关键要素"？如何系统地、全面地客观评估这些要素？如何从全局出发、厘清轻重缓急，作出阶段性的取舍？这就是基于战略逻辑的战略规划，主要归纳为四个步骤：

第一步：纵览全局、客观评估

（1）政策和环境：关注产业政策，保持政策敏感度，评估对于医院和市场的影响。例如，药品和耗材零加成、医保推行 DRGs、医疗服务价格调整、药品集中招采等。

（2）医院与学科：关注技术发展，保持技术前瞻性，评估技术对学科和诊疗模式的具体影响。在重点学科追加投入，引进新技术、培养人才，这都属于治本的策略。战略决策的关键在于如何定位学科、如何实现最佳学科组合、重点学科如何发展、潜力学科如何孵化、"落后"的科室如何转型。

（3）患者与市场：关注患者需求和市场竞争对手。无论是基于技术创新，还是基于服务升级，都需要考虑患者来源问题，在学科建设、服务优化的过程中始终把"需求"放在第一位。战略决策的另一个关键在于识别哪些是新需求、哪些是需求提升，哪些环节真正地影响患者体验并能转化为口碑。梳理需求的同时，要将服务需求与学科和病种特点结合考虑。医疗市场需要培育，而市场潜力往往取决于差异化服务能力。

（4）绩效评估与激励：评估现有团队的能力和潜力，如果不能满足学科发展的需求，就需要充实或强化培训。评估现有的管理模式和激励政策，尤其是综合绩效评估，形成对团队的有效约束与充分激励。

第二步：确定目标、形成体系

定目标不是"定数字"，而是制定一套目标体系。

定目标不是靠"拍脑袋"作决策，而是基于数据和逻辑。

定目标不是"下命令"，而是通过业务对标、分解目标、明确衡量指标，并且经过沟通达成共识。定目标需要遵循"SMART"原则[①]。

---

① 1981 年，乔治·T. 多兰（George T. Doran）在《管理评论》上首次阐述"SMART"原则。资料来源：G. T. Doran, There's a S. M. A. R. T. Way to Write Management's Goals and Objectives, *Management Review*, Vol. 70, No. 11, 1981.

- S＝Specific，目标是具体的
- M＝Measurable，目标是可衡量的
- A＝Attainable，目标是可能实现的
- R＝Relevant，目标之间是相关的
- T＝Time-Bound，目标具有时限性

医院的目标不仅是财务目标，还应该包括业务目标、市场目标和管理目标，而且要明确各类目标之间的逻辑关系。这些目标更容易被医疗团队所理解并接受，也更容易贯穿于日常经营中，如学科、质量、科研、人才、患者、品牌、药占比、新技术、新项目等。因此，"定目标"是建立一套多维度、多层次、多链接的"目标体系"，而且要转化为可追踪、可量化、可评估的"指标体系"。

定目标不仅要"知其然，而且要知其所以然"，即重视数字背后的逻辑。仅仅确定营收增长 10% 的目标是不够的。实现收入增长率的路径很多，如果不能通过分解目标让员工理解并达成共识，就会出现各自为战的局面，最终有可能造成"收入增长、利润降低"的局面。事实上，只有达成这些分解后的业务目标、市场目标和管理目标，最终财务目标才会水到渠成。

第三步：评估和优化方案

一般情况下，直接针对财务目标提供的解决方案都比较"简单粗暴"，"副作用"比较大。例如，案例中提到"通过提高次均费用增加收入"，这种方案就需要推敲其"可行性"。只有通过提高技术水平，提高疑难重症的诊疗能力，才能从根本上提高"次均费用"，否则都是"拔苗助长"。

因此，建立目标体系之后，应该针对"业务目标、市场目标、管理目标"制定相应行动方案。通常先"自下而上"，后"自上而下"；先做加法，再做减法。

（1）做加法：围绕目标，全面分析达成目标所需要的各种举措，梳理不同措施之间的现实关系，识别看似纷繁复杂的要素背后的逻辑关系、激活或制约因素、反馈路径、发展趋势。更为重要的是，能够客观地评估这些举措的可行性。

（2）排序：根据方案的可行性和对于目标的影响权重，按照重要和紧急程度进行排序。

（3）做减法：根据"80/20原则"，即帕累托法则（Pareto Principle）① 选择真正起作用的关键举措，评估这些关键举措所需的核心资源、资源配置方案及预算。

（4）做决策：从全局出发，自上而下，针对这些关键举措的行动路线进行评估。权衡利弊、取舍有度。

- 平衡短期和长期利益：权衡短期目标与长期目标之间的利弊关系
- 平衡个体和整体利益：权衡个人、部门、医院三者利益
- 平衡内部和外部利益：权衡员工、股东、患者、医保、供应商、合作方之间的利益

第四步：资源整合、政策支持

制定战略规划应该是一个"自上而下"和"自下而上"相结合的过程。大部分战略执行方案都是由主责部门牵头发起，偏于一隅难免"头痛医头、脚痛医脚"。重大项目落地一般都需要多部门协调、跨部门合作、资源整合和政策倾斜。因此，在这个环节，应该由医院高层领导牵头、重新审核执行方案，必要时进行重组和优化，针对重大或重点项目形成执行小组和决策委员会，确定人、财、物资源配置并有针对性地调整考核和激励政策。

战略逻辑源于战略思维

战略思维是一种特殊的认知和判断能力。战略思维能够客观分析所处情况、合理评估行动路线的优缺点，也能够将零散的因素拼接为一个连贯的整体。战略思维能够理清多种选择、设想新的可能和方法，也能够借助直觉进行决策，但不让直觉主宰最终结果。

战略思维需要快速的学习和理解能力。领导不一定在每个领域都精通，但是应该具备大量的知识储备，洞悉市场，系统思考，触类旁通，在看似无关的知识领域之间建立联系和思维模式，从而进行前瞻性的预测。

---

① 帕累托法则：80％的影响来自20％的原因，我们所做的大多数工作几乎没有效果。这一原理最初是由意大利经济学家帕累托（Vilfredo Pareto）于1896年提出，他认为意大利20％的人口拥有80％的财富。1930年至1940年期间，约瑟夫·朱兰博士认识到该原理普遍适用于几乎任何分布不均的特定情况。

　　战略思维充满着好奇心，面对挑战寻找机会，相信一切皆有可能。保持开放心态，接受来自各方的建议，在各利益相关方之间保持理性关系和适度距离，相信凡事皆有利弊。

　　战略思维对未来的事情，能够未雨绸缪；对眼前的事情，能够做长远的打算。战略思维不是灵光一现，更不是"树上掉苹果"，而是一个系统的深度思考，是动态优化的过程，需要不断提炼和归纳。

　　在快速发展、瞬息万变的市场环境下，不止领导者需要战略思维，每个员工都应该站在全局看问题，而不是只顾个人利益和眼前利益。只有这样，组织才能够充分调动全体员工的创造力并发挥最大潜力。

CHAPTER 3

第三章

战略源于何处、 走向何方

> 真正的战略抉择必然包含恐惧和不安。如果你对自己的战略很有把握，那它可能有漏洞。为制定真正的战略，领导者需要如履薄冰，如临深渊，做艰难抉择，甚至下赌注。

——罗杰·马丁（Roger Martin）

美国管理学大师彼得·德鲁克曾说过："战略关心的不是未来的决策，而是今天的决策对未来的影响"。也就是说，我们不知道未来会怎样，却又必须有所行动，并且还得作出正确的选择。

无论哪种选择，都可能是一种赌博。基于历史数据的判断往往具有欺骗性和误导性，即使曾经辉煌的成功经验都可能成为未来的"滑铁卢"。躺在历史功劳簿上冠冕堂皇地坚持发挥自身优势，事实上却依靠惯性前进，浑然不觉前方"水面下隐藏的冰山"。有的企业"一直在努力"，事实上却收效甚微，甚至南辕北辙，在错误的方向上渐行渐远。那么，战略源于何处，又该走向何方呢？

战略源于何处： 危机感

比尔·盖茨说，我们离破产永远只有 18 个月。

任正非说，十年来我天天思考的都是失败，对成功视而不见，也没有什么荣誉感、自豪感，而是危机感。[1]

---

[1] 任正非：《华为的冬天》，载《管理与财富》2008 年第 8 期。

马云说，100 个创业者中，有 95 个掉下悬崖的时候听不到什么动静，有 4 个掉下去的时候能听到惨叫声，最后一个还在悬崖边上，会不会掉下去呢？答案是：一定会，只是不知道什么时候掉下去。

经营企业犹如"生死游戏"，企业从创业开始就注定了"死亡"的命运，"向死而生"就是管理团队的使命。

危机感之一：经营医院如履薄冰

医疗行业涉及健康和生命，这个属性决定了行业内部谨慎和保守的特性。每位医者都会把"安全"和"风险"放到第一位，这既是对生命的尊重，也是一种自我保护。医院领导者更要承担巨大的责任和压力，每天都是如履薄冰，如临深渊。对于那些"非医疗"背景的管理者或投资者，进入医疗行业，首先就要具有"危机感"。同时，仅仅有危机感还是不够的。医院还要将危机感转化为"安全意识"，渗透入医院日常经营的每一位员工思想和行为中。

危机感之二：经营医院就要超越同行

"小成靠自己，大成靠对手"。可口可乐的对手是百事可乐，耐克的对手是阿迪达斯，腾讯的对手是阿里巴巴……世界上所有优秀的企业和产品都在直面强有力的竞争中持续突破自我。竞争的本质促进技术创新、服务创新和管理创新。

同时，医疗行业强调服务的公平性。每个患者，无论贫富，都有权利获得疾病的最佳治疗效果。因此，身患重病的患者会跋山涉水，不遗余力地寻求最好的医生和医院。这一点不同于其他服务业，如酒店和航空。

因此，经营医院（科室）超越同行才能吸引患者。领导者要明确医院的竞争对手，科主任要清楚学科的竞争对手。在学科、技术、服务、质量、人才、科研、市场、品牌、效率、成本等全方位进行对标，正确评估自己和对手的优势和劣势，发现超越同行的机会。

危机感之三：经营医院如逆水行舟

从人性角度来说，每个人都是趋利避害，寻求确定性。每位领导者都希望医院稳定运营、持续增长。然而，现实是残酷的，医院的运营始终站在内部与外部的平衡点，仅仅维持内部稳定不能保证持续增长。因为，外部环境在变、技术在变、政策在变、市场在变、对手在变。敏锐地预见周围的一切变化因素，才能适应性调整。经营如逆水行舟，不进则退。

领导者最不希望"秩序与和谐"被打破。员工最担心医院政策的稳定性、延续性。因此，最大的挑战就是如何让参与者了解变化的必然性，不惧未来甚至拥抱变化。

战略走向何方：　走出舒适区

我们经常遇到两类事情：一类是"不重要但很紧急"的事情；另一类是"重要但不紧急"的事情。我们经常很勤奋地疲于应付一件件接踵而来的"不重要但紧急"的事情，让人看上去很努力、很忘我、很投入，对于那些影响深远的"重要而不紧急"的事情，一拖再拖，迟迟不动。为什么呢？因为人们喜欢安全感，熟悉的模式会让自己处于一个心理舒适区。美国领导力变革专家诺尔·M. 迪奇（Noel M. Tichy）[1] 提出舒适区理论（见图 2-1）。

- 舒适区：习以为常或没有难度的事情，自己处于比较从容的状态
- 学习区：有一定挑战，感到压力和不适，但不至于很难受
- 恐慌区：超出自身能力或知识范畴，严重不适或压力太大，甚至崩溃

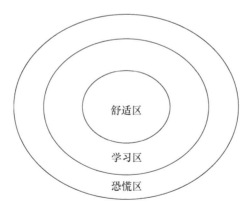

图 2-1　舒适区理论

---

[1]　诺尔·M. 迪奇，密歇根大学罗斯商学院管理与组织学教授，曾任美国通用电气公司管理发展中心主席。资料来源：https：//michiganross. umich. edu，2020 年 3 月 24 日访问。

创造饥饿感才能走出舒适区

身处舒适区，充满着优越感；创造饥饿感，才能走出舒适区。

1. 创造饥饿感始于领导者

领导者应该能够客观地评价自己的医院，自己的团队，看清未来的方向，意识到现实的差距、潜在的危机、灵活而机警。对于企业经营现状，领导则应该抱着不满足的态度，积极面对企业和员工更高层次的需求，绝不自满自足。只有勇于批判自我、革新自我、不惧失败的领导才可能具有饥饿感，饥饿感是领导激发员工斗志的一剂"心药"。

2. 创造饥饿感需要榜样的力量

每个行业、每个专业都有最好的标杆。对标最好的医院、最好的科室、最好的技术、服务和管理，方知"山外有山、天外有天"。学习不仅仅局限于医疗行业，国际上很多著名的医院能够触类旁通，从航空业学习风险管理、从酒店业学习服务管理，甚至从迪士尼乐园学习体验管理。

研究这些榜样，了解其成功模式和路径，结合自身特点和条件，才可能青出于蓝。虽然任何一种成功模式都不可完全被复制，但是在学习中能够培养一种开放、包容的学习型组织文化，才能持续改进和提升。学习本身就是创造优秀的过程。

3. 创造饥饿感需要目标激励

制定具有挑战性的目标，意味着突破舒适区，意味着挑战原有的能力、结构、资源、认知、知识和技能。新的目标可能会在一定程度上增加员工的焦虑情绪，但是如果能够激发个人的潜能，反而会提升专注度。经过学习和锻炼，促使员工从学习区进入到新的舒适区，最终，个人和团队绩效都会提升。

生于忧患，死于安乐

经营医院如逆水行舟，不进则退。人的一生就是不断挑战自我、持续学习的过程，挖掘潜力，实现目标。同理，如果医院要进步，就要逼自己走出舒适区，走进学习区才能持续改进并发现更大的潜力和空间，实现永续经营。

CHAPTER 4

第四章

学科战略地图

想要找到珍珠必须潜入水下。

——约翰·德莱顿（John Dryden）

学科战略是医院战略的核心组成。学科战略地图就是通过学科的定位和目标、选择合适的路径和发展策略，最后通过整合或细分形成不同形式的组合。绘制学科战略地图，分为四个步骤：

(1) 明确学科定位；

(2) 确定学科目标，选择发展路径；

(3) 选择发展策略；

(4) 细分与整合。

应用 GE 矩阵明确学科定位

GE 矩阵（GE McKinsey Matrix）是一种策略工具[①]，常用于评估企业内部各业务单元（Business Unit，BU）的自身竞争力和市场吸引力，明确业务单元的发展方向及优先级。在医院场景下，可应用于学科的定位评估。

第一步：明确业务单元

医院业务单元可以分为四级：第一级单元如内科、外科、妇产科、儿科

[①] 资料来源：http://www.mckinsey.com/insights/strategy/enduring_ideas_the_ge_and_mckinsey_nine-box_matrix，2020 年 3 月 24 日访问。

等；第二级单元如神经内科、神经外科、心脏内科、心脏外科、消化内科、消化外科、肾脏内科、泌尿外科、妇科、产科、骨科等；第三级单元是学组，如脑血管学组、妇科肿瘤学组、关节外科等；第四级单元是专病，如冠心病、糖尿病。一般先确定一级或二级业务单元定位，然后在二级业务单元内部再细分学组及专病的定位。业务单元定位可以在多个层级应用，但是每次定位的业务单元原则上属于同一个等级。为便于理解和描述，我们将"业务单元"统称为"学科"。

第二步：评估业务单元（学科）

评估业务单元（学科）根据以下两个维度：学科竞争力和市场吸引力。

（1）学科竞争力取决于学科的人力资源、技术能力和经验等无形资源。评价因素包括：学科带头人、人才梯队、技术壁垒、学科规模、医疗质量、科研水平、驱动效应、口碑效应等。

学科带头人代表专科影响力；人才梯队标志着专科实力和发展潜力；技术壁垒意味着技术难度和可替代性；学科规模代表服务能力；医疗质量代表治疗效果和管理水平；科研水平代表着学术地位和创新能力；驱动效应代表学科的院内影响力；口碑效应则代表社会影响力。

（2）市场吸引力取决于市场的发展潜力和盈利能力。评价因素包括：市场容量、患者特点、竞争对手、支付政策、定价机制、投资成本、运营成本等。

市场规模和发展潜力意味着市场现状和潜在需求。根据地区发病率、患病率、就诊率进行评估，同时要结合疾病治愈率和死亡率。评估患者特点需要根据年龄、性别、职业、收入和地域等特点，同时结合就医习惯和就医路径。评估定价机制和支付政策需要结合专科和病种特点。不同病种的诊疗项目不同、定价不同，报销范围和报销比例均有不同。投资成本和运营成本则直接影响着专科的盈利能力以及投资回报周期。

确定评价因素和权重：根据医院性质、学科特点以及市场特点确定评价因素。评价因素可以不限于以上列举的因素。各个因素的权重也可以根据实际情况进行调整。一般由既熟悉学科又了解市场的专业人士进行评分。对标单位可以是区域内竞争对手或标杆医院，同时要界定统一的市场范围。

第三步：定位学科

根据学科在学科竞争力和市场吸引力两个维度的评分结果，将每个学科用圆圈标在 GE 矩阵上（见图 2-2）。在标注时，圆圈大小表示市场规模。

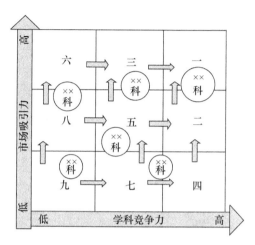

图 2-2 学科定位 GE 矩阵图

明确发展目标，选择发展路径

位于第一象限的学科无疑是"重中之重"，所有学科的目标都是进入第一象限。因此，我们根据"学科所处象限距离第一象限的箭头数量"进行分类，大致分为五层学科梯队（见图 2-2）：

第一梯队学科：第一象限

目标是继续巩固学科竞争力，实现规模效应，占领更多市场份额。

第二梯队学科：第二、三象限

第二象限的学科竞争力较强，如果能够提升市场吸引力，将进入第一象限。第三象限则需要提升学科竞争力，才能进入第一象限。

第三梯队学科：第四、五、六象限

这三个象限的学科距离第一象限都存在一定差距（两个箭头）。其中，第

四、六象限的学科发展路径比较清晰（如箭头所示）。第五象限则面临两条路径，要么先强化学科竞争力（向右移动），再提升市场吸引力（向上移动）；要么先提升市场吸引力（向上移动），再提高学科竞争力（向右移动）。如何选择还需要根据学科特点，结合具体情况具体分析。

第四梯队学科：第七、八象限

这两个象限距离第一象限较远（三个箭头），因此先设定近期目标比较明智。通常情况下，首先要进入第五象限，再选择下一步发展路径。

第五梯队学科：第九象限

第九象限面临的是非常严峻的形势，原则上需要转型和重构。

通过以上分类，我们基本确定每个学科的定位和目标，并大致明确学科发展方向和路径，结合影响学科竞争力和市场吸引力的评估要素进行针对性的改进。当然这里列出的要素可以根据学科和市场的具体情况进行调整。

选择发展策略

所有的策略都是针对阶段性问题提出的解决方案。没有最好的策略，只有相对合理的策略。以下六类策略具有一定的通用性和普适性，仅供参考：

第一类：做大

在一个技术稳定、发展可预测的专科领域，政策和监管都比较成熟、学科实力比较突出、学科带头人和人才梯队比较稳定的情况下，可以采用规模化经营，进一步抢占市场份额，形成虹吸效应。适用于第一、二、三象限的学科。

第二类：做强

在一个技术处于持续更新、发展前景良好的专科领域，虽然资源有限，学科综合实力稍弱，但在某个亚专科或专病上具有明显竞争优势。这种情况下通常集中资源，做专、做强。适用于第三、五、六、八象限的学科。

第三类：做精

在一个技术非常稳定，但发展比较缓慢的专科领域，如果学科不具备显著的技术优势，短期内也无法实现突破，可以从细分市场和差异化角度入手，明确患者定位，通过全流程的精细化管理和增值服务提高患者服务体验，形成学科特色。适用于第二、四、五、七象限的学科。

第四类：抢先

在一个技术快速迭代、充满发展愿景的专科领域，通过率先创新、创造新市场或颠覆旧规则，通过不断引进新技术或新设备占领市场先机。同时促进基础向临床的技术转化，形成竞争优势，如免疫治疗领域。适用于第一、二、三象限的学科。

第五类：联盟

在一个技术百花齐放、行业尚未完善、碎片化市场的专科领域，通过广泛合作、深度结盟、抱团取暖，形成一定的规模效应和协同效应。适用于第七、八象限的学科。

第六类：生存

当技术缺乏先进性、团队不完整、学科规模和收入面临严峻挑战的时候，先生存后发展，保留核心资源，进行结构优化，收缩战线，寻找夹缝中的市场，适时走上一条增长之道。适用于第九象限。

事实上，没有任何一个学科发展采用单一策略。审时度势、通盘考虑、综合评估自身实力和外部因素，权衡利弊，才能作出合适的选择。

细分与整合

伴随着学科发展的需要，学科之间的分分合合是一家医院院长经常要面对的问题。学科之间如何细分？如何整合？什么时候细分？什么时候整合？

1. 细分

(1) 学科细分：位于第一、二、三象限的学科，通过细分，既可以扩大规模，又可以提供内部人才的竞争机制，激活内部生产力，从而提高学科竞争力；位于第四、五、六象限的学科，通过细分和取舍，能够集中资源发展学科特色；位于第七、八、九象限的学科，可以通过细分，另辟蹊径，重新定位市场"痛点"，找到患者"需求点"。

（2）市场细分：位于第二、四、五象限的学科（市场吸引力稍弱），可以根据患者年龄、性别、支付渠道等进行市场细分，位于第七、八、九象限的学科（市场竞争力和学科竞争力都弱），需要进一步结合专病实现突破。重点考虑引进具有专病特长的专家，或针对特点人群提供特需医疗服务、根据市场需求设置自主定价医疗服务项目等策略。

2. 整合

（1）内部资源整合：现有学科的重新组合，形成优势诊疗群。整合效果取决于学科带头人的能力和学科之间的协同度。

a."以重点学科为中心"聚焦模式：围绕第一象限和第二象限的重点学科，将其相关学科进行整合，形成一个大专科中心，提升学科竞争力，如骨科可以与急诊外伤、影像科、ICU、康复科进行整合形成"创伤骨科中心"；

b."以患者为中心"聚合模式：围绕患者需求将关联学科进行整合，可以提升市场吸引力，如"生殖医学科＋妇科＋产科＋新生儿科＋产后康复科"组成"女性医学中心"。

（2）外部资源整合：通过引进学科带头人及团队、引进新技术或新设备、引进合作伙伴或结盟，形成"鲇鱼效应"，激活内部竞争力，向外部市场释放吸引力。对于第三、四、五象限的学科能够起到显著的作用。

抬头看路，低头拉车

从本质上来说，战略就是实现目标的方法和路径。战略既需要高瞻远瞩，也需要脚踏实地。医院领导既要抬头看路，也要低头拉车。如果医院各学科定位不清、方向不明确、策略不清晰，那么整体战略也是空中楼阁。如果医院各学科各得其位，目标和方向明确，发展路径和策略清晰，那么医院发展就会更扎实、更有底气。

CHAPTER 5

第五章

战略落地的系统匹配度

战略一致性是将组织架构和资源与其战略与商业环境（政策、地域等）相结合的过程和结果。

一般来说，单纯依靠外部资源或特殊政策，都属于短期策略。欲将资源优势或政策优势转化为核心竞争力，必须要练内功，需要系统积累和沉淀。有的管理者通过重点项目抓战略，希望能够以点带面，实现目标。重点项目通常是多学科、跨部门、多资源、多团队、多层面的任务，项目落地也要靠系统。因此，系统是战略落地的充分条件，资源和项目属于必要条件。系统包括顶层设计、中层贯彻、一线执行。

（1）顶层设计：相当于大脑，即中枢神经系统。决定方向、设计架构、搭建体系、配置资源和政策。关键是决策，涉及决策依据、决策效率、决策质量、决策范围、决策评估以及决策风险管控机制。

（2）中层贯彻：相当于腰腹部力量，即核心力量。所有战略执行的发力点都要靠核心力量。不仅要上传下达，更要横向协同。不仅要一线作战，还要培养团队。不仅要管理质量，更要控制风险。协同靠沟通，沟通的准确性、及时性、有效性、灵活性都非常重要。

（3）一线执行：相当于腿部力量，即底盘要稳。一线员工能力直接影响着医疗质量。一线服务质量意味着患者口碑。一线员工大部分属于知识工作者，具有高度自主权和决策权，其授权程度直接影响治疗效果和患者满意度。因此，一线员工的技术能力、学习能力、服务意识和沟通能力都很重要。

总之，系统不匹配，战略不落地；系统不同步，战略会跑偏。

系统匹配度之一： 战略与目标

战略目标不是单纯的财务目标，而是要融入业务目标、市场目标和管理目标。业务目标围绕学科，包括技术、病种、医疗质量、人才培养、科研创新等；市场目标围绕患者，包括服务流程、患者体验、患者满意度、品牌建设等；管理目标围绕运营效率和成本，包括人力资源、财务管理、物资供应、后勤保障、信息系统等。战略与目标的一致性体现在三个层面：

（1）"业务目标＋市场目标"和管理目标之间的一致性；

（2）"业务目标＋市场目标＋管理目标"与财务目标的一致性；

（3）战略与"业务目标＋市场目标＋管理目标"的一致性。

只有各类目标之间具有系统性和逻辑性、战略与各类目标之间保持协同性，才能保证战略的贯彻与执行。

系统匹配度之二： 战略与架构

从组织架构能够看出一家医院的组织逻辑，包括部门设置、部门职责、人员数量、人员结构等信息，但是为什么看上去大同小异的组织架构，运营效率却大相径庭呢？能力不同、资源不同、文化不同，战略执行效果就会不同。

（1）技术主导型：这类医院由医疗专家创建，技术团队在医院具有绝对话语权。管理团队以支持服务为主。此类型组织发展靠技术驱动，更注重医疗质量，业务增长主要依赖于患者口碑和人才培养。

（2）运营主导型：这类医院由非医疗专家创建。投资方或管理团队在医院处于强势地位，技术团队可能被尊重但没有决策权。因此，这类医院通常更关注效率和成本。

无论哪种类型医院，必然具备内在的运营逻辑。不同的发展战略，必然要匹配相应的资源和能力。如果组织与战略无法匹配，就会出现战略脱节。这时候，领导很拧巴，员工很纠结，后果很严重。

系统匹配度之三： 战略与绩效

绩效管理是一个指挥棒。首先绩效考核指标要与战略目标相匹配，绩效指标实际上是将责任逐级分摊的过程。绩效管理不仅要考核结果，过程管理同样重要。设计合理的过程指标，让结果"水到渠成"是绩效考核的最理想境界。

其次，绩效管理是实现战略闭环的重要工具。绩效管理过程中既能反映成功经验，也能反映失败教训。及时反馈和总结，及时调整和优化，战略才能始终不偏离正轨。

绩效管理的出发点是如何激活员工生产力。物质激励是主要手段，但是单纯的物质利益，容易诱发不合理的医疗行为。因此，绩效政策需要结合非物质激励以及整体医院文化建设，才能保证医院不迷失方向。如果绩效管理不能与战略匹配，战略不容易落地，目标无法实现。即使实现目标，方向可能已经偏离，更有可能是杀鸡取卵。

系统匹配度之四：　战略与环境

"时势造英雄"背后的逻辑是要审时度势、因地制宜，不要妄自菲薄，也不要好高骛远。战略不是空中楼阁，不是凭空想象，不是喊口号、讲故事。战略要根植于医院和学科，要基于历史经验和现实条件，更要与外部环境相匹配。

医疗行业门槛高，准入、资质、结构、过程和结果都要接受政府行业监管，所有战略必须考虑到合规性。医疗资源配置情况能够反映当地医疗市场竞争情况，同时影响当地居民就医习惯。当然，经济发展水平和医保政策也会影响居民就医路径。因此，战略与环境的匹配度最好从利益相关方角度进行全方位审视和评估，包括政府、政策、医保、患者、市场、媒体、供应商、合作伙伴以及竞争对手等。同时，摆正医院与各利益相关方之间的关系，平衡内部利益和外部利益，在博弈中共生、在合作中共赢。

战略就是选择做对的事情（do the right things），战略落地要把事情做对（do things right）。"做对"的前提是战略以目标为导向、与组织架构相适应、与绩效管理相结合、与外部环境相融合、与利益相关方保持利益均衡。如果说制定战略依赖于领导的决策力和判断力，那么战略落地靠的是能够与之匹配的系统一致性和协同性。

CHAPTER 6

第六章

战略弹性

> 凡是杀不死你的，都会让你更强大。
>
> ——弗里德里希·威廉·尼采（Friedrich Wilhelm Nietzsche）

当医院经营顺风顺水的时候，医院管理者看到的是"上升"的财务数据、"满意"的患者体验，这些都可能掩盖了现实的缺陷或潜在的风险。当医院经营遇到挫折、业务下滑，甚至遇到危机的时候，管理者看到的却是另外的景象："下降"的数据、"投诉"的患者和"抱怨"的员工。当管理者努力稳定局面、扭转颓势的时候，才会意识到医院的"免疫系统"的功能是否真正强大。

一个健康的人不是不生病，而是生病之后能够快速康复，并且让自己的免疫系统形成更完善的防御能力。对于医院的经营者来说，不是不能犯错误，而是一旦犯错能够及时纠错，迅速回归正轨，并且让自己的管理系统更强大。因此，我们不仅要建立起一套风险预警预控机制，更重要的是建立一套能够快速反应、纠错、纠偏的风险控制与管理系统。

医院系统的四种弹性

医院系统的弹性实际上就是组织的变革能力，是指组织如何及时发现并纠正错误，并能够重新配置资源，协调技术、人才、流程、管理、市场、文化等要素，以适应战略变革需要。系统弹性的背后其实反映的是组织的适应性、学习力和变革力。

1. 资源弹性

一个系统保持弹性的基础是资源，包括历史资源的可借鉴性、现有资源的灵活性、闲置资源的可利用性、潜在资源的可挖掘性。

资源包括有形资源和无形资源。有形资源包括"场地、环境和设备"等，这些资源易于被占有和使用，但不易转型。无形资源包括"组织资源、人力资源、技术资源、信息资源、知识积累、品牌形象"等，这些资源属于潜在资源，弹性大、时效性强、需要长期维护。在困境中，你才知道哪些资源是可靠的。当然，最重要的金融资源是现金流，所谓"留得青山在，不怕没柴烧"。

2. 结构弹性

每个组织的正常运营都依赖于内在的支撑体系，包括治理结构、组织架构、决策机制和沟通机制。一个健康的组织结构不仅让每个人在合适的岗位上发挥最大效用，也能让团队之间形成协同效应。在经营遇到挫折的时候，调整组织结构也是关键举措之一。

首先是医院治理结构。这是医院所有者为实现资源配置的有效性，对经营者进行绩效、监督、控制和协调的一套激励和约束机制。在这个层面上，方向要大致正确，机制要具有弹性。

其次是组织架构。医院管理的组织架构通常是医院各部门员工执行战略、实现目标的管理体系。组织变革中最难的就是组织架构变动。无论是分拆还是整合都意味着对于原有人员、服务和管理体系的冲击。尤其是在变革过程中，容易出现分歧与猜忌。

因此，如何搭建一个具有弹性的组织架构是一门科学，也是一门艺术。如何做到"进可攻、退可守"？理想中"阿米巴"组织或者"网络"式组织都具有弹性特征，其优势在于减少管理层级，激发一线组织的积极性和战斗力，保证"东方不亮，西方亮"。

3. 人员弹性

人员弹性就是人员的多元化、学习力和可塑性。医院由大量的知识型员工组成，自主性强，需要高度授权。因此，只有采取与传统的"硬"管理不同的"弹性管理"，才能更好地满足知识型员工的发展需求。人员弹性可以分为四种形态。

（1）职能弹性：平衡专业性和多元性。培养员工一专多能、在不同岗位上的适应性或多技能。

（2）数量弹性：平衡医疗质量和运营效率。在保证医疗质量和安全的基础上配置一线员工，也要避免因长期固定编制导致的人力成本居高不下，同时考虑将非核心岗位外包来达到数量弹性。

（3）时间弹性：平衡工作时间和休息时间。一方面要尽量遵守劳动法规，另一方面要激发员工的危机意识和奉献精神，采用弹性的工作时间。

（4）薪资弹性：平衡固定薪酬和变动薪酬。建立以全面绩效评价为基础的薪酬体系，分阶段结合利润分享机制。

采用人力弹性策略的关键在于要把握哪些是核心骨干，保证核心骨干的稳定性和忠诚度。

4. 文化弹性

系统弹性与组织学习力和变革力密切相关，学习型组织更具备弹性。只有学习型医院才能快速纠错，持续改进，保持核心竞争力，从而立于不败之地。

（1）认知力：动态分析和预测环境机会与威胁、客观评估优势和差距、洞察和判断竞争规则的变化、考量利益方的资源分配和相互关系。

（2）凝聚力：明确组织结构、政策和机制，通过沟通形成共识。让目标、战略、能力和行动力保持步调一致。

（3）适应力：建设学习型的组织文化不仅有利于分享知识、共同成长，同时也鼓励尝试、容忍试错的研究氛围，利于明确个人与组织共同发展的核心价值观。

大盈若冲，其用不穷

老子《道德经》有云："大成若缺，其用不弊。大盈若冲，其用不穷。"最充盈的东西，好似是空虚一样，但是它的作用是不会穷尽的。作为医院管理者，要用辩证法思考医院的发展，包容有序，既有原则性和计划性，又不失灵活性和弹性。同时，兼顾组织内部每一位员工的发展，鼓励真才实学、追求真相，重视积累，谦逊内敛，让组织具有一定的内在自我调节、自我纠错、自我管理的能力，以开阔的胸襟更好地适应外部市场和政策环境的变化。

CHAPTER 7

第七章

战略就是选择

―――

◀ **案　例** ▶

某民营综合医院开业已经两年。该医院定位高端医疗，床位数 100 张，包括内科、外科、妇产科、儿科、急诊科、影像科、检验科、麻醉手术部、药剂科等主要科室。全职医、药、技、护人员大约 150 人。医疗院长是妇产科专家，建院之初就组建了完整的妇产科团队。妇产科作为重点学科，床位数 40 张。开业以来，妇产科业务量保持稳定增长，床位使用率约 90％。目前妇产科收入大约占到全院总收入的 40％。其中，在产科带动下，新生儿监护室五张床位使用率较高。但作为综合医院，大部分学科的二级专科开设不全。儿科以门诊治疗常见病和儿童保健为主。内科门诊以常见病和慢性病为主。外科资深医生大部分为兼职。内外科共用综合病区，床位使用率仅 50％。

目前医院正处于一个转折点。如果继续发展妇产科，内科和外科将持续萎缩。如果发展内科或外科，势必要选择性发展二级亚专科，意味着医院还需要加大投入。医院管理层向董事会提交了一份战略报告，提出了四个解决方案。

方案一：　彻底转型

定位妇儿专科、打造妇儿学科价值链

(1) 医院地处新城区，年轻家庭居多，重点锁定 80 后和 90 后女性作为目标客户。

(2) 妇产科作为重点学科，培养了一批人才，积累了一定知名度和口碑，

学科向上游和下游的延伸发展具备良好基础。

（3）以妇产科为核心，强化新生儿科、儿内科、儿童保健科，组建儿外科、乳腺外科和产后康复中心（月子中心），尝试开展生殖医学服务，彻底转型为一家妇儿专科医院。

（4）预计投入 1000 万元，妇产科床位数可以扩展到 80 张。转型后，收入预计增长 100%。

方案二：　细分市场、 服务延伸

继续发展综合医院，围绕中高端客户家庭需求，增值医疗服务项目、扩大可及性。

综合医院的上游市场是健康体检及诊所；下游是康复、护理等服务。鉴于医院目前医疗团队资源有限，缺乏专科医生，更缺乏急危重症患者的救治能力；另一方面，医院地处新城区，中青年家庭较多，中产阶级聚集，健康消费习惯需要引导和培养。因此，考虑从以下四个方面延伸医疗服务：

（1）健康体检：凭借综合医院设备优势（如低剂量 CT 开展肺癌筛查，胃肠镜消化道检查），推广个性化专科体检方案。

（2）康复医疗：在重点学科基础上开展康复保健服务，如产后康复、骨科康复、早产儿康复等。

（3）家庭服务：以妇女及儿童保健作为切入点，结合互联网医疗，推广家庭医生服务。

（4）财务预测：预计投入 500 万元左右，收入增长预计 30%。

方案三：　细分市场、 区域延伸

继续发展综合医院，开设卫星诊所，延伸医疗服务的地域，提高服务便捷性。

医院地处新城区，客户就诊习惯尚处于培养阶段。开业以来医院一直通过合作转诊方式，与中央商务区、别墅区、高档小区的诊所、门诊部或社区卫生服务中心合作转诊，但收效甚微。因此，建议以重点学科为核心业务，开设特色卫星诊所。

（1）女性门诊：妇产科患者越来越多，在中央商务区开设诊所，减少产科客户来院检查次数，同时为职业女性提供相关服务，增加客户黏性，提高知名度。

（2）儿童诊所：在别墅区开设儿科门诊，为目标家庭的儿童提供常见病或健康管理、接种疫苗等服务。

（3）专科门诊：在三甲医院附近开设诊所，请三甲医院专家为患者提供专科咨询，必要时转入本院接受住院治疗。

（4）财务预测：每个诊所每年投入 200 万元，3—4 个诊所约 800 万元，预计增加收入 30％。

方案四： 细分学科、 重点突破

继续发展综合医院，发展手术类科室，打造重点学科。

妇产科属于手术类科室，目前发展势头良好。在此基础上，医院重点发展外科及相关技术，如微创、介入等技术。

（1）日间手术中心：定位为平台型科室，为各专科的日间手术需求提供场地、设备、护理和患者管理。围绕重点病种，形成"专病套餐"，将院前、院中及院后的所有服务项目进行重新梳理并打包，保证服务全程化和规范化。打造"专病"品牌，围绕专病打造医生个人品牌，结合公益活动扩大知名度。

（2）骨科及运动医学中心：医院地处新区，交通方便，堵车现象不严重。随着医院知名度提升，近半年发现急诊患者中，交通事故、外伤患者逐渐增加。另外，新区年轻人居多，运动健身热带来的相关运动损伤需求也在逐渐增加。因此，将"骨科及运动医学"作为重点学科打造。在前端急诊强化创伤骨科的救治能力，在后端加强康复治疗能力，最终形成集创伤骨科、脊柱外科、关节外科、运动医学、康复医学于一体的重点学科。

（3）团队建设：招募一名学科带头人，加强学科建设，组建二级亚专科团队，2—3 名主诊医师，形成 30 人的医护团队。

（4）财务预测：预计投入 1500 万元，一年内预计增加收入 50％。如果能够走上正轨，将和妇产科一样能够撑起医院半边天。

讨论与提示

从综合医院转型为专科医院，可能也是最有可能尽快实现盈利的方案。但是这个方案对医院现阶段的科室、员工、运营模式以及品牌都会形成巨大的冲击。

健康体检、康复医疗、全科医疗、卫星诊所等都属于医疗行业门槛较低的服务，市场竞争很激烈，虽然属于轻资产投入，但是盈利不确定性较高。

发展日间手术和骨科与运动医学中心，从长远来看，潜力很大。但是学科建设是一个长期工程，短期内见效慢，而且需要投入，更需要耐心。

几乎所有的民营医院在发展过程中都会面临一些阶段性的战略选择，选择的难点在于如何在有限的资源条件下，既要保证短期收益（活下去），又要利于长远发展；既要满足医生的利益诉求，又要保证医院的利润。如果你是医院的投资方，你会作出什么选择呢？

第三篇

模　式

创新，是发现新的资源重组方式的过程。

——约瑟夫·阿洛伊斯·熊彼特

（Joseph Alois Schumpeter）

- 通过三个案例探讨医疗机构的商业模式
- 结合初创期医院特点提出十大生存法则
- 从六个维度解读高端医疗的中国特色
- 变革时代背景下的医院情境领导和敏捷运营模式
- 通过案例探讨投资方、医疗方和管理方的合作共赢模式
- 介绍美国医院理事会的五种类型及运作特点

CHAPTER 1

第一章

医疗机构的商业模式

───

> 单纯的新想法本身不足以实施，它必须要依靠强势的人物（企业家）来推行，并且通过其影响力来落地。
>
> ——约瑟夫·阿洛伊斯·熊彼特

为什么很多进军医疗行业的投资方开始时踌躇满志，最后却半途而废？

为什么跨界进入医疗行业的大鳄开始时信誓旦旦，最后却销声匿迹？

为什么很多新建医院项目定位"高举高打"，最后却改弦易辙？

究其原因，有的缺乏行业经验和积累，有的缺乏医疗行业理解和资源，还有的可能是"醉翁之意不在酒"。无论如何，投资医疗产业不仅需要热情、情怀，更要有资源、有方法、有耐心。下面我们通过三个案例探讨医院项目的商业逻辑。

案例一：某著名旅游城市的一家房地产集团进军医疗产业，拟投资建设一家三级综合医院。其商业逻辑如下：

（1）该区域地处边境旅游区，地区常住人口 300 万，加之辐射周边人口和旅游人群，区域人口总数超过 500 万，医疗需求旺盛。

（2）该区域医疗资源匮乏，医疗人才短缺。只有一家三级医院，技术实力差强人意。

（3）投资方持有一块规划用地，准备新建一家三级综合医院。

（4）投资方准备聘请北京地区三甲医院退休专家到当地出诊。

（5）政府鼓励其引进优质医疗资源来提高当地医疗技术水平。

案例二：某主营医疗设备的上市公司欲投资建设一家三级专科医院，并期

望未来形成连锁经营模式。其商业逻辑如下：

(1) 第一家医院作为"旗舰店"，定位为集"医、教、研"于一体的专科医学中心。

(2) 该上市公司的主营医疗设备专注于外科领域，因此，在医疗行业具备三甲医院关系网，未来可以开展学科与品牌方面的合作。

(3) 专科领域人才资源丰富，积累了专家和专科医生的人脉资源，可为专科医院提供未来运营所需的各类人才。

(4) 当地政府支持上市公司引进高级专业人才，投资医疗产业。

案例三：某保险集团欲进军医疗产业，前期已经在全国建设运营了若干养老项目，下一步欲通过在自营养老社区内配套综合医疗机构，期望形成医养结合的商业模式。其商业逻辑如下：

(1) 养老机构定位服务于失能或失智老人，因此，市场对于配套医疗服务的养老床位存在刚性需求。

(2) 养老机构通过配套医疗服务，形成新的收入增长点。

(3) 在养老地产上增设医院项目，可降低固定成本和运营成本。

(4) 医养结合项目比较容易获得医疗准入或医保政策上的支持。

(5) 与当地三甲医院重点专科（神经内科）开展科室合作，打通医疗服务上游资源。

以上三个案例看上去都存在合理的商业逻辑，但最终的结局都是半途而废。新建医院的三个必答题需要进一步探讨。

问题一：资源

第一个案例的投资方在当地有政府关系、有地产优势，期望通过引进北京三甲医院的退休专家解决当地医疗资源匮乏问题。但是，一所三级综合医院开设临床和医技科室超过 10 个，开业所需要的医、护、技、药团队至少需要100 人。综合医院发展要靠团队，仅凭个别外部专家根本无法支撑其日常运营。

第二个案例中的所谓专家资源，属于既往销售渠道积累的人脉关系。一家专科医院的投资方和专家本质上是合伙人关系。单纯的商业利益关系无法直接转化为基于信任的伙伴关系，更不用提专科医院连锁所需的管理能力和复制能力。

第三个案例特别提到借助当地三甲医院的医疗资源实现患者转诊，既解决患者来源，也能缩短三甲医院神经内科的平均住院日。看上去似乎合情合理，但是与实际情况却大相径庭。究其原因，养老机构地处城市郊区，合作医院的神经内科医生异地查房的时间成本过高，新建医院又未能组建起康复团队，久而久之专科医生热情降低，患者转诊会越来越少。

问题二：　定位

第一个案例的医院项目定位过高。该城市既没有医学院校，也没有一家三甲医院。对于新进医疗行业的投资方，没有任何医疗资源积累，与其投资一家三级综合医院，不如定位一个专科医院。结合当地旅游特色，引进一个专科团队，开展医疗旅游项目，成功的可能性更高。

第二个案例的医院定位为"医、教、研"一体化的专科医学中心。同时，投资方期望该医院成为自有品牌医疗器械展示和培训基地。这种想法很显然与专科医学中心的定位形成了矛盾，同时也造成了与专家的利益冲突。医院是一个为患者提供诊疗服务的平台，应该以患者需求、治疗有效性和医疗质量作为技术和设备的选择标准，而不是某个品牌设备的"旗舰店"。

第三个案例的医院定位也存在模糊和矛盾之处。如果只是作为养老机构的配套医院，涉及老年病的相关科室要健全，但要控制规模，提高运营效率。如果作为三甲医院的下游机构，则要遵循专科康复医院模式运营，关键在于解决专科医生的激励机制，保证运营效益的同时要控制运营成本。

问题三：　市场

第一个案例所在城市的医疗市场潜力很大，本地人口加辐射人群超过500万人。但是，就医习惯不易改变。由于当地医疗水平有限，对于普通家庭，只有常见病才会选择当地公立医院，一旦病情较重就会到附近城市（车程两小时以内）的医学院附属三甲医院就医。对于高端家庭，就医首选省会城市或北上广三甲医院。

第二个案例中，新建的专科医院在市场上没有任何客户积累，期望完全依靠专家团队的影响力开拓市场。然而，大部分公立医院的专家和医生缺乏强烈的个人品牌意识，离开体制走向市场后都需要适应和转型。背后没有三甲医院的光环，单靠医生个人能力获得患者信任，树立个人品牌，要走很长一段路。

第三个案例中，保险机构所谓的"客户资源"，其实和医院的目标患者之间没有直接关系，更不会直接为医院带来患者流量。况且，仅凭养老客户无法支撑一家医院的正常运营。

医疗机构的商业模式

医疗行业的商业逻辑应该建立在"定位、资源和市场"三个要素之间的合理配置与组合上。以上三个案例似乎都找到了各自的切入点，但还远远不足以支撑一个完整的商业模式。开一家医院至少还要回答以下四类问题：

（1）业务模式：学科特点、技术特点、人才团队、医疗设备；

（2）服务模式：服务流程、服务标准、服务质量、服务场地；

（3）市场模式：患者需求、就医路径、支付渠道、结算模式；

（4）盈利模式：收入结构、成本结构、盈利能力、投资回报周期。

只有明确这四种模式，才能反向验证"定位、资源和市场"三大要素之间的关系是否符合商业逻辑，一家医院的商业模式才能初步形成。

从长远来说，这三个案例都属于有潜力的投资项目，但在落地执行上还有很长的路要走。如果仅仅满足于找到某个切入点，而不去系统地考虑未来的运营模式，盲目进入医疗行业，最终的风险一定是不可控的。

投资医院就像种一棵树。种树要先看土壤，即市场环境和政策环境；其次要扎根，学科是根；接着培育树干，人才即树干，这是医院的脊梁；然后繁育枝叶，相当于技术进步和患者满意；最后是开花和结果，即经济效益和社会效益双丰收。这个过程需要阳光雨露滋润、光合作用，需要施肥、修枝，最后才能长成参天大树。

CHAPTER 2

第二章

初创期医院十大生存法则

小企业的战略就是两个词：挣钱、活下来。

——马云

生存法则之一：　流量为先

初创期医院，首先要解决的是患者来源问题。患者流量就是医院的现金流。"患者从哪里来"表面上是就医选择问题，本质上是技术实力问题。技术、服务、人才、质量、支付方式、社会口碑等这些因素都会影响患者的就医选择。而且，对于不同专科和病种，这些因素的影响程度不同。初创期医院一定要分析各类病种的患者就医路径，发现和识别影响其选择的关键因素，解决患者最关心的问题和痛点，才能尽快度过医院生存期。

生存法则之二：　重点突破

初创期医院缺乏行业积累、资源有限，在初创期不求"百花齐放"，但求"一枝独秀"。集中资源打造重点学科，争取短期内迅速形成患者口碑和市场积累。"人才、技术、硬件"三个关键因素的选择及配合应遵循"恰到好处原则"（good enough principle）。创业初期优先考虑具有良好患者口碑的中青年技术骨干，他们与"一流"人才的差距往往不在于技术，而在于科研学术地位，与初创医院共成长会激发他们领导团队的热情。对于初创期医院，"中青年骨干人才"更具有创业精神，处于上升阶段更具有培养价值，个人利益与医院整体利益更容易长期绑定。

生存法则之三： 宁缺毋滥

初创期医院，最大的挑战是人才问题。首先是人才招募困难。大批优秀人才集中在公立医院，不愿意放弃稳定的患者来源和收入。从其他民营医院"挖"来的人才则意味着更高的成本。其次是团队融合比较困难。知识型员工来自于不同的医院体系，背景和经验不同，普遍缺乏合作意识。初创期的医院往往急于开业，容易降低录用标准，团队组成的"水分"较大。其实选错人的成本会更高。选人不仅要个人能力，还要看是否具有合作心态和创业热情。核心骨干员工至少要占到30％，否则很可能一盘散沙。

生存法则之四： 有口皆碑

一般来说，吸引新客户比留住老客户的成本要高很多，因此提高客户忠诚度成为最重要的营销策略。医疗服务行业更注重口碑效应，一个忠诚的患者会用自己的亲身经历去推荐并影响自己的亲属和朋友。初创期医院要重视每一次患者就诊机会，争取将每个患者都培养成"种子客户"，逐渐形成"滚雪球"式的口碑效应。同时，初创期医院也需要与利益相关方建立良好的沟通渠道与合作关系，以"谦虚、谨慎、诚信"的态度进入市场，才能获得各方的认可与支持。

生存法则之五： 唯快不破

初创期医院的核心优势在于灵活。保持开放心态面对新政策、新市场、新设备、新技术。变化不一定是颠覆性或革命性的，但是每一次变化都意味着进步。讲速度、讲效率、讲执行、讲结果。切忌议而不决、决而不行、行而不果。

生存法则之六： 小步快跑

初创期医院系统不完善、团队不成熟、服务不顺畅，甚至医院基础设施也会偶尔"罢工"。管理者要善于在运动中解决问题。有问题不可怕，可怕的是让问题累积，酿成大祸。因此，初创期医院不要试图追求完美的服务流程和严谨的管理系统，而是要致力于建立一套能够及时发现问题和解决问题的持续改进体系。

生存法则之七： 少即是多

医院的运营成本包括显性成本和隐性成本。显性成本包括人员薪酬、房租、水电、药品耗材等。而隐性成本指的是沟通、流程、采购、监督等管理成本。规模越大、越成熟的企业隐性成本越高。初创期医院显性成本居高不下，关键在于提高效率、杜绝浪费。同时要控制隐性成本，尤其是多余的业务流程和管理流程。追求生存的过程中，结果比过程更重要，抓住机会比流程规范更重要。

生存法则之八： 守住底线

初创期医院生存压力比较大，投资方和领导层都容易陷入焦虑状态，可能会作出鼓励过度营销、过度医疗的决策。守住道德底线是医院长期生存的关键。品牌的打造是经年累月之功，品牌的毁灭却可能只在一夕之间。

生存法则之九： 团队文化

初创期医院面临的最大挑战是如何增强凝聚力。培养核心价值观，建立"和而不同"的医院文化，在科室之间、医生之间、医护之间、医技之间、前台与后台之间建立沟通渠道。团队合作要基于共同的经历和彼此的信任，同时也需要时间的考验。创造机会让每个人展示自我，让彼此之间增进了解。组织各类形式的正式或非正式聚会，通过团队建设活动，促进不同部门人员之间的沟通、交流与合作。文化是被经历塑造的，只有一起"扛过枪、打过仗"的战友才会形成团队文化。

生存法则之十： 贵在坚持

市场竞争的基本原则是优胜劣汰，医疗市场同样遵循丛林法则。初创期医院往往战略不清晰、团队不和谐、政策不稳定、业务波动较大，这时候很容易对方向产生怀疑甚至失去信心。这时候，比拼的是韧性和耐力，奇迹往往就发生在"再坚持一下"的一念之间。认准了方向就要坚持，所有坚韧不拔的努力迟早会得到回报。

CHAPTER 3

第三章

高端医疗的中国特色

———

　　最"奢侈"的医疗服务不仅是最好的环境和最好的设备，而且是组合了"最好技术、最好团队和最好管理"的服务模式。

　　高端医疗是什么？有人说高端医疗就是特需医疗；有人说高端医疗就是给"富人"看病；有人说高端医疗就是环境"高大上"；有人说高端医疗就是"绿色通道"。事实上，高端医疗在国内外都没有明确统一的定义，但在中国的医疗市场上，高端医疗具有典型的中国特色。

高端医疗的服务增值点

　　从时间维度看，医疗服务是一条服务链，从预约、门诊、检查、检验、住院、手术、出院、复查、最后到康复。

　　从空间维度看，医疗服务是一个服务包。服务包的组成要素包括：核心要素（医生和技术）、团队要素（护士、技师、药师、麻醉师、康复师、营养师、心理医师、客服人员等），以及支持要素（场地、设备、设施、药品、耗材、信息系统等）。

　　处在服务链的不同节点上，需要不同的服务包，也就是"三种要素"的不同组合和搭配。基本医疗服务和高端医疗服务的目标和要素没有区别，区别在于在不同节点上的服务包内容有所不同，从而为客户提供不同的服务体验（见图 3-1）。

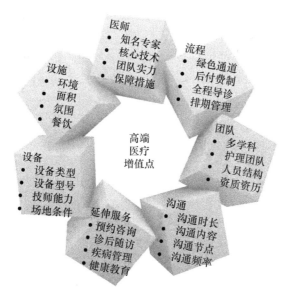

图 3-1　高端医疗的服务增值点

高端医疗的六个维度

维度一：服务对象

高端医疗的市场在哪里？中国的高端医疗群体大致分为以下四种类型：

（1）享受公费医疗的干部保健群体。主要就诊于三甲医院的高干科。

（2）自费选择特需服务的群体。主要就诊于三甲医院的特需部或高端私立医院，多见于高薪阶层或异地患者。

（3）购买高端医疗商业保险的员工。多见于企业为员工提供的医疗福利，主要就诊于三甲医院的国际部或高端私立医院，包括在华工作的外籍人员及其家属、企业高管。

（4）接受特殊专科服务的特殊群体，如儿童、产妇、口腔、整形。服务项目不在医保支付范围之内，以自费为主。

可见，并不是所有接受高端医疗的客户都是高净值家庭，有的属于中国特色的"荣誉国民"；有的是由于医疗资源稀缺导致的被动选择；有的是高福利企业为部分员工提供的医疗保障，当然，也有属于中产阶级家庭的消费升级。

维度二：服务提供者

几乎所有的医院都有特需医疗服务项目和针对特需人群的绿色服务通道。有的公立医院能够将特需服务完全独立，包括门诊、住院、流程、设备以及医疗护理团队，并且按照单独利润中心进行成本核算。有的民营医院则完全定位于高端医疗，借助外部专家资源，为高端客户提供服务。有的民营医院则定位于某个专科，针对中产阶级家庭提供专科特需服务。有的民营医院则主要服务于高端医疗保险客户，若涉及国际患者，则需要医疗服务团队至少具备英语沟通能力，或提供多国语言翻译服务。

公立医院的优势在于技术实力强，而空间资源相对不足、服务意识较弱。民营医院的优势在于服务意识强，市场营销机制灵活，而技术资源相对欠缺。因此，很多民营医院会聘用兼职专家弥补自身的技术短板，但是公立医院专家在高端医疗服务过程中经常会成为投诉对象。

维度三：医疗技术

高端医疗的一个重要误区是"只重视服务，忽视技术"。从长期角度看，医疗服务的根本落脚点还是在于技术和质量。因此，高端医疗只有通过应用"高端"技术，提供高质量的治疗效果，才能实现真正的"溢价"。

（1）优化患者体验：降低患者痛苦，创伤最小化的治疗方案。

（2）提倡整合医学：创新诊疗模式，开展多学科协同（MDT）的治疗方案。

（3）应用最新技术：引进最新设备、药物或治疗技术，敢于挑战疑难杂症。

（4）提高生活质量：优先选择一线治疗方案，有依据地使用辅助疗法或替代疗法。

维度四：服务模式

高端医疗服务模式不仅要强调服务环境和服务态度，更要强调团队、流程、沟通和细节。

1. 团队

高端医疗是真正实现"以患者为中心"的服务模式，主要由家庭医生、专科医生、专职护士、药师、营养师、心理治疗师、康复技师、社会工作者以及客服人员组成多学科、多维度、多元化服务。

2. 流程

通常在为患者提供一个完整服务链的过程中，包括预约、接待、导诊、问诊、检查、抽血、手术、取药、结账、出院等多个环节。高端医疗服务重视每个环节的客户体验，从服务规范、服务礼仪、服务用语、服务环境等全方位进行管理，每个环节有专属人员陪同保证服务流畅性，有问题及时沟通，及时获得反馈。

3. 沟通

高端客户大部分属于知识型患者。需要尊重患者的知情权并给予患者及家属充分的教育和引导，使其了解病情、治疗方案和治疗进展，鼓励患者及家属参与决策。团队成员在各服务环节与患者或家属的沟通要互相配合，各有侧重，并做好记录。

4. 细节

高端医疗服务追求的是极致的医疗品质和超出患者预期的完美效果。高端客户的期望值很高，因此应高度重视每个高端客户的抱怨和投诉。高端医疗服务强调细节管理，就像打磨一件艺术品一样，不断地学习精进，才能臻于化境。

维度五：运营模式

高端医疗的运营模式需要提供"一站式"解决方案，是基于标准化之上的个性化和人性化的完美平衡。

1. 标准化

高端服务的基本要求是保持服务一致性，即不因人员变更影响服务质量。同时要保证服务稳定性，即不因时间变化影响服务质量。关键环节在于服务人员的选拔和培训。一线人员的现场授权以及针对异常事件的应急解决方案也非常重要。

2. 个性化

在标准化的基础上考虑患者的个性化需求，尊重个人隐私、宗教信仰和特殊需要，在不影响诊疗效果的前提下，最大限度满足患者的个性化需求。通过社会工作者或专属客服的协调，调动内外部资源，提供"生理—心理—社会"全方位的整体医疗服务。

3. 人性化

高端医疗服务更应该体现人性化特点。人性化服务首先要具备同理心，站在客户角度考虑问题。如果对面的患者是自己的亲人，你会怎么做？人性化服务体现在细节，一句问候、一句安慰、一个微笑都能打动一个处于疾病状态的脆弱心灵。

4. 全程化

高端医疗服务的一站式解决方案要求医院具备强大的整合资源能力。横向整合资源包括公立医院、专科医院、社区医院、康复机构、养老机构等；垂直整合包括医疗设备、康复设施、体能训练、药品、耗材、营养补充、保险项目等。与患者及其家庭建立长期、稳定、亲密、互信的医患关系是高端医疗服务追求的终极目标。

维度六：市场

如果我们抛开高端医疗险客户和干部保健群体，那么高端医疗服务主要针对的是自费群体。我们一定要能够给出一个或多个理由，让高端客户自己掏腰包选择我们的服务。以下六个问题要想清楚：

（1）客户为什么选择我们的医院？

（2）客户为什么选择我们的专科？

（3）影响或决定客户选择的关键因素有哪些？

（4）影响潜在客户不选择我们的因素是什么？

（5）客户下一次还会选择我们吗？

（6）选择我们的客户具有什么共性？

高端医疗市场本质上属于客户主动选择的市场，竞争更为激烈。然而，由于医疗服务的转换成本高以及高端医疗的隐私保护性，决定了高端客户一旦被锁定，容易建立忠诚度。因此，高端医疗市场需要基于目标客户的精准营销，同时要致力于建立长期的"家庭会员式"的医患关系。

因为稀缺，方显"奢侈"

随着中国经济的快速发展和人民生活水平的提升，未来会有越来越多的人群选择高端医疗服务。随着医疗健康险的逐步普及和医疗市场的细分化，未来会有更多的高端医疗机构应运而生。医疗行业最稀缺的资源不是环境、设备和态度，而是技术、人才和管理。因为稀缺，才会珍贵，才能彰显"奢侈"。因此，只有将最好的技术、最好的服务、最好的管理集于一身的高端医疗机构才能脱颖而出，在未来的市场竞争中立于不败之地。

CHAPTER 4

第四章

变革的时代，敏捷的医院

在这个时代，我们的生存依靠的是时刻保持清醒、适应新思想、保持警觉以及面对变革的能力。

——马丁·路德·金（Martin Luther King, Jr.）

伴随着经济增长、社会变革以及技术创新，中国健康医疗产业在过去十年一直处于高速增长阶段。2018 年以来，卫生行业监管部门调整、政策频繁出台增加了市场的不确定性。医生群体自主意识抬头，增加了市场的不稳定性。互联网平台、通信技术以及移动终端的普及，推动了信息沟通的扁平化和去中心化。新药和新技术不断涌现，进一步提高了患者的期望值。同时，大众生活水平提高，催生了潜在的健康需求，而患者维权意识的提高和媒体的关注无形中增加了医疗服务的复杂性。患者期望值与现实之间的落差，进一步加剧了医患之间的矛盾。随着医改进入深水区，医疗行业将面临调整、动荡乃至洗牌。一个变革的时代、动荡的市场，医院将如何应对？

权变策略与情境领导

20 世纪 70 年代的美国，石油危机、经济动荡以及政治骚动对社会产生重大影响，企业所处的环境很不确定。关于企业的科学管理更侧重内部组织，追求稳定性和普适原则，但在解决企业面临瞬息万变的外部环境时显得无能为力。因此，在经验主义的基础上以具体情况、具体对策的应变思想为基础而形成的一种管理理论即权变理论（Contingency Theory）应运而生。

(1) 组织是社会大系统中的一个开放型的子系统，受环境的影响。因此，必须根据组织在社会大系统中的处境和作用，采取相应的组织管理措施，从而保持对环境的最佳适应。

(2) 组织的活动是在不断变动的条件下以反馈形式趋向组织目标的过程。因此，必须根据组织的近远期目标以及当时的条件，采取依势而行的管理方式。

(3) 管理的功效体现在管理活动和组织的各要素相互作用的过程中。因此，必须根据组织各要素之间的关系类型，及各要素与管理活动之间相互作用时的一定函数关系来确定不同的管理方式。

权变策略不是"随心所欲""心血来潮"，也不是"三天打鱼，两天晒网"。在一个充满不确定因素的市场条件下，领导者必须能够审时度势、随机应变。情境领导是基于对行业和市场规律的深刻理解，结合组织资源和组织能力做出综合判断后的快速应对。

开放系统与敏捷医院

权变策略是在遵循医院愿景、使命和价值观的基础上，在一个相对独立的短周期内，根据内外部条件制定的适合当下的发展策略。

1. 开放系统：保持敏锐度和敏感性

权变策略的精髓在于善于顺势而为。对于机会和趋势的判断要准确，对于风险和危机的嗅觉要灵敏，对于突发事件和应急情况的处理要果断。

医疗服务面对的是一个巨大市场。每个人都有潜在的健康需求。因此，医院组织要保持开放性，要善于发现机会、抓住机会，要眼观六路、耳听八方。

医疗服务需求没有止境。患者既追求疗效也追求生活质量；既需要理解也需要尊重。因此，医院组织不仅要开放，还要包容。善于换位思考，站在客户角度，将技术服务融入客户需求，保持敏锐度和敏感性。

2. 情境领导：领导风格与情境影响

在动荡的市场环境下，组织的执行力取决于"领导者、被领导者、情境因素"三方之间的相互作用结果。

- 命令型领导：这类领导一般是医疗专家出身，更关注任务和结果，不注重人际关系。通常会直接告诉下属应该干什么、怎么干及何时何地干
- 参与型领导：这类领导一般缺乏医疗背景，更关注人际关系，以弥补专业的不足。愿意与下属共同决策，提供沟通渠道和便利条件
- 授权型领导：这类领导一般既懂业务又懂管理。既关注"人"，也关注"事"。通常能够给予指导性意见并提供必要支持

一般情况下，越是规模大的企业，成熟的、规范化的医院，越不依赖于人际关系，而是越注重绩效和结果。但是，在现实情况下，越是动荡的时代、越是不确定的市场环境，医院的生存和发展越依赖于能够同甘共苦、不离不弃的忠诚员工。因此，不存在一种绝对的、最佳的领导方式。作为医院领导，必须清楚地认识自己的领导风格以及所处的情境。与下属保持良好的关系是实施领导行为的关键，尤其要懂得如何与知识型员工沟通。通过积极学习和实践来弥补任务所处情境的不确定性以及信息的不对称。医院领导员工要靠权威而不是权力。

3. 敏捷医院：扁平结构和个体激活

竞争是动态的，传统优势可能转化为劣势，关键机会可能稍纵即逝。医院最大的成本其实是决策和沟通成本。敏捷型组织要从根本上提高决策效率、降低沟通成本，需要在组织结构、决策机制、内部沟通、员工管理等方面下功夫。传统型组织与敏捷型组织的区别如表 3-1 所示。

敏捷强调决策要果断，原则要清晰，方向要明确，不能含糊；但不要一次用力过猛，凡事留有余地，有弹性。

敏捷强调组织扁平化，互动多元化。组织层级最好不超过三层，领导与一线要保持信息顺畅，数据分享要即时，反馈和跟踪机制要健全，才能及时应对，快速反应。

敏捷强调激活个体，在执行层面动作干净利索。尤其针对一线员工的赋能和授权，让个体保持敏捷，才可能让客户满意。

表 3-1　传统型组织与敏捷型组织的区别

组织体系领域	传统型组织	敏捷型组织
决策机制	• 集权管理	• 授权至一线
组织合作	• 组织间具有壁垒	• 层级和组织间合作
工作设计	• 工作定义结构化 • 无法适应非常规工作	• 以项目制定义工作 • 鼓励员工进行创新及决策事项
绩效管理	• 年度绩效目标 • 年度绩效评估	• 可随时依据季度或群体目标改变的灵活绩效目标 • 多来源的频繁实时绩效反馈
工作流程	• 高度流程化 • 较少的创新空间	• 轻度流程化 • 较多的创新空间
激励	• 外在激励	• 提倡内在驱动
学习与发展	• 定期培训计划	• 日常持续学习与发展 • 快速再培训
职业路径	• 固定的发展路径 • 人才流动有局限性	• 多元宽松的发展路径 • 人才流动跟随业务需求

资料来源：https：//www.rolandberger.com/zh/Publications/构建面向未来的-敏捷型组织.html，2020 年 3 月 24 日访问。

动静皆宜、内蕴生机

医院缺乏沉淀和底蕴，一味强调系统开放，将导致鱼目混珠、良莠不齐。医院缺乏底盘和根基，一味强调敏捷，将导致上蹿下跳、迷失方向。因此，医院保持敏捷的前提是底盘要稳，技术、团队和口碑一个都不能少，否则容易"脱轨"。

未来十年，中国医疗市场可期，但充满着变革和动荡；医疗技术发展也依然可期，但充满着变数和未知。在一个充满变革的时代，每位领导者需要审时度势，进退有度；每个医疗机构面对外部变化时需要动静皆宜、内蕴生机。

CHAPTER 5

第五章

在冲突中突围与前行

———

冲突是一种基本的社会结合形式。

——格奥尔格·齐美尔（Georg Simmel）

某国有企业高调宣布进军医疗产业，第一个医疗项目选择新建一家国际化医院。由于投资方毫无医疗行业背景和资源，因此试图通过合作方式引进医疗资源和管理资源。投资方一方面与当地最好的三甲医院合作，达成科室共建协议；另一方面与美国知名医疗集团签订战略联盟，引入国际标准的管理理念和运营模式。

但是，医院在筹建过程中，投资方、医疗方、管理方三方存在观念摩擦和沟通障碍，决策效率低下，导致项目进展缓慢，开业时间一拖再拖。看上去美好的初衷，完美的策略，强强的组合，问题究竟出在了哪里？

完美的背后藏着现实的矛盾

矛盾之一：本土化和国际化

医疗团队表面上对国际团队比较尊重，但是私底下认为国际团队的方案不接地气。国际团队确实不了解中国国情，更不清楚当地市场，只是一味强调国际标准。这种情况下，投资方首先应该作为沟通的桥梁，让双方充分沟通互相了解。其次，作为裁判，应该具备判断和决策能力。遗憾的是，投资方的项目团队缺乏能够融汇中西文化的领导者，更无法整合双方意见，形成可执行的方案。当意见发生冲突的时候，投资方为了不影响和谐而"和稀泥"，表面和谐反而加剧不信任感，直接影响项目进度。

矛盾之二：人才国际化

国际化定位需要国际化理念。国际化理念的落地需要国际化团队。国际化团队不仅需要来自国际的管理者，也需要本地团队国际化的执行。但是，本地管理团队主要由合作公立医院选派。这些人"下海"首先要面临市场化考验，同时还面对国际化挑战，转型需要时间，导致项目的执行效率大打折扣。

矛盾之三：资源配置与投资回报

医院投资的空间、设备、人员需求都是按照"国际"标准配置，而定价如果只能按照国家基本医保项目及标准，不仅前期投入巨大，未来也将长期背负高昂的运营成本。这种情况下，作为投资方就很纠结，经常举棋不定，犹豫不决，导致决策效率低下。

内部冲突的三个层面

从战略层面看，投资方的建设初衷以及所选择的合作伙伴都是正确的。问题在于如何管理多方参与的项目，不至于时常陷入失控的局面。这类合作项目的参与方背景不同、经验不同、文化也不同，存在着一定的分歧是必然的。但是，这类冲突大部分属于内部冲突，各方的根本利益是一致的，目的是为了医院能够达到国际标准的运营水平。产生冲突的分歧点可以分为三个层面：

（1）观念和认知：中美之间医疗环境和政策的差异体现在医院的投资理念和运营理念的分歧。

（2）方法和策略：中美之间管理思想和方法的差异体现在如何处理"局部与整体"关系的分歧。

（3）习惯与文化：中美之间社会习惯与文化的差异体现在如何平衡"技术、服务与管理"关系的分歧。

这些分歧的存在就像"盲人摸象"的故事，如果各自站在自己的角度看问题，永远都觉得自己是正确的，而对方是错误的。只有开放胸怀、扩大眼界、充满好奇、换位思考才能在分歧中发现差距、提升自我。

解决冲突的四个对策

对策之一：建立“国际化标准”的共识

仅仅用一句“建设一家国际化医院”作为共识是远远不够的。我们知道，“国际化”本身没有一个明确的标准和定义。它更像是一个美好的愿望。有人认为找一个国际品牌合作就是国际化，有人认为找一个国际团队来管理或国际医生出诊，就是国际化。这些都是片面的，最好的解决方案是共同调研、讨论，将所有的国际化元素列出来，进行选择和确认，最终达成共识。

形成“国际化”标准的共识能够为大部分的观念分歧清除认知障碍，同时为后续的方法或策略分析定下基调，更为重要的是当各方在关键问题形成一致时，能够促进团队凝聚力。因此，国际化标准一定要具体、细致并具有可行性。

对策之二：引入外部冲突

引入外部冲突可以帮助解决内部矛盾、释放内部压力。通过树立一个或多个强大的外部参照物，能够激发危机感、强化集体意识，让内部群体意识到个人利益与集体利益的一致性，促使大家搁置内部分歧，一致对外。对于本项目来说，引入外部冲突包括两个方面：一方面是合规，将医疗行业的各类准入标准作为基本参照物；另一方面是标杆学习，选取一家医院作对标研究，有利于在意见分歧时达成共识。

对策之三：设定质量、时间和成本的底线

通常情况下，各方关注的侧重点不同。医疗方更关注功能和质量，管理方更关注效率和成本，投资方更关注速度与时间。

在项目推进过程中，有些问题会陷入“鸡生蛋”还是“蛋生鸡”的死循环，有些时候必须要作出一些假设与预测。各方都有自己的成功经验和解决方案。但是，如果一味从自己的角度看问题，就像“盲人摸象”一样，各方永远都无法达成一致。

任何一个项目都需要在“时间、质量和成本”之间寻找平衡，设定这三个方面的底线，才能把三方从“死胡同”里拽出来。

对策之四：决策的民主与集中

决策的过程需要"民主"。要充分听取各方意见、要了解各种方案的利弊。信息要全面，在没有掌握证据之前，不要作出重大决策。有的方案靠专家论证，有的方案靠经验，有的方案靠调研，有的方案靠数据。

没有十全十美的决策，任何决策都需要妥协和沟通。决策的结果要集中，一旦作出决策，坚决执行。

在冲突中前行

通常情况下，我们会认为冲突具有破坏性。但是，美国著名社会学家刘易斯·科塞（Lewis Coser）认为，冲突具有正功能和负功能。在一定条件下，冲突具有防止系统僵化、增强组织适应性和促进整合等正功能。科塞尤其强调的是，频繁且低烈度的冲突可以促使人们反思自身行为，较为理性地分析问题的现实性，清晰地表达各自的观念和方法，达成妥协，有助于提高群体之间的协作程度，从而让系统更具有弹性和适应性。

没有一帆风顺的项目，大部分新建医院都是在各种矛盾中推进的。冲突也是无所不在的，关键在于如何化解冲突，避免认知冲突转变为情绪冲突；如何引导冲突，将内部或外部冲突转变为组织持续改进的动力。一个成功的医院需要的是"投资方、医疗方和管理方"的三方协同，明确各自扮演的角色，在目标、理念和计划上达成一致，在质量、成本和时间之间寻找平衡，在矛盾中寻求共同利益，在冲突中互相促进和升华，最终实现共赢局面。

CHAPTER 6

第六章

美国医院理事会的运作模式

公司治理结构，从狭义上看，是有关公司董事会的功能、结构、股东的权力等方面的制度安排；从广义上看，是有关公司控制权和剩余索取权分配的一整套法律、文化和制度性安排，这些安排决定公司的目标、谁在什么状态下实施控制、如何控制及风险和收益如何在不同企业成员之间分配等问题。

——张维迎

在美国，非营利性医疗机构通常设立理事会作为最高决策权力机构。医院理事会模式直接影响着医院管理效率。理事会成员通常由社会名流、商界精英、律师、社区人士、医生、政府人士以及公益人士组成，无薪酬回报，也不能和医院有任何经济关联。规模 10—20 人，甚至多达 40—50 人，既要求成员多元化以满足各类资源的配置与整合，也需要提高效率，以实现积极沟通、及时决策并保持团队精神。

理事会的职责范围通常包括以下十项："使命与政策、战略规划、学科评估、成员选择和维护、理事会发展、高层管理团队的选拔与评估、资源配置、财务管控、社区互动、解决争议"。美国的医院理事会根据其定位及主要职能分为五类[1]：战略管控型；内部管控＋战略管控型；平衡管控型；战略管控＋外部资源整合型；弱管控型。

---

① Shoou-Yih D. Lee，Jeffrey A. Alexander，Virginia Wang，*et al.*，An Empirical Taxonomy of Hospital Governing Board Roles，*Health Services Research*，Vol. 43，Iss. 4，2008.

表 3-2　董事会角色和指标的内部一致性（信度）

董事会角色	指标	克朗巴赫（α）
任务 / 战略	强调将"履行职责"作为评估 CEO 的标准	0.79
	强调将"战略计划的实现"作为评估 CEO 的标准	
	强调将"愿景 / 领导素质"作为评估 CEO 的标准	
绩效评估与监督	根据"行业标杆"或"标准"评估医院绩效	0.98
	定期与董事会共享"行业标杆"数据	
	使用"行业标杆"进行对标的数量	
维护对外关系	强调将"社区领导或代表权"作为董事会提名的标准	0.74
	强调将"筹款能力"作为董事会提名的标准	
	强调将"政治影响力"作为董事会提名的标准	
	强调将"维护公共关系的能力"作为董事会提名的标准	

医院分类参考指标

- 治理结构（理事会规模、组成结构、内部程序、第三方）
- 医院特征（规模、性质、是否集团 / 联盟成员、是否为教学医院）
- 区域特征（地理位置、人均收入、千人医师、千人床位、HMO[①]、医院分布）

表 3-3　理事会类型及相关的特征属性

	第 1 组：战略管控型（$N=143$）	第 2 组：内部管控＋战略管控型（$N=303$）	第 3 组：平衡管控型（$N=564$）	第 4 组：战略管控＋外部资源整合型（$N=239$）	第 5 组：弱化管控型（$N=85$）	统计学意义
董事会属性特点						
董事会成员数（平均值）	11.0	11.9	14.5	14.1	10.5	$p<0.05$
医生占比（%）	16.3	17.7	20.5	18.0	11.8	$p<0.05$

---

① Health Maintenance Organization（HMO），健康维护组织，美国医疗保险方式。

（续表）

	第1组：战略管控型（N＝143）	第2组：内部管控＋战略管控型（N＝303）	第3组：平衡管控型（N＝564）	第4组：战略管控＋外部资源整合型（N＝239）	第5组：弱化管控型（N＝85）	统计学意义
医院内部成员占比（%）	17.1	17.3	19.4	17.5	12.5	$p<0.05$
董事会根据预定目标/标准评估绩效（%）	57.8	54.5	79.1	72.4	37.7	$p<0.05$
独立的社区咨询小组，为董事会和医院管理层提供意见（%）	11.0	20.8	24.7	23.6	11.3	$p<0.05$
医院属性						
医院规模 *						$p<0.05$
小（%）	63.4	57.6	41.3	49.8	74.1	
中（%）	24.7	29.5	38.4	35.6	21.2	
大（%）	12.0	12.9	20.3	14.6	4.7	
医院所有权 *						$p<0.05$
上市（%）	35.9	31.1	18.5	17.6	43.5	
私人非盈利 NFP（%）	52.8	57.0	71.9	74.1	48.2	
私人盈利 FP（%）	11.3	11.9	9.6	8.4	8.2	
医疗集团（%）	35.9	44.0	49.3	41.8	29.4	$p<0.05$
联盟型医院（%）	31.7	29.8	36.5	39.8	24.7	$p<0.05$
教学医院（%）	2.1	4.3	8.9	7.5	1.2	$p<0.05$
地区环境因素						
地区人均收入（美元）	25 154	25 696	26 770	26 405	23 330	$p<0.05$
市区人口占比（%）	38.7	48.0	54.3	46.9	28.2	$p<0.05$
HMO 注册人数（%）	15.8	16.1	19.9	19.9	12.2	$p<0.05$
病床数/1000 人	4.8	4.5	4.5	5.2	6.0	$p<0.05$
医师数/1000 人	1.8	1.8	2.2	2.1	1.2	$p<0.05$
医院市场集中度（Herfindahl 指数）	0.67	0.65	0.58	0.60	0.75	$p<0.05$

注：* 由于四舍五入的误差，可能不等于 100。

医院理事会类型特征

1. 战略管控型

此类型重点关注医院愿景、使命、价值观、战略规划及政策方针的制定。在内部管控和外部资源整合方面关注较少。理事会通常规模较小，医生占比较低，通常不会选择第三方咨询团队作为独立的外部顾问。这类医院一般规模较小，公立医院居多，极少属于医院集团或教学医院，一般分布于经济欠佳、HMO覆盖率有限、医保基础保障不足、千人医生和床位数量较低的偏远地区。

2. 内部管控＋战略管控型

此类型高度重视内部管控，同时关注使命/战略。理事会负责评估战略执行及指标达成情况，在治理结构、医院特征以及区域特征等因素分析中，此类型理事会处于中间水平，所在区域多位于资源中度水平的城市。

3. 平衡管控型

在所调查的医院中约一半的规模采用此类管控模式，也就是在战略、内部和外部资源整合方面达到均衡。此类理事会规模大、医生成员和医院内部成员（高管团队）占比最高，理事会内部程序正规，通常由独立第三方评估医院绩效并向董事会及医院管理层提供外部意见。此类型医院规模较大，且可能为集团/联盟成员和教学医院。大部分位于人均收入最高的城市地区和市场区域，HMO保险覆盖率高、医疗资源配置水平高、医生床位比比例最高、医疗服务竞争度高。平衡管控型医院理事会的主要职能包括：（1）确立医院的愿景、使命、价值观；（2）审批医院长期战略发展计划，包括设施改进或扩张计划；（3）审议医院长期财务计划；（4）审议年度医院投资预算和运营预算；（5）任命及评估医院的首席执行官；（6）确立医疗质量和患者安全管理的政策程序并监控实施情况；（7）确立医院运营绩效标准，并监控实施情况；（8）募集慈善捐款。

4. 战略管控＋外部资源整合型

此类型重点关注战略执行，并积极拓展外部资源。较少参与医院绩效评估，在治理结构、医院和区域特征的因素分析中大部分处于第二位。在理事会规模、理事会中医生成员百分比和内部成员百分比方面仅次于平衡型理事会。在内部管控方面仅次于第二类理事会。此类型医院规模相对较大，大部分属于非公立、非营利性，联盟或集团医院居多或为实力较强的教学医院；区域特征明显趋向于高人均收入、高医保渗透率、高医疗水平、高资源配置的市场运营。

5. 弱管控型

此类型理事会数量最少，在战略、内部和外部资源整合方面均不活跃。此类型医院规模最小，大部分属于公立性质，很少为医疗集团或联盟机构成员或教学医院；区域分布多在经济条件欠佳、贫困地区，医保渗透率低、每千人医生数量较低，但是床位资源却是最高的。

医院理事会下设七个委员会

（1）财务委员会：审批预算、监控月度财务数据和运营绩效；每月召开会议。

（2）医疗事务及质量委员会：医务人员资质评估及授权；监控医疗质量持续改进情况；每月召开会议。

（3）计划委员会：审批战略计划、监控市场活动、评估设施计划、评估新项目或新技术的开展；每月召开会议。

（4）人力资源委员会：确定医院薪酬待遇政策；人力资源评估标准、监控、招募、储备、保留和离职程序；每两个月召开会议。

（5）资金募集委员会：制订并实施资金募集计划、参与募集活动；每两个月召开会议。

（6）提名委员会：提名理事会成员的候选人，评估程序；每两个月召开会议。

（7）审计委员会：评估医院内部年度财务审计报告；每季度召开会议。

医院理事会的运作模式是医院治理结构的核心，也是医院日常运营的基石。合理的治理结构不仅能够形成与外部利益相关方的平衡机制，更能形成对内部管理层和员工的激励机制和约束机制。

第四篇

品　牌

品牌是一种错综复杂的象征，它是品牌属性、名称、包装、价格、历史、声誉、广告方式的无形总和。品牌同时也因消费者对其使用的印象，以及自身的经验而有所界定。

——大卫·奥格威（David Ogilvy）

- 揭示打造品牌需要遵循的八个定律
- 揭示医疗行业特点决定的品牌思维和品牌逻辑
- 揭示医疗品牌价值评估的关键因素
- 探讨如何在患者脑海中植入医疗品牌
- 探讨如何通过提升患者体验创造口碑效应
- 如何修炼医生的个人品牌
- 如何通过教育传递品牌价值
- 回答医疗品牌的常见问题

CHAPTER 1

第一章

行业品牌定律

———

　　产品是工厂所生产的东西，品牌是消费者所购买的东西。产品可以被竞争者模仿，但品牌则是独一无二的。产品极易过时落伍，但成功的品牌却能持久不衰。

——史蒂芬·金（Stephen King）

品牌定律一：　品牌是最重要的资产

　　医院资产包括有形资产和无形资产。如果把医院仅仅视同一门生意，就会只关注有形资产的投资回报和资源的短期变现能力。如果把医院视同一个事业，就会更关注无形资产的培育和可持续发展能力。从长远角度来看，医院最重要的资产就是品牌资产。

　　品牌资产需要细心呵护和长期投资。珍视品牌就像鸟儿珍惜羽毛一样，坚持"患者至上"的价值观、追求医疗质量持续改进和服务细节精益求精。投资品牌资产就像涓涓细流流入江河，在学科建设、人才梯队和管理机制上长期投入和培育，甚至牺牲短期利益，最终才能汇成大海。

品牌定律二：　品牌管理是一个系统工程

　　医疗行业兼具"技术性和服务性"的双重特点。因此，一个优秀的医疗品牌既要在专业领域得到认可和尊重，也要在社会上获得口碑和声誉。学术地位和社会地位就像品牌的双螺旋结构，互相交织、相互影响、相得益彰、盘旋上升。

　　如果按照品牌层次划分的话，医疗品牌包括医生品牌、学科品牌和医院品牌。品牌管理需要根据三个层次的品牌特点，选择合适的传播内容、传播方式和传播渠道，形成最佳组合，实现预期投资回报。对于品牌管理者，最大的挑战是如何在医院发展的不同阶段平衡三个品牌的关系，尽量保持品牌同步发展，实现品牌协同效应。

品牌定律三： 品牌的基石是质量

医院领导者时常会面临的决策难题之一是"如何平衡质量、效率和成本"。追求高质量可能短期内会提高成本。但是，从长远看，高质量的医疗服务会转化为患者口碑和社会声誉。处于生存期的医院，立足于建立品牌认知度，重点关注质量控制的关键环节，防止医疗事故"爆雷"。处于业务上升期的医院，立足于扩大品牌美誉度，完善医疗质量体系建设，重点关注质量控制的底线，不能牺牲"质量"换取"数量"。处于成熟期的医院，立足于打造品牌尊重度，重点建立医疗风险预警系统，追求医疗质量的"零缺陷"。归根结底，对于患者的质量承诺是医院品牌建设的落脚点。

品牌定律四： 品牌的价值在于独特性

我们身处信息爆炸的时代，注意力成为最稀缺的资源。每个品牌都希望在客户脑海中占据一席之地，只有独特的事物才容易被记住。

医疗行业是一个高度碎片化的行业。每家医院面对的都是可以高度细分的市场。每个专科或亚专科甚至专病领域都存在市场空间和患者需求。因为，最好的医院并不一定是所有的专科或病种都能提供最好的解决方案。因此，每个医院都有机会在某个细分领域形成特色，当你的技术或服务在某个区域成为"唯一"，就会脱颖而出。例如，美国得克萨斯州女子医院将新兴交叉学科"泌尿生殖医学"作为重点学科，组建由专科医师、物理治疗师、职业治疗师、护士等组成的多学科团队，专注于治疗膀胱瘘和盆腔器官脱垂等疾病，帮助患者重建泌尿生殖系统并提高生活质量。医疗团队在女性分娩期间以及分娩后及时提供生殖系统疾病诊疗及外科手术，因其出色而独特的医疗服务模式以及持续良好的临床结果获得美国在线医生和医院综合信息资源网站 Healthgrades 授予的 2018 年和 2019 年妇产科优秀奖。[①]

---

① 资料来源：https://www.healthgrades.com/，2020 年 3 月 28 日访问。

品牌定律五：　品牌生命力源于持续创新

多年致力于创造力研究的创新领域专家德鲁·博伊德（Drew Boyd）和雅各布·戈登堡（Jacob Goldenberg），通过对全球大公司上百种畅销产品的分析发现，创新并非来自天马行空、惊世骇俗的发明，更多的是通过在现有框架内进行微小改进，结果却非同凡响，即"微创新"。同理，在医疗领域，并不是所有的创新都能发明新药或新技术。事实上，以患者体验为导向的微创新在日常运营过程中经常发生。主要有四种方法[1]：

（1）加法法则：在标准诊疗流程中增加一些个性化和人性化的项目，如美国费城儿童医院为住院儿童提供美术疗法、音乐疗法。

（2）减法法则：减少不必要的检查和治疗项目，提高诊疗效率，降低治疗成本。

（3）再造法则：利用信息技术改进服务流程，提高患者依从性，如利用远程医疗开展患者随访。

（4）重组法则：针对现有项目进行重新组合，形成新的服务模式。例如，在加拿大的肖尔代斯医院（Shouldice Hospital）[2]，双人间病房通常安排一个术前患者，一个术后患者，以此营造患者互助氛围，"老患者"来"现身说法"为术前患者提供建议、注意事项或准备事项等，帮助术前患者在疾病治疗过程中建立良好的信心。

品牌定律六：　品牌传播需要全方位沟通

品牌传播是将"品牌定位、品牌价值和品牌精神"通过各种方式和渠道传递给客户并获得理解和认可的过程。医疗品牌传播需要360度、面向利益相关方的全方位沟通，而最重要的沟通对象是员工、患者和同行。

医疗品牌沟通的第一步就是传播愿景、使命和价值观，这些要素构成了品牌DNA，只有让员工能够发自内心地信服自己的品牌理念和品牌价值，才能

---

[1]　D. Boyd，J. Goldenberg，*Inside the Box*：*A Proven System of Creativity for Breakthrough Results*，Simon & Schuster，2013.

[2]　肖尔代斯医院是加拿大安大略省一家私人医院，于1945年开办，主要开展疝修补手术、术后护理及全面的术后康复，1983年医院入选哈佛大学商学院卓越专业案例。

传递价值、推广价值。

医疗品牌沟通的最重要环节是在医患互动的每个接触点上。患者将每个环节的服务感受转化为品牌评价和品牌认知，最终形成品牌印象。

医疗品牌沟通最专业的环节是与同行的学术交流。各专科领域学术会议不仅是学习和分享的平台，也是展示自我、建立品牌的机会。积极开展科研项目和发表学术论文也是在专业领域传播品牌价值的重要途径。

品牌定律七：　越聚焦越容易成功

品牌要聚焦，不能泛化。泛化意味着没有特色，容易被遗忘。聚焦意味着专注和专业，意味着资源集中、优势突出，更容易口碑传播。

医疗品牌强调"专业化"，不能空喊"口号"，而是要扎根于专科和专病。帕累托法则同样适用于此：如果一家医院 20％ 的科室是明星科室，那么这家医院一定是优秀的品牌医院。例如，加拿大的肖尔代斯医院专注于治疗单病种"疝气"而独创"Shouldice 无补片术式"。该方法不依靠任何先进设备和材料，术后不用给药。该技术因其成本低、痛苦少、恢复快、预后好，在国际疝外科领域独树一帜。

品牌定律八：　坚持就是胜利

医疗行业是一个复杂的生态系统：患者期望高质量的医疗服务；医生期望发挥自身价值，实现阳光收入；股东希望能够持续盈利；政府要求医院合规经营；医保期望医院合理控费。医院与各利益相关方打交道的时候，任何选择都代表着医院形象。如果你把医院当作生意，周围的人（员工、患者、股东、供应商、合作伙伴）都会和你谈利益；如果你把医院当作事业，周围的人会更尊重你并愿意帮助你。

这是一个注意力稀缺的时代，也是一个注意力快速轮转的时代。任何一个热点都不会持续，也没有人相信你无所不能，所以你只需要告诉你的客户自己最擅长的是什么，然后做你最擅长的事情，坚持做，做到极致，才有可能形成口碑和品牌。

CHAPTER 2

第二章

医疗行业的品牌思维和品牌逻辑

————

曾经问周围的人："你认为，在中国，最好的医院是哪家？"

大部分人会脱口而出："北京协和医院吧？"

如果追问一句："你在协和医院看过病吗？"

"没有。"

"那为什么会觉得协和医院好呢？"

"大家都说好啊！"

"哦……"

我们深知品牌重要，却困于品牌的无迹可寻。我们深知品牌之路漫长，却不知路在何方。打造品牌首先需要具备品牌思维，其次需要遵循医疗行业的品牌逻辑。

品牌思维一： 品牌识别就是能够在记忆中被及时唤醒的"触发点"

如果将大脑比作内存，那么对于品牌的记忆，可能是一个词、一段话、一个图片、一个场景甚至是一段经历。比如，在汽车业提到"安全"，你就会想起"沃尔沃"；提到"动力强"，你就会想起"宝马"。在医疗圈，提到"眼科"就会想起北京同仁医院，提到"神经外科"就会想起北京天坛医院。能够让大多数人认可、记住并能够"唤醒认知"的那个点就是品牌识别点。

品牌思维二： 品牌是感性和理性的结合体

每个品牌都有感性的一面，以德服人、以情动人；每个品牌也有理性的一面，以理服人，以质量和能力打动人。患者来医院首先是为了治病，而不是享受。因此，医疗品牌"谈感情"要建立在理性的认知和评价基础之上。

（1）医疗品牌的理性来自于医疗质量和治疗效果，即品牌认知；

（2）医疗品牌的感性来自于主观感受和社会评价，即品牌形象；

（3）品牌就是品牌形象和品牌认知的虚实结合。

如果你没去过北京协和医院，但是听说是一家好医院，说明北京协和医院的品牌形象好。如果你患的病在北京协和医院的治疗效果好，并对医务人员的技术水平和服务质量都很满意，那么北京协和医院的"品牌认知"和"品牌形象"叠加在一起，一定在你的脑海里留下深刻的烙印。

品牌思维三： 品牌化过程贯穿于就医全程

患者就医行为是一个理性选择的过程，分为五个阶段（见图4-1）。

第一阶段产生就医动机：通常由某个不适症状引起。一般会在自己的脑海中对医院进行回忆和搜索，这些印象可能是历史体验，也可能是道听途说。这就是品牌回忆。

第二阶段进入正式的信息筛选：咨询亲戚、朋友，或通过互联网找资料、发帖、向朋友圈求助等多种方式寻求解决方案。这就是品牌筛选。

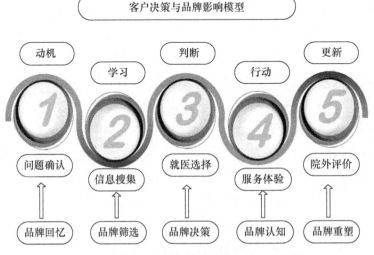

图 4-1　品牌形成贯穿于就医全程的五个阶段

第三阶段展开综合评估和选择：消息来源中被反复推荐的品牌最有可能胜出，被具有专业性或权威性（如医生朋友）推荐的品牌也可能被选择。这就是品牌决策。

第四阶段进入就医阶段：通过体验真正形成品牌感受，是非常重要的建立品牌认知的过程。

第五阶段为出院后阶段：结合就医体验和历史印象，在脑海中更新品牌认知，形成品牌重塑，以便下一次产生就医动机时在记忆中调用。

品牌思维四：医疗行业的服务特点影响品牌思维

医疗服务伴随着诊疗过程，是一个逐渐增值的过程，品牌正是在这个过程中得到不断强化、确认和形成。因此，品牌思维要结合以下四个医疗行业服务特点（见图 4-2）：

1. 信息不对称：建立品牌的基础是信任

医疗服务属于信任类产品。建立信任需要解决信息不对称的问题。院前、院中和院后，诊前、诊中或诊后都应该贯穿对患者（家属）的疾病教育。了解患者需求，解答患者疑惑，从而与患者建立互信关系，增强患者信心、提高患者依从性。

2. 服务不确定性：应变能力和应急能力是对品牌的考验

由于医疗技术局限性或患者个体差异性，治疗结果有时无法达到预期效果，甚至发生意外事件。因此，医患之间事先保持充分沟通，分析各种方案的利弊，让患者及家属理解并参与决策。同时，医院要针对异常事件建立追踪、应变及改进机制，针对意外事件建立预警和应急机制。一旦危机发生，既要让患者或家属感受到医院的积极态度，同时也要展示医院系统的整体实力。临危不乱、处理得当是对品牌成熟度的巨大考验。

3. 服务需求导向性：品牌放大效应的利与弊

患者就医选择知名医院、科室和专家，就是为了降低医疗风险，获得最佳治疗效果。因此，权威、成熟的品牌形象有助于吸引患者，尤其是医患之间的信息不对称导致患者更容易迷信"大医院、大专科、大专家"。因此，医疗品牌具有导向作用和放大效应。但是需要警惕的是，这种品牌效应可能会提高患者的期望值，如果治疗效果低于预期，反而会影响患者的满意度。

4. 服务不可逆性：品牌可能毁于一旦

医疗服务过程是不可逆的，已经发生的服务都无法退换。但是，所有的治疗都可能存在并发症和副作用。发生负面事件，如果处理不及时，会让医患之间的信任在一夜之间消失殆尽，如果负面效应进一步放大，医疗品牌可能会遭受巨大的负面影响，甚至毁灭。

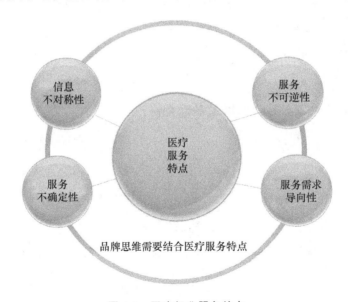

图 4-2　医疗行业服务特点

医疗行业的品牌逻辑

在医疗行业，从医院到学科、从技术到医生都有准入标准和分级管理制度，因此，医疗行业管理模式已经初步确立了医院的品牌地位。

医疗行业相对封闭，自成一体。每个专业领域的医生都遵循一定的职称晋升路径。每个专业领域的学术带头人都掌握着该专业的学术资源、人才资源、技术资源和科研资源，主导新药和新技术上市、编制临床指南和诊疗规范、负责论文和科研项目评审和职称晋升评定等项目，制定着学术规则和行业规则。

因此，树立医院品牌要获得关键意见领袖的支持。

在医疗行业，患者虽然是消费者，但是医疗消费的决策权取决于医生（医嘱），医疗消费的支付方是第三方（如医保）。医疗质量监管和评估是政府和协会。因此，树立医院品牌不仅需要患者满意，而且涉及主要的利益相关方对于医院的评价和认可。由此，我们归纳出六条医疗行业的品牌逻辑：

（1）医疗品牌贯穿患者就医全过程，通过患者教育能够提高品牌形象，通过服务体验能够强化品牌认知，通过最终疗效获得患者满意，最终在患者脑海中建立独特的品牌识别系统。

（2）一线岗位的人员行为直接影响患者体验，从而影响品牌认知和形象。医患之间的沟通应该建立在信任基础之上，坦诚而透明。患者的感受会强化对于品牌的感性认识，也会放大对于品牌的不良印象。因此，每位员工都是医院形象代言人。

（3）医生的技术能力和科室的管理水平会对品牌产生直接影响。学科带头人就是医院的技术代言人。没有品牌医生，就没有品牌科室；没有品牌科室，就没有品牌医院。

（4）医院的环境氛围与设备设施会对品牌产生间接影响。医院领导就是医院的文化代言人，负责与利益相关各方的沟通，获得权威第三方的认可，建立正面社会形象。

（5）医院的合作伙伴和供应商会对品牌产生间接影响。优质的伙伴和品牌联盟能够提升医院品牌形象，有助于产生品牌联想。

（6）传播内容、形式和渠道都会对品牌产生直接或间接影响。医生品牌、学科品牌和医院品牌在医院发展的不同阶段具有不同的特点和重点，三类品牌需要平衡与协同发展。

CHAPTER 3

第三章

医疗品牌的价值评估

如果可口可乐在世界各地的厂房被一把大火烧光，只要可口可乐的品牌还在，一夜之间它会让所有的厂房在废墟上拔地而起。

——美国可口可乐公司前任董事长罗伯特·伍德鲁夫（Robert Woodruff）

为什么一个濒临倒闭的制鞋厂商，贴标"耐克"之后能够起死回生？

为什么一个销路不畅的饮料厂，被可口可乐收购后销量大增？

为什么开一个简单的快餐店，投资者更愿意加盟麦当劳或肯德基？

这就是品牌的力量。

品牌无影无形，却无处不在。它有意无意地决定着我们的日常行为和决策。无论是选择日用品、奢侈品还是生活服务或专业服务，我们总是在力所能及的范围内选择更熟悉的、更被大众认可的品牌。我们从各种媒体、渠道、亲戚、朋友或亲自体验中，获取关于品牌的"印象"和"故事"，并评估其可信度。

品牌价值取决于品牌实力和品牌地位

医疗服务属于无形的产品，服务过程就是提供产品的过程，而且这种服务不可逆，并具有一定的不确定性。因此，患者就医决策比购买一杯饮料或一双耐克运动鞋更加理性，而理性选择基于知识、基于信任，更重要的是体验。病情越重或治疗成本越高，选择越慎重。专业意见比普通建议更具有说服力。医院的性质、规模，医生的水平和态度、服务的环境和流程等因素都会在就医过程中对患者产生影响。归根结底，医院品牌在患者心目中的最终形象是由医疗质量和亲身体验来决定的。每一次患者满意就相当于积累了一次患者口碑，也在为构建医院品牌增砖添瓦。

医院的品牌价值体现在品牌实力和品牌地位两个方面。在 Young & Rubicam 品牌价值矩阵中[①]，横轴为品牌实力，纵轴为品牌地位，据此大致可以将医院品牌分成四类，分处四个象限（见图 4-3）：

（1）强势品牌：既有品牌实力，也具有品牌地位。如北京协和医院、四川华西医院。

（2）潜力品牌：具有品牌实力，但是品牌地位有待提升。如某些三级医院或专科医院都属于此类。

（3）缺陷品牌：医院在某个领域引入知名专家，具有一定品牌地位，但是由于专科团队和其他科室能力问题，导致品牌实力不够，后续发展动力不足。

（4）弱势品牌：在品牌实力和品牌地位方面都比较弱势，应该先找到合适的切入点提升实力，再提升地位。

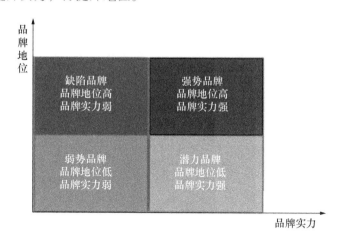

图 4-3　Young & Rubicam 品牌价值矩阵

医疗品牌实力取决于医疗质量和满意度

从技术角度看，评估医疗质量需要运用科学的方法、数据和模型，要从结构—过程—结果全方位进行评价。但是，从品牌角度看，评价医疗质量取决于

---

① 〔美〕戴维·阿克：《创建强势品牌》，吕一林译，中国劳动社会保障出版社 2004 年版。

患者感受和期望值。如图 4-4 所示，如果结果超出患者预期，患者会成为粉丝；如果结果满足预期，患者会满意；如果低于预期，患者会失望。一个无菌术后伤口感染，即使手术很成功，也属于不良事件。因此，影响品牌实力的医疗质量源于患者体验，包括治疗效果、患者成本、治疗并发症和预后生活质量等因素。

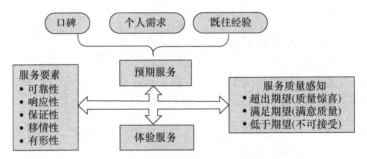

图 4-4　患者预期与患者体验决定医疗质量的感知

虽然患者不具备专业知识，无法直接评价医疗技术水平，但是患者会从以下五个方面判断医院是否靠谱：是否准确无误地履行医疗服务承诺（可靠性）；是否能够及时反馈，迅速解决问题（响应性）；员工是否具备可信的知识、技能和沟通能力（保证性）；是否能够站在患者角度思考和解决问题（移情性）以及配套设备设施是否完整（有形性）。

提高患者满意度要从提高员工满意度入手。1994 年哈佛大学商学院詹姆斯·赫斯克特（James L. Heskett）[①]教授等提出"服务利润链"理论，这项研究历经二十多年，追踪考察了上千家服务企业，结果发现：服务利润链是一条将"盈利能力、客户忠诚度、员工满意度和忠诚度与生产力之间联系起来的纽带"，简单地说就是"没有满意的员工，就没有满意的客户，没有忠诚的员工，也很难培养忠诚的客户"。因此，满意的员工才能提供符合或超出患者预期的服务，进而让患者满意。

医疗品牌地位源于专业评价和尊重度

医疗品牌地位是长期的诊疗经验积累、学术氛围养成、人才梯队培养、医

① 詹姆斯·赫斯克特，哈佛大学商学院 UPS 基金商业物流学名誉教授，于 1974 年获得了供应链管理委员会颁发的"约翰·德鲁里·谢汉奖"，1992 年获得了国际销售和市场营销高管奖的年度市场教育家奖，并获得了美国市场营销协会颁发的服务管理"2010 年杰出职业贡献奖"。

疗技术创新和持续改进的结果。医院的品牌地位不是靠某个专家，而是靠团队的力量；不是靠某个学科，而是学科发展的整体水平。

医疗品牌地位需要长期坚持学科发展、培养学科人才、持续研发创新、不断交流学习。这种地位不是靠一代人的努力，而是靠不断传承的学术风气。

医疗行业是一个值得尊重的行业。医生也是一个值得尊重的社会群体。医院应该追求获得同行和社会的认可与尊重，这是品牌地位的重要标志。只有医生的技术价值被尊重、人才的劳动价值被尊重、患者的生命价值被尊重、医院的社会价值被尊重，才能成为一个强势医院品牌。

医疗品牌价值金字塔

医疗品牌取决于品牌实力和品牌地位（见图 4-5）。评价品牌实力不仅要看技术本身的实力，更应该从患者角度评价其感知的医疗质量，而且患者满意度在很大程度上受到员工满意度和忠诚度的影响。评价品牌地位不仅取决于其在行业中的学术地位，还取决于其社会影响力。品牌地位的标志是同行与社会对其的尊重。

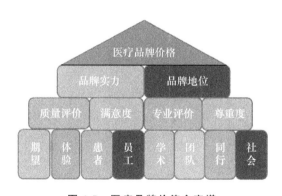

图 4-5　医疗品牌价值金字塔

我们深信，一个医疗品牌只有在下列状况下，才会蓬勃发展：

当这个品牌真正尊重医学价值，洞察患者感受时；

当这个品牌真正尊重生命价值，重视生活质量时；

当这个品牌真正尊重员工价值，真诚信任并授权时；

当这个品牌真正重视患者安全，解决患者疾苦时；

当这个品牌能够赢得同行尊重、患者信任和社会尊重时。

CHAPTER 4

第四章

医疗品牌的 "盗梦空间"

　　消费者在脑海中形成品牌形象的方式，就如同鸟儿筑巢一样，从随手撷取的稻草杂物建造而成。

——大卫·奥格威

　　电影《盗梦空间》中描绘了一项绝技，通过潜伏到人的梦境，并且重构多重梦境，将预期的潜意识一步一步植入到目标人物的脑海中，潜移默化地影响甚至颠覆人的固有观念，进而改变人的行为和决策。

　　这种方法看似夸张，但在现实商业活动中随处可见。几乎所有的强势品牌，其营销的过程就是逐步在消费者脑海中植入品牌观念和形象，结合消费者本身的认知和期待，利用人性的特点，重构消费者脑海中的信息图谱和联想地图，完成观念转变。在适当的时机，触动神经识别点，形成消费冲动，促成消费行为，从完成初次交易到鼓励反复消费，从反复消费到向朋友推荐，最终成为品牌的"粉丝"。

　　那么，一个医疗品牌如何在患者脑海中占据一席之地呢？

医疗品牌的虚实结合

　　如果一个医疗品牌能够拥有患者口碑，那么恭喜，说明它在患者脑海中占据了一个位置。一个完整的患者口碑包括患者对于疾病疗效的客观评价以及诊疗过程的主观感受。这种客观评价侧重于治疗效果，包括症状是否减轻或消失，生理指标是否正常，异常功能是否恢复等。而患者的主观感受侧重于治疗过程，包括医院服务流程是否顺畅、等候时间是否过长、服务态度是否友好，以及解决问题是否及时等。

患者通过客观评价建立品牌认知，通过主观感受建立脑海中的品牌形象。前者为实，后者为虚，虚实结合，缺一不可。

品牌认知（客观评价）是节点，品牌形象（主观感受）是链接。人的记忆就是由多个节点以及节点之间的超级链接构成的网络。当需求被激发的时候，某个节点就会点亮，进而通过链接激活多个节点和网络。如果你的品牌在激活的神经网络中，多次被提及或回想，那么在此刻，你就可能成为客户的选择。

▌案　例▐

某民营三级专科医院，300张床位。临床科室主任设置为"1＋1"模式，即"学术主任＋行政主任"。学术主任即为学科带头人，均为外聘专家。行政主任为本院自身培养，并且是学科带头人认可的接班人。开业前期，患者来源主要靠三甲医院转诊。目前开业已经三年，业务量趋于稳定，床位使用率80％左右，年度已经实现盈亏平衡。医院发展度过了生存期，进入到发展期。发展期的核心问题就是如何实现品牌升级。

品牌升级第一式：顺势

顺势是指将前期的患者病例积累，转化为医院的成功案例和品牌故事。开业三年以来，积累了大约5000例手术。通过数据分析发现，主要集中在两个亚专科、四个病种（单个病种手术例数超过500）。利用前期积累的患者数据，可以进一步打造"专病"品牌。

（1）专病产品化：针对专病建立临床路径，完善服务流程，细化术前、术中、术后的服务项目及服务标准，形成服务套餐，进一步提高患者满意度。

（2）患者俱乐部：分析就医路径，完善院后随访，追踪治愈患者的生活状态，建立患者俱乐部，请老患者现身说法，扩大口碑效应。

品牌升级第二式：借势

借势是指借助合作专家或合作机构的品牌优势，在目标客户的脑海中建立联想与关联。医院在初创期通过借助外部专家的个人品牌解决了患者来源问题。医院进入发展期，医院品牌要立足于自我能力的提升，凭借自身实力获得第三方的认可和背书。全方位借势提升医院品牌可从以下七个方面入手：

（1）通过医疗质量和患者安全认证，持续改进医疗质量；

（2）通过医院等级认证，争取升到三级甲等医院；

（3）临床药理基地认证，开展临床科研，应用新技术和新药；

（4）加入医学院的教学医院网络，全方位提升"医、教、研"实力；

（5）设立研究院，与医学院校合作开展转化医学；

（6）设立慈善基金，为贫困家庭的专科患者提供资金减免；

（7）设立科研基金或教育基金，开展科研项目，培养专科医生。

品牌升级第三式：造势

造势不是凭空捏造，而是寻找未被满足的、被忽略的"患者痛点"，同时结合技术发展趋势和最佳医疗实践案例，形成独特解决方案。

造势不是夸大宣传，而是讲述基于技术、疗效和口碑的"品牌故事"。开业三年以来，医生、科室、医院等不同层面有很多积累和沉淀。这些原材料，无论是文字、图片还是视频都需要梳理和更新。无论是专业学术资料、行业素材还是大众科普资料，都需要形成数据库，分类管理。品牌故事包括患者故事、医生故事、科室故事、医院故事，内容要围绕着医院的价值观，全方位展示医院的技术、人文、服务、团队以及文化。

造势更不是搞几场公关活动，发几篇软文，而是一项持续的系统工程，需要酝酿、谋划、铺垫、引导和教育。首先明确目标受众，在每个接触点上植入品牌内容，包括疾病知识、患者故事、科普内容、健康常识等。当目标客户需要的时候，能够通过相关链接激活这些内容，引起客户兴趣。无论是线上还是线下的品牌沟通，都需要长期持续开展。品牌植入是潜移默化的，而植入效果也需要经过时间检验，尤其是医疗品牌。最后需要注意的是，虽然是不同的内容、不同的渠道、不同的受众、不同的形式，但是传递和沟通的形象要保持一致性和稳定性。

　　总之，如何将医院品牌植入到患者的"梦境"并且实现升级，是每个医院经营者都需要面对的挑战。这种"植入"不是一味地灌输，而是通过体验，让患者心服口服。这种"植入"不是投机取巧，而是"潜移暗化，自然似之"①。

　　对于医院来说，植入患者脑海的是品牌；而对于患者来说，植入的则是"希望"和"信念"，它们可以让患者坚定地与医疗团队并肩战斗，战胜病魔。

---

① 《颜氏家训·慕贤篇》。

CHAPTER 5

第五章

口碑的时代， 体验的挑战

平均每位顾客接受北欧航空服务的过程中会与 5 位服务人员接触，尽管每名员工每次服务旅客的时间或长或短，但至少有 15 秒钟是"关键时刻"，正是这 15 秒决定了北欧航空在乘客心目中的印象。因此与乘客接触的每位一线员工都是关键人物。

——詹·卡尔森（Jan Carlzon）[①]

什么是体验？体验是由客户直接观察或参与形成的，涉及感官、情感、情绪等感性因素，也涉及知识、智力、思考等理性因素。很显然，医疗服务不属于享受型的服务，每一位患者在看病的过程中都处于非正常状态，这些特殊性直接影响着患者的心理和生理感受。

（1）患者的就医过程伴随着特殊的心路历程。焦虑、脆弱、无助会导致敏感度更高。因此，医院不仅要治病，还要注重患者的情感和情绪因素。

（2）生病有时候是一件"忌讳"的事情。每个人都有自己的生理和心理防线，因此，为患者保密和注重隐私是医疗服务的伦理底线。

（3）治病过程包括问诊、检查、检验、治疗、复诊、康复等，涉及多环节、多科室、多阶段的服务流程。现实情况通常和患者期望的"方便和快捷"相去甚远，更不用提每个环节之间的"迂回"和"折腾"，不要在焦虑情绪上"火上浇油"。因此，缩短等候时间是服务体验最值得改进的地方。

（4）医院里并不是每个穿着"白大褂"的人都是医生。在提供医疗服务的

---

① 詹·卡尔森，北欧航空公司前总裁，著有《关键时刻》一书。

过程中，与患者接触的岗位很多，技术能力相关性也会在治疗和康复过程中各有侧重。即使岗位相同，也存在个人技术的差异。因此，直接影响患者体验的是每个接触界面上的工作人员的态度和水平，而且技术含量越高、接触患者时间越长的岗位，影响患者体验的程度越高。例如，刚刚做完手术，患者非常期待手术医生的亲自访视和一句安慰。

体验不要"套路"，要"干货"

日常生活中，我们经常遇到一些体验式的"营销套路"，如体验课、体验套餐、体验会员等，这些"套路"通过免费试用的形式吸引客户，将产品或服务最闪光的一面展示给客户，最终达到成交或促销的目的。

在医疗行业，医生无法预知何时生病，更无法预先判断是哪类疾病。疾病无法推销、诊疗方案无法推销，价格因素更不是患者就医选择的首要因素。因此，对于患者的体验管理，不是某个环节或某个阶段的管理，而是全方位、全流程管理。患者需要的是"干货"而不是"套路"。

体验第一忌：等待时间长

无论是住酒店还是坐飞机，大家最怕的就是"等"。医疗行业更是如此，因为病人更焦虑。因此，"快捷"是每个患者就医的关键诉求之一。等候时间长、排队时间长、缴费时间长一直是医院的顽疾。这些非核心业务环节占用很多时间，影响患者情绪。解决这个问题要从三个方面入手：首先要在医院内部布局上解决"硬伤"，也就是要"以患者为中心"设计患者动线；其次要在服务流程上进行简化，去除不合理和不必要的环节，减少患者往返次数；最后要善于借助信息系统的强大功能合理设计排队系统，让各科室资源得到有效开发和充分利用。

体验第二忌：服务不靠谱

服务不靠谱意味着标准不规范、流程不合理、缺少人性化。服务标准不规范会让人感觉服务质量不稳定，会降低服务的可信度和可靠性，同时也会增加医疗风险，影响患者安全。服务流程缺陷会让处于焦虑状态的患者更加无助，同时也会让工作人员很无奈。患者在一个陌生的环境里接受各种检查和治疗容易陷入茫然的境地，而缺少人性化的冰冷的服务会让患者感觉到自己似乎只是一个亟待修理的"机器"，其心情可想而知。因此，服务要靠谱，不仅要设定服务标准、优化服务流程，还要在各个环节加入人性化要素，才能提高患者体验。

体验第三忌：沟通不到位

医务人员提供的是具有技术含量的服务，医疗质量很大程度上也有赖于患者依从性。因此，医患关系应该是一种伙伴关系，而不是简单的"你花钱，我治病"的服务交易关系。伙伴关系的关键在于沟通，沟通的前提是尊重和倾听，沟通的目的是建立信任。从门诊咨询、询问病史、交代病情、提出诊疗方案、术前谈话、术后查房或院后随访，每一次沟通都要有目的、有步骤、有结果。

> 作为医生，我们要敬畏生命，生命属于每个人且只有一次；我们要敬畏患者，因为他把信任交给你。再年轻的医生，在患者眼里都是长者，他肯向你倾诉一切；再无能的医生，在患者眼里都是圣贤，他认为你可以解决一切。
>
> ——郎景和

口碑的时代

口碑是用户购买决策中的重要驱动因素，是关于品牌看法的人际传播，也是公认的成本最低、可信度较高的信息传播媒介。医疗口碑最直接的来源是满意的患者，越是典型病例的患者治愈，越具有代表性；越是疑难杂症的患者治愈，越具有影响力；越是对患者的治疗效果超出预期，越能发挥口碑的力量。其次是患者家属或朋友能够产生继发性口碑，这种口碑虽然可信度不如前者，但是更容易传播。因为很多患者本人在治愈后都不太愿意提及"难忘的就医经历"。另外，还有一种口碑来自于第三方机构，越是权威机构，评选结果越具有公信力。

当然，口碑也是双刃剑。好口碑来自于服务体验超出患者预期。但是，坏口碑却可能因为一件小事成为"导火索"引发危机。因此口碑效应可能是毁誉参半的。

　　技术、服务和管理需要长期培养和磨合。患者积累、市场培育和口碑效应更需要长期沉淀。在市场中摸索，在压力下前行，是当下所有医院的真实写照。

　　口碑的时代，体验是市场的通行证。品牌的征途虽然漫长，但我们不应该丧失速度与激情，更不应该丧失底线、迷失方向。

CHAPTER 6

第六章

医生个人品牌修炼指南

个人品牌与你个人无关。它是把你的印记印在你传递给别人的价值上。

——威廉·阿鲁达（William Arruda）

未来十年，随着社会资本办医力量逐步壮大，可以预见的是，医疗人才的市场流动性会加强，医生的选择机会将越来越多，医院之间的人才竞争将进一步加剧。一方面，具有个人品牌的医生将成为医院竞相追逐的对象；另一方面，具备提升医生个人品牌的医院平台将获得医生的关注和青睐。

医生是一群高素质、高学历、逻辑思维强、学习能力强的专业技术人员。

（1）自我驱动：在工作中强调自我引导和激励。医院要理性面对易变的、信息不充分的医疗环境下的不确定性。通常还要与不同类型的技术或服务团队合作解决问题。

（2）精英意识：渴望能够通过自身能力或技能实现"救死扶伤"，在患者或家属面前扮演权威的"家长"角色，渴望得到患者的信任和尊重。

（3）谨慎保守：深刻意识到医学技术的局限性、患者个体的差异性、诊疗进程的不确定性，同时意识到维护生命健康权的责任重大，因此医生言行倾向于谨慎和保守。

（4）自我实现：强烈期望得到患者及社会认可，不满足于被动完成一般性事务，尽力追求完美。同时热衷于挑战性工作，证明和提升自身价值。

每个医生都应该具有个人品牌

医生是一家医院的中流砥柱，是医患关系的界面、是医疗服务的引擎、是诊疗方案的决策者、是医疗技术的代言人。不是只有专家才有品牌。每个医生都可以拥有个人品牌。打造个人品牌的过程渗透在日常工作中，日积月累才能修成正果。

品牌修炼第一步：建立独立意识

希波克拉底誓言："向上帝发誓，以此为职业。"如果说医生的执业底线是良心和道德，医生执业的出发点应该是患者，终点是患者的认可。毫无疑问，没有市场规则和客户价值的存在，就不可能有医生执业的独立性，更不用提个人品牌。因此，想要建立个人品牌的医生，建立独立意识是需要迈出的第一步。

品牌修炼第二步：明确自身定位

定位是由医生个人能力和特点决定的，也就是你最擅长什么，你希望别人怎么记住你。提到刘翔，你就会想起跨栏世界冠军。提起篮球，你就会想到姚明。每个人身上都有很多标签。但作为医生，其实最需要的是让患者生病的时候第一个想起你，或者在学术界一提到某类疾病，同行就会提起你。因此，医生的品牌定位要聚焦在专科、专病或专项技术上。

品牌修炼第三步：技术精益求精

毫无疑问，技术实力是医生个人品牌的基础。能够形成个人品牌的医生可能不会认为自己是最聪明的，能力是最强的，但是肯定是愿意花费一生的时间去精益求精，并且乐此不疲。修炼个人品牌要永远充满激情、好奇心和想象力，追求极致和完美。

品牌修炼第四步：培养服务意识

修炼品牌不仅要修炼技术，还要修"心"。你的眼里不能只有"疾病"，没有"病人"。真正的专家都会把患者利益放到第一位。正如大前研一[①]所说："专家不仅要具备较强的专业知识和技能以及较强的伦理观念，而且无一例外以顾客为第一位，具有永不厌倦的好奇心和进取心，严格遵守纪律，以上条件全部具备的人才，才能成为专家。"

---

① 大前研一，日本著名管理学家，经济评论家。

品牌修炼第五步：培养沟通能力

沟通建立信任，沟通拉近距离，沟通消除误解，沟通创造价值。不是刷微博和晒朋友圈才算做品牌。每一次门诊、查房、交代病情、术前谈话都是在为个人品牌添砖加瓦。沟通要坦诚，善于换位思考，不要一味说教，更不要推卸责任。善于总结和归纳，善于运用知识、数据、病例讲述通俗易懂的道理，才能让患者信服。

品牌修炼第六步：塑造立体形象

医生的个人形象从日常工作中的细节开始，包括教育经历和工作经验、专业水平和管理水平，日常穿着、说话语气和神情都属于个人形象。在患者心目中，理想的医生应该是"稳重不失进取，成熟而不世故、坚定而不失温度"的可信和可靠的人。

医生品牌和医院品牌

毫无疑问，每家医院都希望让自己的医生熠熠生辉。但是，当医生个人可能随着品牌价值提升而膨胀的时候，或者医院发展速度无法满足医生个人诉求，医生就容易跳槽。因此，医院在扶植医生个人品牌方面有时候比较纠结。其实，医院品牌和医生品牌并不是此消彼长的矛盾关系。只要医院确实是一个能够帮助医生打造个人品牌的平台，医生会承认平台的价值和力量，而医院在育人的同时也需要考虑如何留人。

最后，也是最关键的一步，就是坚持。成功的医生个人品牌至少需要十年以上的积累和沉淀。医生不是任何一方的代言人，打造医生品牌也不是造星运动，更不是塑造"网红明星"。医生品牌的修炼过程更像是经历人世的一场修行：不问因果，只为慈悲。

CHAPTER 7

第七章

教育的过程就是拥有的过程

—————

知识就是力量。

——弗朗西斯·培根（Francis Bacon）

因为信息不对称，所以医疗服务过程中经常出现误解的现象。

因为医疗有风险，所以患者更倾向于听取专业人员的建议。

因为医疗服务不可逆，所以有必要让患者事先了解治疗方案及预期效果。

因此，医疗服务的过程不仅仅是诊断和治疗，还需要解释、沟通、教育和引导，打消患者的疑惑、顾虑、焦虑和惶恐。

从"广而告之"到"广而认知"

医疗服务属于信任类产品，想要获取信任，就要解决医患之间的对话问题，尽量弥补"信息鸿沟"。医疗服务属于知识类产品，不仅需要告知，而且需要患者提高疾病认知能力、开展自我管理。"久病成医"说的就是这个道理。

因此，作为医生或医院，面对越来越多的知识型患者，面对越来越高的患者期望值，面对越来越强烈的维权意识，我们应如何面对？如何通过有效的沟通，从"患者知情"转为"患者认知"，建立医患之间彼此信任、相互支持、共同担当的关系？

1. 教育，无所不在

健康教育虽然不是医疗服务最核心的内容，但却是医疗服务不可或缺的组成部分。缺乏沟通的医疗服务无法保证连续性，缺乏教育的患者无法形成信任度和依从性。因此，教育应贯穿于所有的医疗服务流程，并能够在不同的场景下通过不同的形式、不同类型的服务人员传递给患者及其家属。

2. 教育，人人有责

患病属于低频发生的事件。医院对于普通人来说是陌生环境，大部分患者初来乍到都需要适应和学习。只要在专业上能及时为患者提供帮助和指导，才会得到患者的尊重和认可。

患者教育不仅是医患之间培养感情的途径，同时也是培养医患之间相互尊重的基础。不仅仅是医生，医院的每位员工都应该有资格在某个方面成为患者的"老师"。比如，训练有素的保洁员能够熟练地指导患者家属的"手卫生"步骤。因此，如果想要教育患者建立品牌认知，必须提高每位员工的医学素质和沟通意识。

3. 教育，换位思考

教育的关键不在于你知道什么，你想说什么；而在于患者需要什么，能否听懂，因此，换位思考很重要。

首先要学会倾听，倾听患者的故事，探究患者的需求。患者的需求不仅包括生理需求，也有心理需求和社会需求。然后，要用通俗易懂的语言解释复杂的医学知识，让患者理解和接受。同时，一定要安慰和鼓励，要让患者感受到"你不是一个人在战斗"！

4. 教育，建立全景认知体系

教育的目的不是灌输知识，而是传播观念，达成共识。很多医生（尤其外科医生）认为，疗效至上，让疗效说话，无须解释。的确，疗效对于患者和医生都是最重要的。但是，对于越来越多的追求生活质量的患者来说，终极目标是健康，院内治疗只是疾病全程管理的一个环节。因此，应该在疾病的发病机制、病因、症状、体征、诊断、治疗、药物、手术、预后、并发症、合并症、康复、心理、营养、复诊、随访等全方位为患者建立全景认识，从而端正其心态，调试其合理的期望值。

5. 教育，提高依从性

疾病诊疗过程是患者（家属）和医疗团队共同与疾病抗争的过程，在这个过程中，医生和患者都是战士，而战场不仅仅是医院。因此，无论在院内还是院外，患者依从性（能否严格遵守医嘱、配合治疗）都至关重要。尤其是患者离开医院后，通过有效教育，实现患者自主管理、改变生活方式，才能实现健康的终极目标。

6. 教育，"内容、形式、渠道"三者并重

我们观看一些国外的探索频道的医学科普节目时，都会感慨于内容和形式的新颖性和创新性。随着内容和渠道的多元化，越来越多的知识达人和医生会脱颖而出，医学科普不再高高在上。无论是线上渠道、线下渠道都需要开发与之匹配的教育内容和形式。利用知识传播建立医疗品牌，今天我们比以往任何时代都拥有更多的机会。

7. 教育，用数据说话

知识传播不仅要面对大众和患者，而且要面向学术圈。医学是所有专业中最注重横向交流的，只要查一下学术会议和学术刊物的数量就可以证明这一点。因此，与同行交流不仅能够传播自己，也可以学习取经。学术圈的专业品牌需要用技术实力和数据去证明自己。

8. 教育，源于医院文化

"医疗、教育、科研"可以称为医院发展的"三驾马车"。判断一家医院是否能实现可持续发展，最关键的指标之一就是看这家医院是不是一个学习型组织。

一家学习型医院不仅注重专业技术人员的继续教育，同时也重视患者及大众的健康教育。一家学习型医院不仅重视学习行业规范和行业标杆，同时也重视从日常服务中发现的错误和漏洞，及时分析总结，持续改进。

一家学习型医院要建立分享型机制。运用互联网技术和网络平台，能够让数据及时被采集、积累和分享。只有一个知识分享型平台才能让知识积累、沉淀、流动和升级，从而使更多人获益。

CHAPTER 8

第八章

关于医疗品牌的八问八答

品牌代表企业或产品的一种视觉的感性和文化的形象，它存在于消费者心中，不仅是商业标志，而且是信誉标志。

——戴维·阿克（David A. Aaker）[①]

一问： 什么是医疗品牌

从狭义上来说，只有具备溢价能力的才能称为"品牌"。不具备溢价能力的只能算是"产品"。[②] 医疗品牌是那些在消费者心目中既具有知名度，又具有良好口碑的服务。医疗品牌是集合了医院品牌、学科品牌和医生品牌于一体的综合评价。一个强势的医疗品牌要在至少以下三个维度上获得口碑和声誉（见图 4-6）。

（1）专业维度：能否在学术界获得专业人士的认可。

（2）行业维度：能否得到政府、医保机构、行业协会等第三方机构的认可。

（3）社会维度：能否得到患者、社区、媒体及大众的认可。

----

① 戴维·阿克，先知品牌战略咨询公司（Prophet Brand Strategy）副主席，美国加州大学伯克利分校哈斯商学院营销学名誉教授。品牌和品牌资产领域最具影响力的权威学者之一，被《品牌周刊》誉为"品牌资产的鼻祖"。

② 〔美〕戴维·阿克：《管理品牌资产》，吴进操、常小虹译，机械工业出版社 2012 年版。

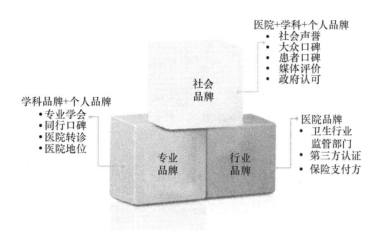

图 4-6 医疗品牌的三个维度

二问： 什么是高端医疗品牌

高端医疗品牌的核心是品质和品位。高端医疗不仅需要一流的环境和一流的设备，而且需要一流的技术和一流的团队。品质是在医疗质量上追求"零缺陷"。品位是在服务体验中最大限度地保护隐私、追求舒适、保持尊严。品质是"雪中送炭"，品位是"锦上添花"，二者的共同点在于，无论是品质还是品位，都意味着在细节上追求极致，奢侈品如此，高端医疗品牌亦如此。

三问： 医疗品牌如何营销

营销策略分为两种：拉动（pull）和推动（push）。前者的出发点是"客户需求"，注重"以客户为中心"的感受和口碑；后者的出发点是"产品"，注重"以产品为中心"的质量和价格。

医疗服务既需要"推"，也需要"拉"，关键是如何把握时机。病种特点不同、患者类型不同，策略会有差异（见图 4-7）。一般情况下，弹性服务需求可以靠促销"推动"，刚性服务需求靠技术"拉动"。健康生活类医疗服务靠"推动"，疾病类医疗服务靠"拉动"。

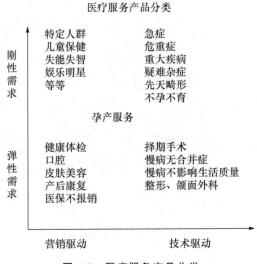

图 4-7 医疗服务产品分类

四问： 如何利用新媒体传播

根据医疗服务的目标潜在客户以及现有客户需求来确定，一般包括三类功能。

(1) 广而告之：新媒体（如微博、微信）作为一个信息发布平台，内容包括科普类、通知类、故事类、广告类。关键在于内容要原创，形式要多样。文案、配色、配图等所有细节都反映了一个机构的品牌定位和内涵，而所有这些环节中表现最差的一点往往会成为客户最关注的东西。医疗行业是一个倾向于严谨和保守的行业，你可以选择不做，但是要做就要用心做，减少犯低级错误的次数。

(2) 方便就医：基于微信、APP 或官网的服务平台，便于患者院内就医，简化非医疗环节，如挂号、缴费、报告查询等。最好具备咨询互动的服务功能。

(3) 关系维护：通过微信朋友圈形成患者互助以及医患沟通的平台。需要明确的管理规则，最好由护理人员或专职客服人员来管理。

◀ 要做，就要坚持做 ▶

医疗服务的竞争是"长跑"比赛，拼的是耐力，不是冲刺能力。拼的是能积累多少忠实患者，而不是有多少粉丝。阅读量和就诊量没有必然关系。

五问： 医疗营销是否需要广告

医疗品牌需要广而告之，但务必围绕客户关心的话题和内容，而不是仅仅"视觉效果"。这是一项长期任务，在这个过程中，医生的主动参与最为关键。

至于"硬广告"，如果资源有限，学术文章的数量和质量可以作为考虑因素。如果资源丰富，可以考虑有目的地选择投放。比如，美国机场经常可以看到埃森哲（Accenture）公司的广告投放。一家咨询公司为什么选择在机场投放广告？一方面，埃森哲的商务客户中具有决策力和影响力的人，经常在机场出没；另一方面，埃森哲公司的咨询顾问也经常出差，每次见到这些广告的时候，他们就会为自己在这样的一家公司工作而感到骄傲。这就是完全不同的角度！

因此，看待"品牌"需要有 360 度视角。

六问： 医院品牌和医生品牌哪个更重要

这就相当于"庙"与"和尚"的关系。

作为一个医院管理者，首先会强调医院品牌更重要。因为在中国的医疗市场上，绝大部分医生缺乏个人品牌，而大多数患者一般认"庙"而不认"和尚"。

但是，医院管理者应该认识到塑造医院品牌要把医生团队作为核心要素，否则做品牌就变成"巧妇难为无米之炊"。所以，如果缺乏知名医生和专家，医院也很难具备品牌溢价的能力。

随着更多的医生认识到个人品牌的价值和重要性，医疗机构不仅为医生提供服务平台，而且要成为塑造医生个人品牌的孵化器。最理想的局面是医院品牌和医生品牌相辅相成，相得益彰。

七问： 医院品牌应该谁来负责

医院品牌一定是"一把手"工程。首先，医院品牌必须由院长亲自做。医院院长的素质和能力决定了医院的"品牌高度"；其次，医院品牌也不是由一个市场总监能左右的。品牌由体验来决定，而体验效果的80％取决于医疗团队的综合实力。一个合格的市场总监能够帮助有能力的医疗团队声名远扬，但无法让一个"庸医"获得患者认可。市场总监只能锦上添花，不可能雪中送炭。

八问： 品牌管理效果如何量化考核

品牌管理效果一般需要经过一定周期的积累才能显现。漏斗模型显示（见图4-8），品牌管理的关键在于过程，即每个环节的客户转化率。因此，如何识别患者就医过程中的关键点和驱动因素（即专科和病种特点、患者所处病程阶段以及患者对于品牌的认知程度），有效提升每个环节的转化率，是品牌管理者要回答的问题。

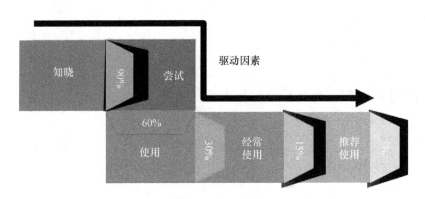

图 4-8　客户漏斗模型

如果是新医院，可以通过知名度调研进行评估；如果医院有历史数据积累，可以通过患者满意度、患者地域分布特点、复诊率、随访率、其他科室就诊率等指标进行评估。但是需注意，如果患者反复就医，也并不意味着完全是好事。例如，患者出院后一周内重返医院应属于医疗事件，急诊患者离院后24小时内重返医院也属于医疗质量问题。另外，患者反复就医也可能属于过度医疗，甚至"骗保"。医疗服务的复杂性就体现在这里，不能一概而论。

第五篇

运 营

好的管理能够让平凡的人做出优秀的业绩。

——约翰·洛克菲勒（John Rockefeller）

- 以案例形式探讨医院经营过程中遇到的问题与解决方法
- 探讨医院风险管理的理念、方法与机制
- 探讨标准化制度流程的意义与内容框架
- 探讨如何打造高可靠性组织，预防医疗"黑天鹅"事件
- 介绍如何建立医院财务模型，用数据指导医院运营
- 介绍如何建立科主任为核心的专科运营模式
- 探讨逆向运营的思维方式和方法

CHAPTER 1

第一章

运营医院，若烹小鲜

治大国，若烹小鲜。

——《道德经》

◀ 案　　例 ▶

某综合医院 200 张床，内科、外科、妇产科、儿科、口腔科、眼科、耳鼻喉科、中医等专科设置齐全，但是缺乏重点学科和特色科室。开业已经五年，员工数量大约 300 人，床位使用率 50% 左右。经营现金流仍为负数。医院管理层压力很大，五年内三任总经理先后离职，技术人才年度流失率达到 30%，整体士气低落。运营的问题出在哪里呢?

《道德经》第六十章曰:"治大国，若烹小鲜。"烹调小鱼小虾要遵循一定的原则:原料新鲜，不必多加作料，要品尝小鲜的原味;不能来回翻动，否则就烂成一团;火候要掌握精准，否则很容易烧焦。同理，治理国家要保持政策相对稳定，不能朝令夕改;政策要恰如其分，不能急于求成;尊重客观规律，减少主观决策和意气用事。医疗行业是一个"慢"行业，医院运营如烹小鲜，在学科建设、人才培养、市场培育、品牌塑造等方面要有耐心和毅力。

学科定位是医院运营的前提

川、湘、鲁、粤等不同菜系需要配置不同的厨师、食材及烹饪方法。同理，不同的学科定位和组合意味着需要不同的人才、技术、设备、场地和资金的资源配置。

反观案例中的医院，在发展初期希望借助外部专家资源快速步入运营的正常轨道，但是缺乏学科整体规划和发展策略。虽然科室设置齐全，但缺乏章法，学科没有方向，引进专家完全是随机的。看似百花齐放，实际上资源浪费严重。专家成本和设备采购成本都很高，但是工作量却长期处于不饱和状态。

随着医院业务量增加，病区开放床位数增多，需要引进和培养更多全职的中青年医生。这时候，在早期聘请的兼职或退休专家的利益与全职医疗团队的发展之间无形中形成了矛盾，影响了全职团队的稳定性。

一般来说，一家200张床的综合医院不可能做到学科全面发展。因此，在医院筹建阶段就要明确重点学科。对于重点学科，一定要引进全职的学科带头人，投入资源开展学科建设，培养人才梯队，建立专科品牌。对于普通学科，可以采用对外合作形式，合作对象最好同时具有技术特色和患者口碑。合作规则一定要清楚，监管一定要到位，否则医疗风险很高。

团队建设是医院运营的基础

所谓"巧妇难为无米之炊"，对于医院来说，强调的正是人才的重要性。综合医院的团队建设是一项系统工程，即使明确了重点学科，也不能顾此失彼，忽略其他学科。医师、药师、技师、护理四类人员一般占医院人员总数的70%以上，同时各级各类专业人员的资质、准入、培训和继续教育都需要监督和管理，才能保证医疗质量。

医院在发展初期最大的挑战是团队凝聚力问题。来自五湖四海的人员，每个人都带着既有的经验和认知，缺乏统一的标准和规范，非常容易成为一盘散沙，尤其对于兼职医生的管理非常具有挑战性。如何保证兼职医生的责任心、调动兼职医生的积极性，同时要增强科室的战斗力和凝聚力，管理难度和管理成本都很高。

团队建设需要结合医院和学科的战略规划进行总体设计，分步实施，切忌"头痛医头、脚痛医脚"。反观该医院的发展历程，医院执行院长的角色更像是人才"猎头"，主要精力是"挖人"。今天帮助影像科找一个技师；明天帮助妇产科介绍一个护士长；后天帮助消化科主任联系一个消化内镜专家。全职不行，兼职也可以商量。这种管理角色就像"消防队队长"，既没有策略，也没有计划，更谈不上人才培养。

从公立医院走出来的医生即使"下海"决心很大，但学会"游泳"且"不呛水"至少也需要一年转型期。转型期内需要全面培养市场意识、服务意识、规则意识和品牌意识。如果能够完全适应并成功转型（具有患者口碑），至少需要三年。

市场拓展和培育是医院运营的焦点

医院运营不仅要回答"医生从哪里来"的问题，更要解决"患者从哪里来"的问题。大部分医生从公立医院走出来，并不具备市场号召力，也无法从公立医院带走患者。但是，如果科室长期处于患者匮乏的状态，又很难留住医生。这是一个恶性循环。在开业初期，为了扩大市场份额，医院将某些专科的医疗服务包装成套餐产品的形式进行推销，如体检套餐、孕产套餐等。每周组织健康教育讲座吸引潜在客户家庭参与，形式和反响都不错。但是，套餐预售之后，由于服务标准化程度不够，加之医疗团队人员变动，导致套餐服务项目经常不能满足预期承诺，出现了大量患者投诉和退费。结果不仅影响套餐项目和价格的稳定，又加剧了团队波动。一连串的连锁反应，对服务稳定性和医院品牌都造成了严重的不良影响。

医疗市场的培育最重要的是积累患者的口碑。但是，该医院并未重视患者的全周期管理，患者离院后就处于"失联"状态，更谈不上提供健康管理服务。医院永远靠市场活动获取新客户，市场活动结束后患者量就会下降。市场部门抱怨医疗团队留不住客户，医疗团队抱怨市场部无法解决患者来源。双方总是在争论"鸡生蛋"还是"蛋生鸡"的问题。更为严重的是，患者流量不足影响的不仅是市场团队，而且波及医疗团队的士气和稳定性。

绩效管理是医院运营的指挥棒

该医院采用了最简单直接的绩效考核方式，即考核业务量、收入和成本率等财务指标。对于新医院，如果仅用财务维度考核，必将医院运营导入"饮鸩止渴"的短期策略。事实上，这种急功近利的考核方法导致这家新医院在五年内换了三任总经理。每任总经理上任后都是雄心勃勃，大刀阔斧，调整策略，推出新服务和新项目，强力开展营销，试图通过增量解决存量问题，用时间换取空间。遗憾的是，由于战略方向摇摆、学科定位不清晰、服务不连贯、政策不连续、团队不稳定，最终事倍功半，均黯然收场。

运营医院，若烹小鲜

"治大国，若烹小鲜。"不管具体行为和过程有多大差异，都要尊重其规律和逻辑，要把握节奏和时机。《大学》中说："知所先后，则近道矣。"优先次序不能乱，轻重缓急要分清，管理医院也是这样。学科建设、人才培养、流程再造、质量提升都不是一朝一夕的事情，需要长期努力和坚持。

运营医院把握"火候"很重要，不能用"大火"和"急火"，更不能"爆炒"或"颠勺"。当医院用财务指标考核医生时，医生也会与你谈利益；当医院从患者角度出发做事情的时候，患者会感受到你的真诚，更愿意推荐你；当医院每天都在琢磨如何提高医疗质量、激励员工的时候，员工才会主动发现问题、及时纠错并推动持续改进的进程；当医院注重价值观，注重学科建设和人才培养的时候，市场和社会才会尊重你；当医院少谈利益，多谈责任的时候，利益才有可能会找上你。

医院运营，若烹小鲜，慢慢来，比较快。

CHAPTER 2

第二章

医院风险管理的 "矛" 与 "盾"

————

（实现）"更好"（医疗质量）是可能的。"更好"不需要天才，而需要勤奋，需要明确的道德准则、需要创造性，更为重要的是愿意去尝试。

——阿图尔·加万德（Atul Gawande）

医疗质量安全事件是指医疗机构及其医务人员在医疗活动中，由于诊疗过错、医药产品缺陷等原因，造成患者死亡、残疾、器官组织损伤导致功能障碍等明显人身损害的事件。2019 年 8 月世界卫生组织（WHO）更新《患者安全的十个事实》[①]，结果显示：在高收入国家，大约 1/10 的患者在接受医院治疗时受到伤害，其中 50％的事件可以被预防；中低收入国家医疗安全不良事件发生率约为 8％，其中 83％可以被预防，其中 30％的不良事件导致了患者死亡。40％的不良事件发生在全科医疗与门诊（日间）医疗服务在内的各级卫生保健机构，主要是诊断、处方、给药方式，其中约 80％的事件可以被预防。在 36 个经济合作与发展组织（OECD）国家中，总医疗费用总额的 15％直接用于不良事件的后续治疗，最严重的不良事件前三名分别是：静脉血栓、压力褥疮、院内感染。不安全的药物使用占用了全球卫生总费用支出的 1％，错误的给药剂量、错误的给药方式、错误处方、错误的药品缩写等给药问题造成全球直接相关费用损失高达 420 亿元。大约每年 700 万手术患者在术后出现重大并发症，其中 100 万人在术后短期死亡。X 线、放疗、核素等放射治疗相关不

————

① 资料来源：https：//www.who.int/features/factfiles/patient _ safety/patient-safety-fact-file.pdf？ua＝1，2020 年 3 月 24 日访问。

良事件与设备的熟练操作能力息息相关。

新型药品、新技术在医疗行业的快速应用，一方面促进疾病以革命性的方式得到治疗或缓解；另一方面也要看到新技术及药品在应用中可能存在的巨大风险。美国疾病控制与预防中心（Centers for Disease Control and Prevention, CDC）于 2019 年 11 月 6 日发文[①]，警示抗生素出现抗药性已不只局限于医院，报告显示美国每年发生超过 280 万例抗药性感染，结果导致 35000 多人死亡。2017 年全年确诊 223900 例艰难梭菌病例，至少有 12800 人在社区因社区耐药菌而死亡。

2018 年，世界卫生组织在《患者安全的十个事实》中指出，旅客在飞机上受到伤害的概率仅为 1/1000000，而患者接受医疗服务遭受伤害的概率则为 1/300。研究表明，在一些国家，对于追加住院、诉讼费用、在医院里造成的感染、收入损失、残疾和医疗费用等，每年需要付出 60 亿美元至 290 亿美元的代价。

健康所系，生死攸关。医疗系统兼具复杂性和风险性，医院必须"全副武装"，既要建立风险管理之"矛"（预警系统），也要建立风险管理之"盾"（防御机制）。

风险管理的蜂窝奶酪模型

经典的蜂窝奶酪模型为医疗行业的风险管理提供了一个基本思路和框架。如图 5-1 所示，一个潜在医疗风险因素需要穿越"四道防线"才能最终导致医疗质量安全事件：第一道防线是管理架构，第二道防线是监管体系，第三道防线是现场因素，第四道防线是个人因素。

其中，第四道防线是显性失误。因为在诊疗和护理过程中，对患者的损伤结果是最显而易见的。前三道防线都属于隐性失误，涉及领导力、组织结构、沟通、技术、监管和人员等多层面的管理问题，这些问题隐藏在问题的背后。发生医疗质量安全的不良事件时，我们都会把目光集中在出现问题的个人身上（表面问题），而忽略导致个人问题的深层原因或系统缺陷。

---

① 资料来源：https://www.cdc.gov/drugresistance/biggest-threats.html，2020 年 3 月 24 日访问。

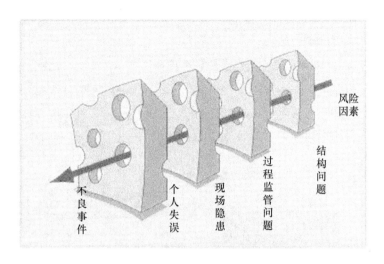

图 5-1　风险管理之蜂窝奶酪模型

1990 年，詹姆斯·瑞森（James Reason）[①] 提出了引起事故发生的因素模型，由此拓展出了医疗安全事件的"瑞士奶酪模型（Swiss Cheese）"。因此，风险管理的关键在于发现系统漏洞、设立安全防御机制、监控以及预防个人不安全促发因素，从而最大限度地降低不良事件的发生（见图 5-2）。

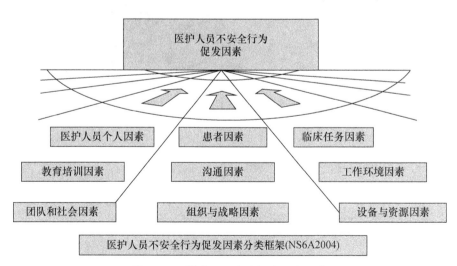

图 5-2　医护人员不安全行为促发因素

---

① 詹姆斯·瑞森，英国曼彻斯特大学精神医学教授，1990 年在其心理学专著《人为差错》（*Human Error*）一书中提出了"瑞士奶酪模型"，也被称为累积的行为效应。

医疗风险分级管理

医疗质量安全事件，通常根据其是否发生在患者身上及造成伤害程度，以及是否违反诊疗常规作为判断标准（见图 5-3）。根据世界卫生组织 2009 年对医疗质量安全事件的分类[①]以及美国医疗行为改善组织（HPI）提出的分级和具体定义[②]，医院需要制定不同类型的应对策略，运用不同的质量管理工具，开展 PDCA。

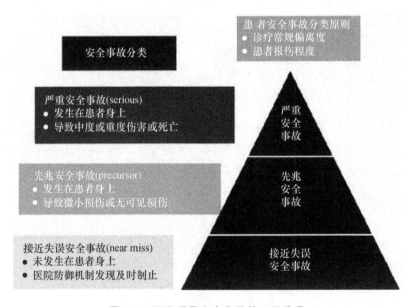

图 5-3　医疗质量安全事件的三级分类

医疗风险管理之"矛"与"盾"

在复杂的充满高科技、精密仪器和专业人员的医院环境中，在患者病情动态变化的临床诊疗过程中，在充满着不确定性的诊疗效果中，存在一些比较容易发生不良事件的高危环节或环境，只有设定目标、重点监测，才能及时识别

---

①　The World Health Organization，The Conceptual Framework for the International Classification for Patient Safety. Available online at http：//www. who. int/patientsafety/implementation/taxonomy/ICPS-report/en/，visited on 2009-03-01.

②　The HPI SEC & SSER Patient Safety Measurement System for Healthcare（HPI 2009-001）.

接近失误（near miss）事件，才能将不良后果消灭在萌芽状态。以下六个方面均属于医院内部的高风险场景：

（1）急危重症患者，在条件不充分情况下病情需要快速决策，同时工作量超负荷，工作环境易受到纷扰，医护人员注意力可能被分散，如急诊。

（2）多项诊断、多重治疗、多种设备、多个专业同时诊疗，如 ICU。

（3）医护人员交接班，或患者在多个科室或院区的转运及移交过程中。

（4）高风险诊疗操作，如给药、麻醉、手术、核磁、放疗等。

（5）高风险患者，如免疫力低下的患者、高龄老人、新生儿。

（6）工作人员在非面对面沟通时出现信息偏差或误解，如电话沟通病情。

针对风险不仅需要主动出击，重点击破，而且需要全面防范，建立风险管控的雷达系统，通过定期扫描医院风险防御机制（见图 5-4），发现系统薄弱环节并加以改进。这套机制包括十二个方面，以评分方式绘制雷达图，面积越大，说明防御功能越强。

（1）医院文化：医疗质量和患者安全至上，领导和员工具备医疗风险意识。

（2）医院机制：领导重视医疗质量管理，并给予资源和政策倾斜，同时纳入绩效考核和激励机制。

（3）组织架构：构建以质量为核心的组织架构和责任机制，并培训全体员工，强化质量管理意识，学习质量管理工具，形成品管圈。

（4）部门协同：注重团队合作、多学科协作、设定转入／转出标准，转运／交接流程。

（5）标准化：制定质量管理的规章制度。遵守诊疗规范、临床路径。关键环节运用清单管理。

（6）上报机制：公开上报各类不良事件，形成透明的安全文化。

（7）质疑态度：质量方面人人平等。敢于质疑和挑战不符合制度规范的一切行为，即使是领导或专家。

（8）免予责备和惩罚：发现不良事件，首先从系统上找问题，而不是一味责备和惩罚个人。

（9）患者参与：保持沟通，尊重患者知情权、教育患者、鼓励患者参与监督。

（10）数据：基于循证医学进行质量管理，搜集数据、分析数据、发现异常事件；掌握趋势、提前预警；公开质量数据、参与行业对标。

（11）重点监控：监控重点区域、重点专科、重点操作、高危患者。

（12）系统弹性：发现问题，快速应对、快速反馈、迅速纠错。

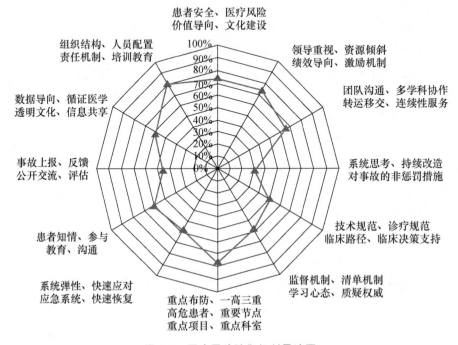

图 5-4　医疗风险防御机制雷达图

　　并不是所有的风险因素都会转化为不良事件。航空和核工业等风险较高的行业具有比卫生保健行业更好的安全记录。医疗行业可以借鉴高精密、高风险行业的安全控制经验来降低潜在系统风险。只有当我们能够坦诚面对系统问题，及时发现、上报并阻止接近失误的事件，形成互相提醒、互相监督、互相补救的团队文化，才能营造一个透明的质量文化，这种文化是诚实的、积极的、可信赖的。

CHAPTER 3

第三章

标准化不是结果而是过程

（追究医疗质量问题的根源）员工的能力问题最多只占 1%，而 99% 的问题却是那些努力做好工作的好员工因为流程问题而犯下的简单错误。

——美国患者安全运动的奠基者卢西恩·利普（Lucian Leape）

医院是一个系统，汇集了众多知识工作者、技术和设备。如何将不同背景、专业、知识、技能、经验、思维模式和行为习惯的人员凝聚在一起为患者提供高质量的服务，是一个巨大的挑战。如果不遵循统一的理念、方法、流程和规范，那将是一盘散沙。即使拥有一流的医疗专家，也无法保证医疗质量和患者安全。

制度流程是运营管理的基础

制度流程是运营管理的基础（见图 5-5）。标准化过程就是制定、执行并持续改进各项制度流程的过程。对于机构，系统问题是医疗差错或事故的主要源头，标准化能够弥补系统漏洞，控制医疗风险。对于医务人员，临床指南和诊疗规范可以减少医疗差错、降低人为失误。对于支付方，诊疗流程的标准化可以减少差异性、降低运营成本。

虽然业界有共识，但是很多医院的运营依然依赖"惯性"和"不成文规定"，以"师傅带徒弟"的形式延续多年的诊疗习惯和服务流程。还有一些医院标准只是照抄其他的规章制度，填鸭式培训，无参与感、无互动、无核查。有的医院靠突击式检查和运动式认证，质量管理无法形成持续改进的机制。

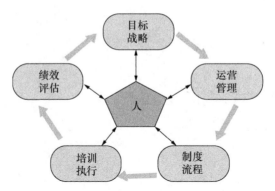

图 5-5　制度流程是运营管理的基础

标准化不是结果而是过程

标准化不是要将员工变为机器，更不是要求员工千篇一律、盲目服从。

标准化不是结果，而是以稳定、安全、可控的方式获得预期质量的过程。

标准化是将医院的战略目标转化为日常运营的服务标准（见表 5-1），并在培训和执行中持续评估和改进。

标准化可以将三流人才组合成一流团队，也可能让一流人才沦为平庸之辈。

表 5-1　医院制度流程类别

序号	名称	内容
第一类	医院章程	确定机构基本权利关系和治理结构的基本法律文件
第二类	员工指南	愿景、宗旨、使命、价值观、道德伦理、行为规范、人际关系等
第三类	组织结构	组织架构、管理体系、部门分工及工作关系
第四类	运营体系	行政、人力资源、财务、市场、采购、设施、设备、IT、应急等内容
第五类	质量管理	涉及医疗质量及患者安全的管理、培训及评估体系
第六类	患者服务	涉及患者信息分享、知情同意、权利、隐私及患者教育等相关内容
第七类	岗位制定	工作岗位描述、职责、资质、要求、绩效评估等内容
第八类	临床规范	临床指南、诊疗常规、临床路径、护理常规等内容
第九类	技术规范	各项技术活动的操作程序及规范
第十类	服务规范	医患之间言行举止、仪表、沟通、补救、投诉处理等规范

标准化的关键在于形成持续改进的闭环管理

医疗服务标准化的出发点是"安全和质量"。在第一时间以正确的方式做正确的事情并获得预期结果。

制度流程具有可操作性：一个完整的制度流程应该包括目的、适用范围、原则与方法、流程与步骤、辅助工具、参考资料以及相关定义，如表 5-2 所示。

始于培训、终于培训：不仅要重点突出涉及质量安全的关键步骤，也要解释其产生的原因和逻辑。运用灵活多样的学习方式效果更佳，如在线学习、模拟演练、分组讨论。只有充分理解其重要性和必要性，培养员工同理心，才有可能自觉执行。

重在执行与改进：执行过程中要及时发现系统问题和漏洞，遵循 PDCA 原理，计划、执行、检查、改进，形成闭环管理。

表 5-2 制度流程的内容框架

序号	名称	内容
1	目的	"WHY"，明确"为什么制定"
2	适用范围	"WHO"，明确"谁起草、谁审批、谁执行、谁协助、谁监督"
3	原则与方法	"WHAT＋HOW"，执行方法和重点内容、作为日常管理的决策指南
4	流程与步骤	详细描述"WHO、WHAT、HOW、WHEN、WHERE"；执行人、时间、地点、流程图、如何操作、如何配合等细节
5	辅助工具	各类表单、核查清单、表格、工具及辅料等
6	参考资料	行政政策法规条例、临床指南、技术规范等
7	定义	澄清术语及其含义
8	其他	名称、编号、有效期、修订日期、起草人、修订人、审批人、发送部门

将标准化成果转化为组织的智慧和能力

案例：全球范围关于"手术安全核查制度"降低疾病死亡率和术后并发症

发生率的研究。[①]

背景：全球每年大约完成 2.34 亿次手术，术后并发症虽然常见但却是可以预防的。

内容：工业化国家研究数据显示，住院患者围手术期死亡率为 0.4%—0.8%，主要并发症发生率为 3%—17%，发展中国家的数据更高。美国哈佛大学公共卫生学院、马萨诸塞州综合医院等团队成员根据 WHO 于 2008 年公布的患者安全指南，制定了 19 项外科手术核查项目，旨在研究手术安全核查制度对外科围手术期并发症发生率及死亡率的影响。项目组收集了 2007 年至 2008 年间全世界 8 个地区、8 家医院、16 岁以上非心脏手术的安全性数据。通过对比 3733 名未使用手术安全核查表的患者与 3955 名使用手术安全核查表的患者的安全性指标，得出结果显示：使用核查表组的围手术期死亡率明显降低（无核查表组为 1.5%、使用核查表组为 0.8%）、术后并发症发生率明显降低（无核查表组为 11.0%、使用核查表组为 7.0%）。

结论：在引入外科手术安全核查制度后，16 岁以上非心脏手术的死亡率及并发症发生率均获得了显著降低。

---

① Alex B. Haynes, Thomas G. Weiser, William R. Berry, *et al.*, A Surgical Safety Checklist to Reduce Morbidity and Mortality in a Global Population, *The New England Journal of Medicine*, Vol. 360, Iss. 5, 2009, pp. 491-499.

CHAPTER 4

第四章

医疗 "黑天鹅" 事件

> 在医疗行业中，防止发生医疗差错的最大障碍是惩罚犯错的人。
>
> ——美国患者安全运动的奠基者卢西恩·利普

在 18 世纪之前，欧洲人见过的天鹅都是白色的。直到欧洲人发现了澳洲，看到当地的黑天鹅后，人们才认识到天鹅不只有白色的。对于"黑天鹅"的观察结果引起了人们对认知的反思：以往认为对的不等于以后总是对的。后来，人们用"黑天鹅"隐喻那些意外事件：极为罕见，在预期之外，没有任何前例可以证明；一旦发生，就会产生极端的影响。[①] 在人类社会发展的进程中，对我们的历史和社会产生重大影响的，通常都不是已知或可以预见的东西。我们其实每一天都被"黑天鹅"环绕着。审视一下周围的生存环境，细数身边发生的重大事件、技术变革和发明，有多少在我们的预料之中？

医疗 "黑天鹅" 事件的根源

系统是相互作用的多种要素的复合体，判断系统的复杂性需要通过两个维度：要素之间的关联数量和关联紧密程度。一般系统越复杂，系统要素的关联数量越多、要素联结越紧密，这个系统就越容易发生事故。

医疗机构属于复杂系统，一个要素可以和其他多个要素交互，按照诊疗流程分为门诊、急诊、放射科、检验科、手术室、ICU、病房等。另外，还可以

---

① 关于"黑天鹅"的表述参考了纳西姆·尼可拉斯·塔雷伯（Nassim Nicholas Taleb）的《黑天鹅语录》（*The Bed of Procrustes*）。

根据专业分为内科、外科、妇产科、儿科、眼科、耳鼻喉科等序列。如果将两个维度结合就形成了复杂的网状或超链接结构。有时候，这种互动是不可预期的。一个要素出现失误，所有关联部分都会受到影响，同时系统内还具备多重反馈回路。因此，由于系统的复杂性和要素联结的紧密性，小的失误可以酿成大的事故，也就是医疗"黑天鹅"事件。

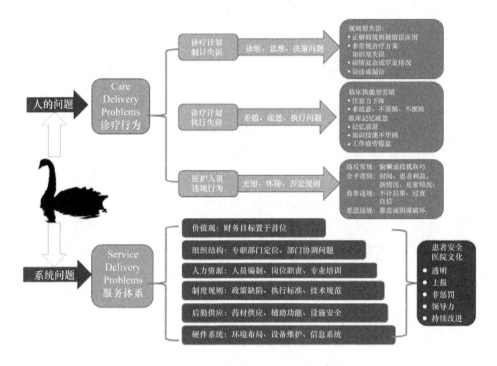

图 5-6　医疗"黑天鹅"事件的根源

　　在这些医疗"黑天鹅"事件的背后，其实存在两类问题（见图 5-6）。一类是个人问题，即医护人员的个人临床失误，包括那些直接服务患者的一线人员发生的诊断、治疗和护理失误、差错或疏忽等不安全行为，直接造成患者损伤。另一类是系统问题，即存在于组织架构、技术体系、管理政策和决策、人员培训或环境设施等方面的漏洞，间接造成了患者伤害，超出了医护人员的控制能力，成为管理失误。个人问题和系统问题的区别如表 5-3 所示。

　　医疗"黑天鹅"事件绝大多数来源于系统问题，因此，医院管理者应该重点解决系统问题，让医院成为高可靠型组织。

表 5-3　个人问题和系统问题的区别

项目	个人问题（诊疗行为失误）	系统问题（服务管理失误）
主体	临床一线服务人员	医院管理者
特点	显性失误	隐性失误
患者交互	前台问题	后台问题
问题类别	诊疗服务	管理体系
问题原因	直接原因	间接原因
识别度	容易	困难
延续时间	短期	长期
个人影响	可控	不可控

资料来源：NPSA Root Cause Analysis Tool Kit 2004。

构建高可靠型组织的五个原则

当我们能够正视"孰能无过"这一事实的时候，需要时刻留意那些小失误，不轻易放过这些细节，保持敏感性，并能够迅速应对各种失误并快速恢复正常秩序。在这个方面，医疗机构从航空业、核工业等其他领域学习了很多安全经验，并努力成为高可靠性组织。在《管理不确定性》一书中，美国学者卡尔·维克（Karl E. Weick）总结了构建高可靠型组织的五大原则：

（1）追踪监控小的失误，尽管有些失误并没有造成任何伤害，但需要从中发现系统问题。

（2）问题不能简单化，尽管有些问题看上去很细小，但是要保持好奇心并鼓励质疑精神。

（3）保持日常运营的敏感度，关注一线服务环节，不能让小问题积累或被关系所困扰。

（4）保持日常运营的弹性，既要保证运营的稳定性，同时要有能力在压力下或干扰中迅速恢复正常秩序，控制损失范围和程度。

（5）尊重专业，尤其是打破官僚层级的限制，充分授权最有经验的专业人员。

打造坦诚、公开、非责备文化

一直统治着医疗界的指导思想是：完美和惩罚。围绕着完美和惩罚，我们形成了两种错误的逻辑：

- 完美：如果医护人员足够努力，他们就不会失误
- 惩罚：如果医护人员失误后受到惩罚，他们就会减少失误

这两种观念使得社会大众保持着"完美医疗"的不合理期望和"失误归于个人粗心大意或业务能力欠缺"的偏颇信念。这种责备文化不利于形成高可靠型组织，因为我们的终极目标是追求高度安全的医疗环境和实践，简单地将失误归因于个人，往往会忽视系统的潜在问题，丧失了从错误中学习和吸取经验教训的机会。而获得医护人员诚实地汇报那些遗漏、差错、疏忽或错误的真相，才是增进患者安全的关键。

2004 年 10 月，世界卫生组织正式发起了"世界患者安全联盟"，呼吁各成员国关注并解决患者安全问题，并在政治上承诺加快制订患者安全政策和推进患者安全实践。一个国家健康服务的产业文化、体制和管理问题，将在很长的历史时期内影响医疗机构的管理行为和医护人员的临床行为，进而影响患者安全。因此，我们应该站在更高更广阔的视角看待患者安全问题和医疗"黑天鹅"事件（见图 5-7）。比如，中国传统的"面子"文化影响医院内部建立透明

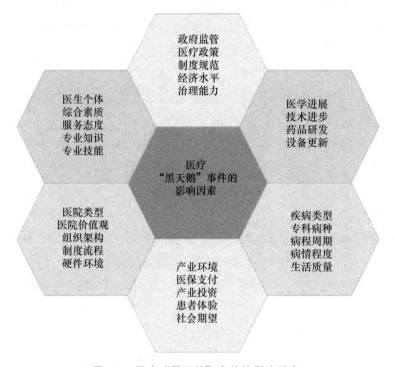

图 5-7　医疗"黑天鹅"事件的影响因素

真实的"医疗质量安全上报系统"。

　　因此，成为一个高可靠型组织需要医护人员诚实地汇报临床差错、疏忽或失误，这是增进患者安全的关键。医院应该创建一个坦诚的、没有责备和惩罚的医疗安全文化，使临床医护人员获得坦白承认患者安全事故的安全感，这是对医院的运营管理最大的挑战。

CHAPTER 5

第五章

建财务模型， 让数据说话

　　统计数据就像比基尼。数据的表象很直观，但隐藏在数据背后的却更为关键。

——巴鲁克学院教授亚伦·莱文斯坦（Aaron Levenstein）

　　医院是一个系统，医院运营是系统内部要素之间，以及内部与外部要素之间相互作用的过程。建立财务模型要立足于各类要素之间的逻辑关系，同时用数字反映出各要素相互作用的结果。当结果发生变异的时候，寻找数字背后的原因，形成闭环反馈控制，比较预期与实际之间的差距，并确定关键因素。

　　因此，财务模型能为领导决策提供思路和依据。如果说战略规划能够描绘出实现组织目标的"路径和地图"，那么建立财务模型就是模拟战略落地所需的资源要素及目标实现的可能性，并且让数据说话，促进内部达成共识。

财务模型： 在预期目标和战略要素之间建立动态逻辑关系

　　经营一家医院的目标通常有三个： （1）医院股东及员工得到合理回报；（2）打造优秀的医院品牌，实现永续经营； （3）培养医疗人才，促进医学发展。当然，不同特点的医院，定位不同、发展阶段不同、目标市场不同、学科优势不同、人才团队不同、管理模式不同，因此发展目标和策略不同。财务模型正是在医院目标、定位和战略的基础上，采取模拟经营的方式，将医院运营所有核心要素加入测算的模型中，推演医院在短、中、长期的自然经营历程，并且在推演中不断明确其"战略要素"，进行调整和控制，以保证未来达成预期的战略目标。因此，一个完整的财务模型需要在预期目标和战略要素之间建立动态逻辑关系，并且能够充分反映各类战略要素对于医院经营的影响程度。

建立财务模型的四个基础条件

1. 数据

财务模型在实际中不仅用于前期投资分析，更重要的是在医院运营过程中，应用实际经营数据对数据模型进行"复盘"和"推演"，分析异常事件（运营中超过或未达到预期经营目标的情况）。数据颗粒度越高，说明管理精细度越高。当然，财务模型运用得当需要一定的周期和大量实际运营数据积累。

2. 模型

模型反映了一家医院的业务结构和商业逻辑。不同的发展阶段，医院的业务重点和学科组合会发生变化，不同的学科具有不同的运营逻辑，不同的业务决定了不同的收入结构和成本结构，不同的结构决定了不同的盈利模式。

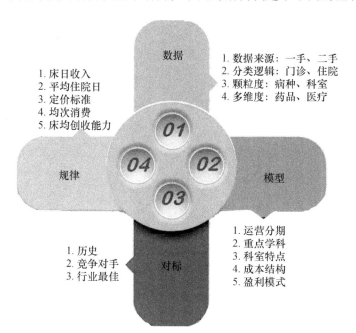

图 5-8　建立财务模型的基础条件

3. 对标

对标帮助医院或科室更清晰地明确定位，只有对比才能发现问题。不仅要和自己比、和竞争对手比，更重要的是和行业最佳作对比，发现差距，持续改进。

4. 规律

规律帮助医院复核财务模型的合理性，缺乏合理性的模型在执行过程中是无法落地的。无论是参考区域性医疗卫生数据，还是某个专科的全国性数据，或者国外的行业或者机构运营数据，都可以用来验证财务模型的合理性和可行性。

建立财务模型的七个步骤

1. 医院定位与战略目标

定位和目标要符合逻辑；目标不仅是财务预期，更重要的是明确实现财务目标的战略要素。战略要素全面涵盖了"学科、人才、市场、供应链管理"等经营关键因素。

2. 学科组合与发展策略

学科是战略落地的核心，也是业务发展的引擎和收入源头。每个学科的特点不同、驱动因素不同、技术门槛不同、资产投入不同、人才培养周期不同、患者特点不同、支付渠道不同、盈利模式也不同。因此，不同的学科组合形成不同的收入与成本结构。

3. 数据对标与收入建模

根据医院运营逻辑进行收入结构的多维度分析：按照收入来源（门诊和住院）；按照收入性质（诊断、操作、药物或其他）；按照学科或专病；按照医保或非医保结算；或结合以上多因素进行交叉分析。目的在于发现影响医院或科室收入的关键要素及影响因子，同时建立影响因子之间的函数关系。差异化的经营策略往往体现在战略要素及影响因子之间的逻辑关系。例如，放疗科的战

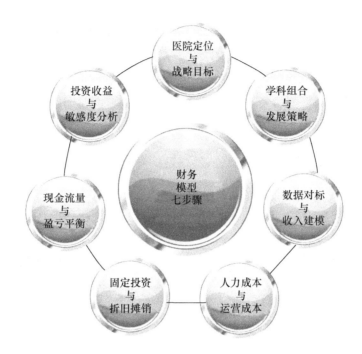

图 5-9　建立财务模型的七个步骤

略要素是设备（后发优势），影响因子是病理分型和治疗效果。血液科的战略
要素是技术（骨髓移植技术），影响因子是白血病分型、移植生存率等。

另外，医保支付模式变化对于医院财务模型的影响很大。医保定点医院要
根据医保政策变化，及时调整疾病诊疗模式和收入结构，降低医保拒付风险。

4. 人力成本与运营成本

根据业务逻辑和收入模型，建立人力成本和运营成本模型，根据战略要素
和影响因子，对应分析关键成本要素和调整逻辑。不仅要关注药品及高值耗材
等直接成本，也要评估人员薪酬、房租、水电费消耗等间接成本的影响程度。

5. 固定投资与折旧摊销

固定投资包括场地环境、装修工程、医疗设备、信息系统等硬件投入、前
期开办费用等。这些投入要综合考虑学科特点，具有针对性和侧重点。

6. 现金流量与盈亏平衡

新建医院首先要生存，现金流持平是关键。因此，需要关注现金流持平的时间点以及主要影响因素。一般来说，达到现金流净额持平后，医院经营就意味着走上正常轨道，只要不出现重大的团队波动和市场变动，盈亏平衡只是时间问题。

7. 投资收益与敏感度分析

敏感度分析是针对战略要素和影响因子的验证过程，分析在不同条件下对于投资回报的影响。并不是所有的影响因子都是同等重要的，帕累托法则同样适用。敏感度分析用于发现能够影响 80％结果的 20％的影响因子。

财务模型不是万能的

1. 经营是活的，数据是死的

医院经营是鲜活的，每天都上演着不同的故事。数据能够告诉我们结果，但不能全面反映经营过程。因此，医院经营不仅要关注结果，还要重视过程。

2. 战略需要前瞻，数据是滞后的

医院战略需要具有一定的前瞻性，需要"望远镜"。数据往往反映的是过去和历史，是"后视镜"。以史为鉴，可以持续改进。放眼未来，才能抓住机会。

3. 模型很丰满，现实很骨感

财务模型只是一个模拟经营的过程，准确地说，是一个理想状态。在实战中，内在的运营逻辑和影响因子之间的关系不一定是线性的，资源的利用度也很难达到100％，因为"人"是最大的变量。

CHAPTER 6

第六章

以科主任为核心的专科经营模式

做生意需要懂财务，但是做管理不仅涉及财务问题，还需要理解系统的复杂性、运营逻辑、组织的性质、员工之间的互动关系，以及如何激励和引导员工。

——罗莎贝丝·莫斯·坎特（Rosabeth Moss Kanter）

如果说医院是一个企业，那么科室主任相当于学科的产品经理，扮演着从服务产品设计、资源整合、质量控制、人才培养、市场推广到品牌管家等多重角色。

优秀的科主任不仅是好医生、好教师，而且是称职的经理人。首先是好医生：既熟悉学科发展趋势，掌握前沿技术，又注重患者体验，注重医患关系。其次是好教师：既在院内培养自己的接班人、建立人才梯队，也能在行业范围内培训人才，扩大学术知名度。最后，科主任也是职业经理人，遵守行业规范和医院制度，重视医疗质量管理，注重运营效率和成本控制。

以科主任为核心的专科经营模式

"以科主任为核心"的专科经营模式最根本的意义在于激发科主任的主人翁责任感和事业心，激活一线员工的活力和创造力，形成医院发展的内生驱动力。

1. 明确责任中心和所属类型

责任中心是一个明确的组织单元或功能单位。一个机构就是多个责任中心的集合体。医院的责任中心可以是一个医疗组（如高血压专业组），也可以是一个主诊医师团队，也可以是多科室组成的一个中心（如心内科和心外科形成的心脏中心）。

一般来说，大部分临床科室属于利润中心。新建科室属于投资中心。医技科室可能属于成本中心，也可能属于利润中心，视其是否具有自主创收能力而定。不同类型的责任中心具有不同的运营逻辑和考核重点。

2. 明确责任人和核算规则

一般情况下，责任中心负责人就是科主任。第一步就要明确责任机制，要让科主任知道自己的责任和权利。这种责任涉及学科、市场、技术、质量、患者、人才、科研、业务量、业务收入、运营成本等全方位的管理意识。尤其要根据权责划分原则，建立一套各责任中心的核算规则，包括业务量、实际收益、摊销成本、直接成本、间接成本，尤其强调可控成本的管理。

3. 基于目标的绩效管理和激励机制

目标管理是一个闭环管理过程。确定目标体系需要医院领导层与科主任（责任人）之间的双向沟通、妥协，最终达成共识。目标管理不仅要关注结果，更要关注过程指标；既要关注财务情况，更要监测业务指标。

绩效管理是目标管理过程中的追踪评价机制。建立评估体系，让科主任的管理更有重点和方向感。通过绩效考核，能够及时发现异常指标，提示运营风险；通过绩效追踪，总结经验，针对改进措施进行持续评价。绩效考核通常与激励政策相结合，以期更好地实现目标。

以科主任为核心的专科运营团队

大部分科主任都是从一个优秀的医生转型而来的，缺乏必备的管理知识和技能，科室运营基本上靠惯性。因此，仅仅依靠一个科主任通常很难实现有效的专科经营模式。因此，以科主任为核心构建一支专科运营团队更具有现实意义。专科运营团队的核心任务体现在三个方面：

1. 资源整合

学科建设以及科室运营需要整合院内和院外的多方资源。科主任相当于学科代言人，与诸多利益相关方打交道。专科经营团队能够帮助科主任整合各方资源，协调各方关系，为学科发展创造更多机会和条件。

2. 运营管理

大部分科主任不懂财务，也没有管理学背景。专科经营团队不仅要善于分析科室病种结构、收入结构和成本结构，也要找出临床诊疗过程中的影响运营效率和成本的要素，提出改进计划。

3. 品牌建设

专科运营团队不仅要协助科主任在专业领域开展学术交流，提高科室的学术地位；还要负责开拓市场，发现潜在患者。同时，帮助维护现有患者，提高患者满意度和口碑。

专科运营团队的组成

1. 运营经理

既要关注前台，也要关注后台；既要关注医疗质量，也要关注人财物等资源；既要协调与各职能部门的关系，也要管理科室内部行政类事务；既要向科主任汇报，也要向医院运营院长汇报。

2. 科教专员

既要负责人才培养，也要关注科研项目；既要组织继续教育，也要协助申请科研基金；既要开展与医学院校或科研机构合作，也要积极参与学会或协会举办的学术交流会议和培训；既要汇报科主任，也要汇报医院科教处。

3. 质量专员

既要关注医疗质量相关制度的执行情况，更要关注医疗不良事件；既要关注不良事件的持续改进计划执行进度，也要关注不良事件体系的管理漏洞；既要关注重点患者的个案，也要针对科室重点监控指标进行反馈；既要向科主任汇报，也要向医院质量管理委员会汇报。

4. 品牌专员

既要建立专科品牌，也要形成专病品牌；既要帮助医生协调媒体关系，也要帮助医生在医院自媒体发声；既要帮助组织科普知识传播，也要组织参加社会活动；既要向科主任汇报，也要与医院市场部协调配合。

建立专科运营机制的最终目的是形成在"技术、服务、质量、学术、品牌"五个方位的全面管理模式，以期实现专科绩效的持续改进和提升。以科主任为核心的专科运营机制不仅能够提高科主任的综合管理能力，而且也能培养一批基层运营管理人才，对于医院来说，这也是重要的财富。

CHAPTER 7

第七章

七大逆向运营法则

———

不要跟随别人的足迹，要走出自己的路。

——拉尔夫·沃尔多·爱默生（Ralph Waldo Emerson）

医院运营需要系统化思维，单纯强调"患者至上"或"技术至上"都会有失偏颇。医疗市场是一个不完全竞争的市场，运用不同于传统模式的逆向思维往往可以取得更好的效果。

法则一： 做最好的自己

在传统营销观念中，一个产品往往要通过市场调研和竞争对手分析，找到自己的市场定位，并通过产品、服务、价格、渠道、促销等多种方式与竞争对手进行较量，尽量扩大市场份额。

医疗市场是一个特殊的市场，市场竞争不充分，细分化程度不高。某些专科在某个区域可能是"红海"，但是整体市场处于碎片化状态，属于"蓝海"。

在这种情况下，"做最好的自己"是最佳策略。在某个细分领域（如专科、亚专科、专病）培养核心技术、形成独特性，打造细分领域的品牌效应。因此，在技术、人才、服务和管理方面下功夫，往往比广告和促销更有效。

法则二： 主导而不迎合

服务业的宗旨是"以客户为中心"，医疗行业确实具有服务属性，应该重视"客户满意度"。但是，医疗行业同时具有技术属性，并且信息往往是不对称的。患者的期望值可能是不切实际的，甚至是不合理的。医务人员如果一味地迎合患者，可能导致所有人都不满意。医疗服务需要在患者期望值和满意度之间建立一种平衡。

什么是好的医疗服务？不是言听计从，不是卑躬屈膝，而是告诉患者不知道的东西，教育患者不懂的事情，指导患者做该做的事情，鼓励和安慰患者，共同战胜病魔。事实上，很多人并不知道自己想要什么。医疗服务更是如此，不迎合，善引导，更要尊重。既要保护患者的尊严和隐私，也要表达重视和关爱；既要保持和客户之间的距离，也要不卑不亢，彼此尊重。

法则三：时间体验重于空间体验

传统观点认为，好的服务只是提供舒适的环境、先进的设备这些硬件条件，为客户提供享受和愉悦。

其实，患者最关注的并不是在空间上的比较优势，而是在医院空间内的时间体验。患者是脆弱的、敏感的、迫切的。他们希望自己方便、快捷、无间断、完整地接受一系列诊疗服务。在接受诊疗过程中的一个微笑、一句问候、安慰或鼓励、一杯水、一条披肩，都会让患者变得心情愉悦，感觉到更有尊严。因此，医疗服务的挑战在于如何优化患者在医院空间内的时间感受。

法则四："质量"重于"数量"

通常，管理者容易将注意力集中在市场份额的持续增长上，有时不惜通过折扣，甚至为了提高业务量而"偷工减料"。但是，医院运营应该以"质量"为第一生命要素，关注的核心是"深度"，而不是"广度"。

关注"质量"，必须通过个案分析，挖掘个案背后的问题和原因。比如，某家医院每个月都开展患者满意度调查，结果满意度都在90％以上，但是实际上客户流失率超过30％。原因在于不满意的客户根本不接受电话或问卷调研，而是直接用"脚"投票。但是，恰恰这些客户遇到的问题才可能是服务中的重大漏洞或缺陷，应该作为个案被跟踪、调查和改进。如果医院管理者只是满足于90％以上的客户满意度，就会忽略这些深层次问题。不能牺牲"质量"来获取"数量"。相反，必要时可以牺牲"数量"而保持"质量"。

法则五：　最大的成本不是人才，　而是信任

在传统的财务报表中，人员成本属于医院主要的可变成本之一，属于管理成本。但是，医院运营更应该从"资源"角度而不是"成本"角度看待人才。投资人才就是投资学科建设，比投资设施更重要；投资团队就是投资未来，比投资设备更重要。

医疗行业最大的隐性成本其实是信任，这种信任来自患者对医生或医院的信任，也来自员工对医院管理者或投资方的信任。建立信任需要一点一滴、长期积累，管理者要致力于将患者和员工都培养成医院品牌的"粉丝"。

医院员工的亲人如果生病，是否会选择本院就诊？如果选择本院就诊，又会选择哪位医生？这两个问题的答案背后就是信任度。

法则六：　诠释善的品牌，　释放善的力量

传统营销强调广告和促销。医疗服务无法靠广告刺激销量，更无法靠广告建立品牌形象。

医疗服务具有公益属性。医院管理者需要考虑的是如何将医院的品牌形象与公益事业结合在一起，让公益的意识渗透到医院文化建设，让公益的逻辑与医院经营结合在一起，让每一个员工都找到行医的真正意义，让医疗服务回归到真正的价值所在。将医院的技术和资源应用到公益领域并创造出更大的社会价值，在效率上远远优于以捐赠为主的传统模式。在经济效益和社会效益交集的领域内实现价值共享，开展能够有效输出自身能力、技术和服务的公益活动，能够让医疗变为更有意义和价值的事业。

一家医院必须具有自己的灵魂。高尚的灵魂才能铸就伟大的品牌。将善心和善意注入医院的价值观，将善行和善举融入医院的日常经营活动中，才能修成正果。在这个过程中，选择合适的公益平台和合作伙伴，充分发掘利益相关方的合理需求，达成共赢的局面。在未来的中国市场上，慈善和公益将可能成为所有医疗品牌的活动中最具有活力的亮点。

法则七：　做有价值的事情，　等待时间的回报

医院应该致力于打造一种成熟、厚重，同时不失积极和进取的品牌形象。

从战略方向到管理团队、从组织架构到团队建设、从学科设置到人才培养、从制度规范到培训考核等，都需要在相当长的一段时间内保持系统性和稳定性。在服务产品、服务标准、服务流程、服务模式、服务价格、渠道政策、沟通策略、沟通方式、沟通渠道等多个维度都需要保持政策的逻辑性和连贯性。追求卓越的医院品牌是一件有价值的事情，需要默默地付出和积累，然后，静静地等待时间的回报。

第六篇

人　才

传统观念认为管理就是组织人员完成工作，真正的管理是通过工作让人得到发展。

——阿哈·哈桑·阿贝迪（Agha Hasan Abedi）

- 描述医疗行业人才应该具备的基本素质和能力
- 探讨人才战略如何助推实现医院整体目标和战略
- 介绍医生职业化的发展路径以及国外知名医院的职业化行为准则
- 描述如何评价一名好医生，附带全球医师评估标准量表
- 介绍主诊医师负责制的意义以及推行方法
- 展望未来医师发展的四重境界与标准
- 探讨基于数据开展人才精准定位、定向培养和发展

CHAPTER 1

第一章

医疗行业人才八观

————

人才八观

第一观：永远不要把赚钱放到第一位

毋庸置疑，大部分选择从公立医疗体制离开的优秀人才，不论是技术型人才还是管理型人才都在寻找能够证明其自身价值的机会和平台。通常情况下，衡量价值的标准就是收入水平。收入越高，证明其市场价值越高。

但是，如果一个医生以"金钱"为唯一做事标准，凡事讲求回报，那么他一定不会成为最称职、最受欢迎的医生。而一家医疗机构，如果把所有事情都和金钱挂钩的话，就必然会走上"过度医疗"的歧途。在医疗行业，无论是投资者还是从业者，做事动机是决定你能够在这条路上走多远的最重要因素。

第二观：永远心存敬畏

因为健康所系、性命相托，从事医疗行业的人应该敬畏生命。

因为知识无限、生命有限，从事医疗行业的人应该敬畏真理。

因为个体差异、病情复杂，从事医疗行业的人应该敬畏患者。

古人云："贤者畏惧，然无忧虞。"知道敬畏，才能保护我们内心的良知。内心有所敬畏者，才会懂得尊重，把握分寸，守住底线。在医疗行业，无论是投资者，还是从业者，做事态度是决定你能在这个行业站的多高（品牌地位）的最重要因素，懂得敬畏的人和机构，才能站得高、看得远。

第三观：永远换位思考

如果你是医生，你要学会站在患者以及家属的角度上看问题，因为患者满意度很重要。

如果你是院长，你要学会站在员工的角度上看问题，因为员工满意度很重要。

如果你是员工，你要学会站在同事的角度上看问题，因为团队合作很重要。

如果你选择在医疗行业做事，一定要培养换位思考的思维习惯。如果你提供的是医疗服务，首先要具备同情心和同理心。发自内心地要帮助别人，并且能够从中获得满足感和成就感，无论对投资人还是从业者都是最基本的要求。

第四观：建立个人品牌

没有慕名求医的患者，可能很难成就一个好医生的形象。品牌，应该是每个医疗从业者追求的终极目标，尤其是医生。作为医生的个人品牌，既包括在学术领域的专业品牌，即学术地位、专科或专病特长，也包括在大众领域的社会品牌，即患者口碑、患者满意度。

第五观：培养沟通能力

毫无疑问，医生是医疗行业的主力军，也是医院最核心的人才。

医生最重要的能力是什么？专业知识和技能。

医生最基本的能力是什么？逻辑思维能力。

医生最关键的能力是什么？决策能力。

医生最欠缺的能力是什么？沟通能力。

正所谓：有时去治愈，常常去帮助，总是去安慰。作为医生，需要沟通的范围非常广，包括医患之间的沟通、医护之间的沟通、医技之间的沟通、团队内部沟通、与其他科室沟通、与上级的沟通、与下级的沟通、与管理部门的沟通、与媒体的沟通、与同行的沟通等。在众多沟通中，有的是专业范畴内，有的是跨专业，更多的是与非专业的沟通。然而，我们的医生常常会忽视沟通的重要性，也不擅长用通俗的语言讲述专业知识，更不用提沟通态度和沟通技巧。但是，建立个人品牌，始于培养和提高沟通能力。

第六观：培养领导力

什么是领导力？医生为什么需要领导力？

通常我们会认为领导力是管理者运用权力和权威影响下属的能力。但是，美国领导力大师罗纳德·海菲兹（Ronald Heifetz）将领导力定义为：动员他人解决适应性问题的能力。从这个角度看，在医患关系中，医生领导力就成为能够影响患者以及病情发展的重要能力。有时候，即使诊断明确，治疗方案也需要根据病情调整。有时候诊断不明确，治疗方案可能是探索性的、效果更无法确认，这些更需要患者的理解和支持。所有生活方式的慢性疾病都需要医患之间长期保持互动，保持亲密和信任关系。在以上这些诊疗服务中，医生的领导力对于患者治疗效果和生活质量都具有举足轻重的作用。

第七观：培养快速学习力

医生是一个终生学习的职业。医学知识迭代和技术发展日新月异，医学类学术期刊数量占所有科技类期刊的1/5，足以说明医学知识的丰富性和在自然科学中所占重量。医学类学术交流活动频繁。如果将各类专业学术会议汇总起来，估计也是全世界最多的专业会议。这是一个强调深度学习的时代，作为一名医生，更需要责任感、紧迫感甚至危机感去不断学习和创新。

第八观：工匠精神

工匠精神是什么？精雕细琢、精益求精、用户至上、追求极致。

成为一名好医生是长期积累、训练和磨炼的结果。同时，这个过程也是医生通过救治患者、学习知识、提高技能、学术交流、临床科研、持续改进医术的螺旋式上升的过程。伟大都是熬出来的。

CHAPTER 2

第二章

人才战略的顶天与立地

————

苹果公司 CEO 库克曾经说过，"我每天、每周、每月、每年都在思考三个问题，并把它们放进三只水桶：人才、战略和执行"。

在所有战略要素中，最关键的是人，最大的变量也是人。医院属于知识密集型企业，知识型员工占比至少 70%，知识型员工的素质、态度及能力决定了医疗质量和运营效率。

因此，如何招募、培养和激励知识型员工是医院管理的最大挑战，也是实现医院整体战略的关键保障。成功的人才战略不仅要建立"人尽其才、才尽其用"的机制，更要形成"长江后浪推前浪"的人才辈出的局面。

人才战略第一步： 人才观

简单地说，人才观就是看医院如何评价员工价值。医院的使命、愿景、价值观、发展历程以及医院文化，是医院"人才观"形成的基础。清晰的人才观应该体现在"人才引进、选拔、培养、晋升、考核、激励"等各方面，客观评价人才的价值和潜力，并且让员工在待遇提升和职业发展方面得到公平竞争的机会。如果医院缺乏明确表述的"人才观"，那么就会存在一些潜规则，人才评价主要靠领导主观判断，不确定性较强，容易陷入"关系"陷阱（越亲近领导的员工越容易得到重用）。

"人才观"是医院人才战略的基本纲要，反映医院对于人才的价值判断，指明员工的职业发展路径和努力方向，更是医院文化建设的风向标。

人才战略第二步： 核心任务

1. 核心人才与关键岗位

核心人才是医院发展的中坚力量，一定要在关键岗位上将其作用发挥出来。德才兼备是基本标准。看领军人才时，注重其领导力和事业心；看骨干人才时，注重其责任心和积极性；看人才潜力时，注重其学习力和坚持力。

2. 人才梯队与发展路径

医院的可持续发展不仅需要人才团队，更重要在于建立培养人才的机制。"空降人才"解决的是人才的"瓶颈"问题，而"内部培养"解决的是人才的"输送管道"问题。医院人才大致分为四种类型：技术人才、科研人才、管理人才以及复合型人才。不同类型的人才所需要的素质、知识、技能都要遵循各自发展的规律和逻辑，同时要结合个体特点以及团队风格进行组合。不仅要让个体看到自身价值和未来发展空间，也要将个体与科室或医院的发展目标和方向结合在一起。

人才战略第三步： 驱动力

在一个组织中，员工的行为驱动力包括三个层次：

第一层是外在的物质刺激，包括薪酬、奖金、福利、期权等；

第二层是外在的认可和褒奖，包括赞美、表彰、奖励和荣誉；

第三层是内在的热情与追求，包括自我掌控、自我突破及自我实现。

前两层属于外部驱动，第三层是内部驱动。不同的个体在不同的发展阶段追求的目标不同。单纯的一个驱动因素往往都无法持久。外部因素和内部因素交替作用才能保证持续激励。医院是一个平台，不仅让人才实现价值，更要让人才不断提升价值。医院管理者的主要任务就是制定"平台规则"，既保证短期刺激效应，也能实现长期驱动力。

人才战略第四步： 重要环节

"选人、用人、育人和留人"这四个环节贯穿人力资源管理的始终。这四个环节的工作绝不仅仅是人力资源部门的管理职责，更是各科室负责人的核心任务。

1. 选人

选人的出发点是"每个人都是独特的，没有最好的人选，只有最合适的人选"。

选人不仅要看个人教育背景，而且要看既往的实践经验；不仅看工作经验，而且要看个人素质和个性特点；不仅要评估个人现阶段能否胜任，而且要判断其发展潜力。不仅要评估个人能力，而且要考虑团队融合问题。选拔人才是双向选择的过程，医院能否吸引人才加盟也是对医院人力资源政策的全面检验。

2. 用人

用人的出发点是"每个人都具有潜力，管理的目标是促使普通人做出不平凡的事情"。

医院的存量人才仅仅具有忠诚度是不够的，老员工伴随着企业成长，更应该走出舒适区，发挥更大价值。增量人才仅仅具有激情是不够的，新员工应该尊重历史、尽快融入，将自身发展与医院未来结合在一起。医院各科室之间需要协同，人尽其才不能靠单打独斗，而是要形成互相支持和协同的合作环境。

用人效率直接影响医院运营效率和医疗质量。人才适用性和岗位匹配度不仅涉及个人能力和态度，也涉及组织架构和企业文化。

3. 育人

育人的出发点是"每个人都是可造就之才，钢铁就是被炼出来的"。

培养人是医院永恒的主题，形成人才梯队是医院可持续发展的动力。培养方式有很多，但最重要的方式是在实战中获得锻炼。培养人才需要业绩驱动，医院增长乏力的情况下无法培养人才。对于专业人才，不仅需要技术和理论学习，更需要在职业化、沟通和市场方面的培训。对于管理人才，则需要懂业务、懂市场、懂政策、懂人性。

4. 留人

留人的出发点是"每个人都会和医院一起成长，同步实现自我价值和医院价值"。

留人不仅靠薪酬和感情，而且要靠发展机遇和前景。激励机制要多元化。经济因素很重要，但是超过一定程度之后，薪酬的重要性就会弱化。越是具有进取心和事业心的核心人才，越看重非薪酬因素。一般来说，员工离职的表面原因是薪酬待遇问题，深层原因可能是获得上级领导支持不足及缺乏成长机会。

对于员工的合理流动，甚至是末位淘汰是正常的。但是必须要重视造成核心人才流失的各种因素。顺境中留人容易，困境中留人困难。留人要"未雨绸缪"，最好避免"亡羊补牢"。

人才战略第五步：操作原则

作为医院领导者，只有在组织架构、人员规模、人才组合、人才来源以及人力投入等方面进行通盘考虑，才能让人才战略真正跟上医院整体战略的发展脚步。

架构：战略落地需要组织能力保障，而组织架构是决定组织能力的前提。要在"选用育留"的环节上考虑组织内部的沟通效率和决策效率。

规模：缺乏增长无法建立人才梯队，但是扩张过快容易稀释核心价值、出现经营风险。针对核心技能和重要管理岗位，短期内复制困难，需要未雨绸缪。

组合：一方面，为了保证医疗质量和未来发展，在技术人才方面需要新老搭配和人才储备。另一方面，为了保证持续创新和持续改进，需要创造一定的竞赛氛围以带来鲶鱼效应，保持适度的流动性和淘汰率。

来源：内部培养和外部空降相结合。通过重点项目定点突破，进行专项人才引进和培养。利用外部资源，形成人才队伍的弹性组合。

投入：一方面，医院要考虑到长期发展所需要的人才培养和储备，另一方面也要考虑人力资本的优先投入对当期的财务表现的影响，确保可被接受。

判断一家医院人才战略的"成熟度"，关键看其是否具备持续培养人才机制以及让人才脱颖而出的职业发展通道。看一家医院的人才文化的"健康度"，关键看医院面临困境时，管理层和员工能否不离不弃、团结一致、自我批判、及时纠错，最终走上正常轨道。

保持"成熟"和"健康"，是医院在不确定的环境下，确保生存和持续前进的关键特质，同时也是人才战略的最根本意义所在。

CHAPTER 3

第三章

医生的 "职业化" 道路

专家要控制自己的情感，靠理性而行动。他们不仅具备较强的专业知识、技能以及伦理观念，而且无一例外的以顾客为第一位，具有永不厌倦的好奇心和进取心，严格遵守纪律。以上条件全部具备的人才，我才把他们称为专家。

————大前研一

现代商业文明中，人才的职业化程度既是市场竞争的产物，也是衡量一个行业产业化程度的基本要素。缺乏职业化人才，企业缺乏竞争力，产业发展空间受限。"职业化"这个词，英文是"professionalism"，其词根"profess"意思是"向上帝发誓，以此为职业"。

因此，职业化的核心是客户至上，让客户满意。医生并不是仅仅因为专业技术成为专家，而是因为"向上帝发誓，以此为职业"，即把患者作为出发点，而成为专家。医生的职业化程度不仅体现在知识和技能，更强调人际交往和沟通能力；不仅要表现出责任心和同情心，更是展示一种自信和成熟。

医疗行业正处于前所未有的转型期，医生面临的选择越来越多。但是，大多数医生都没有准备好迎接这样的机会和挑战。由于大部分公立医院属于事业单位体系，因此，很多医生并不知道如何面对市场、经营品牌，更不知道如何面对媒体、面对社会压力。

中国的医学教育一直以来"重专业，轻人文"。资质准入仅仅考核专业知识和专业技能。针对医生的职业素质、职业心态、职业意识、职业行为、职业沟通等方面的培训凤毛麟角。因此，走向市场的医生，先要实现"职业化"转型。

职业化第一步： 职业化精神

职业化，不仅用理性的态度对待工作，而且需要精神力量的支撑，敬畏生命、尊重医学、充满人道主义精神。职业道德也是职业化精神的一部分，作为医生不仅要遵从一般的社会道德，而且需要恪守医疗行业的道德底线。

正如希波克拉底誓言："今我进入医业，立誓献身人道服务；我感激尊敬恩师，如同对待父母；并本着良心与尊严行医；病患的健康生命是我首要顾念；我必严守病患寄托予我的秘密；我必尽力维护医界名誉及高尚传统；我以同事为兄弟；我对病患负责，不因任何宗教、国籍、种族、政治或地位不同而有所差别；生命从受胎时起，即为至高无上的尊严；即使面临威胁，我的医学知识也不与人道相违。"

职业化第二步： 职业化意识与技能

职业化，不仅看外在的着装、形象、礼仪礼节，而且注重内在的责任心、敬业精神、心智模式和团队精神。职业化意识包括服务意识、成本意识、规则意识、品牌意识、风险意识、团队意识和学习意识。

职业化，不仅意味着知识丰富、技术过硬，而且需要充满自信和阳光，对细节和完美不懈追求。

职业化第三步： 职业化行为准则

职业化就是在合适的时间、合适的地点，说合适的话，用合适的方式，做合适的事情。职业化，不仅是工作状态的标准化、规范化、制度化，而且是一种潜在的价值观和文化氛围。医院应该制定职业化的员工行为准则并纳入员工绩效行为的评估范畴。美国约翰斯·霍普金斯医院追求卓越服务的行为标准分为六个部分：

（1）客户关系；

（2）自我管理；

（3）团队合作；

（4）沟通；

（5）责任；

（6）持续改进。

每个部分（category）包含多项标准（standard），每项标准包含多项主题（theme），每项主题（服务场景或服务项目）含有多项行为规范（behavior description）（见图 6-1 和图 6-2）。

附录：美国约翰斯·霍普金斯医院卓越服务行为标准

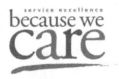

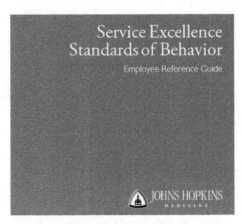

图 6-1　约翰斯·霍普金斯医院《卓越服务行为标准》手册封面

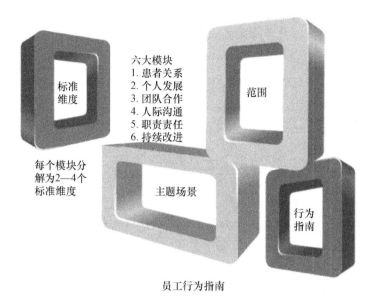

六大模块
1. 患者关系
2. 个人发展
3. 团队合作
4. 人际沟通
5. 职责责任
6. 持续改进

标准维度

范围

每个模块分解为2—4个标准维度

主题场景

行为指南

员工行为指南

图 6-2　约翰斯·霍普金斯医院卓越行为标准

第一部分：客户关系

标准 1：礼遇、尊敬、关爱患者及其家属或陪同人员

主题 1.1：首次接触，立刻欢迎并且招呼患者及其家属或陪同人员

行为规范 1：微笑、保持目光接触、随时准备提供帮助。不要让任何人产生被忽略的感觉。你只有 7 秒钟时间给人留下第一次印象。

行为规范 2：使用礼貌用语。例如，"您好""早晨好""谢谢""请""劳驾"等。

行为规范 3：使用友好的口气，语速不要太快或太慢。

行为规范 4：保持一个开放和欢迎的身体姿势。坐或站均保持身体挺立。关注患者，不急、不躁、不做无谓动作。严禁双手抱胸。

行为规范 5：称呼女士或先生的姓氏，在交流过程中反复称呼。

行为规范 6：自我介绍要完整（姓名、工作职责、工作任务），告诉患者你的做法。

行为规范 7：保持环境温馨、友好、清洁、有序。标识清晰、不误导。

主题 1.2：沟通过程让每个人都感到重要

行为规范 1：用眼神、言语和肢体语言给予患者和患者家属充分的关注。避免分心。例如，"让我关好门，我们可以详谈"。

行为规范 2：避免使用短语简单地回答，或忽略与你谈话的人。粗鲁是不能被接受的。

行为规范 3：使用准确和易于理解的语言，避免学术用语、缩写或简称（除非确认对方知道）。书面记录或来往资料一定要检查拼写。

行为规范 4：最好能坐下来谈话，让人感觉我有时间陪你。

行为规范 5：结束谈话时要询问患者是否还有其他事情。

行为规范 6：鼓励患者及其家庭积极参与讨论和治疗过程。例如，让患者在笔记本上记下问题列表，以便当医生查房时询问。

行为规范 7：在交流中表示同情心和换位思考。例如，"我知道这个问题让人很心烦，我们一起想办法解决"。

行为规范 8：知道交谈的力量和亲切用语的重要性。询问患者生活中重要的人或事。例如，"让我看看你孙子的照片"。

主题 1.3：正式沟通中维护患者尊严，保护患者隐私

行为规范 1：以行动体现关注患者的舒适性和隐私。查体时关门、使用被子或拉帘或屏风。避免大声讨论病情。

行为规范 2：进门前敲门、表明身份，得到认可后再进入。

行为规范 3：当需要和患者讨论个人病情信息或进行专业操作时，征得患者同意哪些人可以在场。

主题 1.4：对于延时、等候、抱怨等不良体验的事件保持敏感度

行为规范 1：能及时察觉对于患者的不良体验（尤其是耽误时间），并承认事实，道歉。

行为规范 2：尽量用其他方式让患者感到你在试图弥补和补偿。例如，为患者免费提供饮品。

行为规范 3：为任何不良患者体验表示歉意，即使不是你的直接过错。对于可能的等候时间有明确的说法（如"再等 20 分钟，因为临时有一个紧急情况需要抢救"），而不是模糊的托词（如"差不多"）。

行为规范 4：不时地查看和询问正在等候的患者及家属，关注他们的情绪变化，或者提供替换方案（如重新预约时间、提供免费服务等）。

标准 2：快速并恰当地回复患者需求

主题 2.1：有效的时间管理

行为规范 1：准时（预约时间、截止日期），意识到每个人的时间都是有价值的。

如果你无法准时，一定要提前通知患者。但你要意识到，你的延误可能会影响其他人的工作。

行为规范 2：患者不关心你无法满足需求或不良体验的任何借口（人员、设备或场地问题），患者只关心你的解决方案。永远不要指责患者。

主题 2.2：承担反馈患者需求的责任

行为规范 1：满足患者需求，独立承担责任并遵守承诺。

行为规范 2：如果仅凭个人或部门无法满足需求，告知患者需求助其他人或部门，并明示预期步骤和时间。

行为规范 3：评估患者需求的紧急程度和优先顺序。如果涉及患者安全或医疗质量问题，则需要及时将问题升级。及时关注并吸取他人的意见。

标准 3：预测患者需求并启动反馈

主题 3.1：主动积极

行为规范 1：针对常见问题（FAQ）提前做好准备，在患者提问之前提供相关信息。

行为规范 2：判断患者不同情况主动提供针对性帮助。

行为规范 3：预先评估可能发生的情况，并主动预防（如雨天提供雨伞包装）。

行为规范 4：预先判断患者的特殊需求，并提供帮助。例如，宗教信仰、语言障碍、行动不便、听力或视觉障碍等。

行为规范 5：记住老患者的特殊爱好和需求，并预先安排（如饮食口味）。

主题 3.2：及时行动

行为规范 1：站在患者的角度思考并表达出来。

行为规范 2：及时告知患者。

行为规范 3：回复所有的电话、邮件和患者需求。最好在 12—24 小时以内。

行为规范 4：给予患者及家属疾病和药品信息。一旦发现副作用、并发症或合并症时能够及时反馈。

第二部分：自我管理

标准 1：展示职业化形象和行为

主题 1.1：个人形象

行为规范 1：遵守着装要求（如职业装、配饰、化妆、香水、发型、卫生、图腾等）。

行为规范 2：胸前佩戴员工证（ID），保证名字、相片可识别。

主题 1.2：做合适的事情

行为规范 1：正面思维，多看别人长处。

行为规范 2：透过现象看本质，不要互相责备和埋怨，尤其在患者面前。

行为规范 3：出现分歧时保持客观冷静，避免事态升级。

行为规范 4：业务繁忙时，保持平静和秩序。

行为规范 5：在走廊或电梯等公共空间保持礼让。除非在紧急状态下。

行为规范 6：在患者空间或工作空间避免吃喝行为。

行为规范 7：保持积极的态度和行为，在患者面前永远展示最好的一面。

主题 1.3：说合适的话

行为规范 1：注意隐私，讨论隐私问题注意避免其他人员在场。

行为规范 2：使用建设性言语。例如，遇到问题时，用"挑战"而不用"麻烦"。

行为规范 3：不要抱怨，要提供解决方案。

行为规范 4：当患者或其他人提出反对意见或不同想法时保持开放心态，表示接受。

行为规范 5：多使用正面语言（如"我能够""我希望""我可以"），尽量避免负面语言或反语（如"我不知道""没办法"）。

行为规范 6：称赞团队成员、展示科室和医院好的一面。不要在患者面前抱怨内部管理和服务方面的问题。

主题 1.4：保持一致

行为规范 1：与任何人交流之后留下好印象。

行为规范 2：以礼貌语结束互动和交流。

行为规范 3：每个细节都会影响印象。

标准 2：发现机会充实自我

主题 2.1：提高工作技能

行为规范 1：寻找发现培训学习机会。

行为规范 2：在实践中不断寻找和发现哪些可以改进。

行为规范 3：寻找并学习专业领域内最佳实践、指南和技术规范。

行为规范 4：保持与同行的交流和学习。

行为规范 5：完成行业规定的强制性的继续教育。

主题 2.2：主动寻找发展机会

行为规范 1：善于发现和利用现有资源。不要等待，要主动出击。

行为规范 2：寻找非正式组织的锻炼学习机会（如委员会、任务小组、品管圈等）。

行为规范 3：与上级领导积极沟通并制订个人发展计划。

标准 3：高质量履行职责

主题 3.1：遵守时间

行为规范 1：及时完成工作。

行为规范 2：凡事有计划，并按计划执行。

行为规范 3：有效管理会议时间。

行为规范 4：平衡高质量和工作效率。

主题 3.2：寻求外部帮助

行为规范 1：识别个人压力以及压力对于绩效的影响。

行为规范 2：无法独立完成时寻求帮助。

标准 4：遵守各类规章制度流程

主题 4.1：知道、理解、遵守

行为规范 1：了解与自身工作职责相关的所有规章制度流程，遇到问题与上级讨论明确。

行为规范 2：及时了解制度流程的更新状态。

第三部分：团队合作

标准 1：内／外部合作

主题 1.1：内部合作

行为规范 1：让团队内部成员知道自己的去向。

行为规范 2：对于给他人带来的不便表达歉意。

行为规范 3：考虑多种方案的可能性。

行为规范 4：包容团队成员的多元性。

行为规范 5：不散播小道消息。

行为规范 6：主动帮助新成员。

主题 1.2：对外合作

行为规范 1：科室外部合作基于患者的需求和利益。

行为规范 2：患者及其家属也是团队的一部分。

行为规范 3：当合作出现问题时，不要互相责备，而是积极寻找解决方案。

标准 2：愿意接受分外工作

主题 2.1：认识团队重要性

行为规范 1：不要说"这不是我的职责！这不关我的事！"

行为规范 2：强调团队重要性重于个性。

行为规范 3：为团队其他人员创造轻松工作气氛和环境。

标准 3：认可并支持团队其他成员

主题 3.1：对待团队成员

行为规范 1：称赞别人，要具体化。

行为规范 2：从他人身上学习，主动求教。

行为规范 3：让每个人都觉得自己很重要。

行为规范 4：为团队成员争取荣誉。

主题 3.2：包容他人

行为规范 1：团队内部分歧时，不能失礼、说脏话、人身攻击等。

行为规范 2：当他人需要帮助时，主动提供。

行为规范 3：为了共同的目标求同存异。

行为规范 4：团队成员不需事事一致，但力求合作愉快。

行为规范 5：小摩擦要及时解决避免升级为冲突。

标准 4：愿意分享

主题 4.1：运用合适的语气和言语

行为规范 1：及时分享关于提高安全、质量、效率的信息。

行为规范 2：分享外部学习交流的体会和内容。

行为规范 3：清晰地交接患者或任务。

行为规范 4：遵循制度流程，选择合适的沟通方式（如电话、邮件等）。

第四部分：沟通

标准 1：倾听患者需求并适当反馈

主题 1.1：积极地倾听

行为规范 1：安静认真地倾听患者倾诉，包括用词、语气、情绪。善于发现真实需求。

行为规范 2：先理解他人，再寻求被理解。

行为规范 3：总结陈述对方的表达内容。

行为规范 4：让患者重复表述，以确认真正理解。

行为规范 5：对于患者提出的重要问题，澄清一遍。

主题 1.2：提供信息和帮助

行为规范 1：运用简单易懂的语言，避免俚语、俗语、方言、口头语或专业术语等。

行为规范 2：具有提供信息的能力。

行为规范 3：切忌不耐烦的口气或表情。

行为规范 4：进行必要的补充解释，包括对家属。

行为规范 5：必要时，请求外援提供帮助。

标准 2：沟通及时、清晰、准确

主题 2.1：了解患者期望并追踪结果

行为规范 1：清晰介绍服务项目或操作的目的、流程和方法。

行为规范 2：保证患者明白，并对结果形成共识。

行为规范 3：追踪结果，了解满意度。

行为规范 4：反复确认患者是否理解所掌握的信息。

行为规范 5：纠正患者的误解或错误信息。

标准 3：专业判断结合具体场合

主题 3.1：面对负面事件

行为规范 1：诚实，但对敏感信息要谨慎处理。

行为规范 2：出现医疗质量或患者安全问题时，遵守标准流程处理。

行为规范 3：积极参与不良事件的沟通。

行为规范 4：给予多种解决方案。

标准 4：保证患者隐私和信息安全性

主题 4.1：病历或患者信息分享

行为规范 1：遵守 HIPAA 指南关于患者信息保密规定。

行为规范 2：把握分享患者信息的必要性。

行为规范 3：严格遵守有关病历管理的制度流程。

行为规范 4：登录用户名和密码限于本人。离开时下线。

行为规范 5：讨论患者病历或信息注意隐私。尤其是电话讨论。

第五部分：职责与责任

标准 1：财产、患者与环境安全

主题 1.1：财产、耗材与环境

行为规范 1：遵循制度流程。

行为规范 2：使用后的储存和管理。

行为规范 3：破损设备及时处理。

行为规范 4：使用后回归原处。

行为规范 5：耗材使用管理遵守规范。

行为规范 6：保持环境整洁、有序。

行为规范 7：保持通道出入口畅通。

行为规范 8：消除环境中的安全隐患。

行为规范 9：熟悉各类紧急代码。

行为规范 10：了解设施安全目标和措施。

行为规范 11：参加各类安全讨论和查房。

行为规范 12：防止液体或食品洒在地上。

行为规范 13：及时上报问题设备和设施。

第六部分：持续改进

标准 1：个人、部门、机构

主题 1.1：绩效、成本、安全

行为规范 1：利用资源具有成本意识。

行为规范 2：提出关于绩效改进的建设性意见。

行为规范 3：杜绝浪费行为。

行为规范 4：保证在安全的前提下提高效率。

行为规范 5：积极倡导质量提升活动、参加相关培训。

行为规范 6：积极参与患者安全项目，并提供数据、分析、贡献想法。

CHAPTER 4

第四章

好医生

　　再年轻的医生，在患者眼里都是长者，他肯向你倾诉一切；再无能的医生，在患者眼里都是圣贤，他认为你可以解决一切。

——郎景和

医生的角色

　　从预约、门诊、检查、住院、手术到出院、随访等一系列服务，都是由医生在主导。无论在门诊，还是住院，医生都是诊疗方案的主要制订者。无论是护士，还是技师，都在执行医生所开具的医嘱。因此，医生既是医院服务的总导演，更是医疗服务的决策者和推动者。

　　医生的知识和技能直接影响治疗效果，医患沟通是与患者建立信任的关键接触点，因此医生既是医疗质量的直接责任人，也是医患关系的缔造者。

什么是好医生

　　奥地利的诺瑟格尔教授说："只有一个真正的君子才能成为一个真正意义上的医生。"医生是一个值得尊重的职业，更是一种终身学习的职业。那么，一个好医生应该是什么样的呢？

　　(1) 一个好医生不仅要看教科书，而且要定期查阅文献，寻找一切机会了解最新进展和实践，持之以恒，终身学习。

　　(2) 一个好医生不是生搬硬套诊疗规范，而是深刻理解生理病理机制和疾病发生规律，寻找解决临床问题的最佳方案，永远好奇，永不满足。

（3）一个好医生不仅要拥有过硬的临床技术，而且要注重人际交往和沟通技巧，耐心解答患者或家属的问题和疑虑，不断给予鼓励和支持。

（4）一个好医生不仅要倾听患者的抱怨，而且要关注其中的偶然事件，而这些偶然事件可能是砸在牛顿头上的"苹果"。对于未明确诊断或者鉴别诊断不明确的病例，永远积极寻找新证据。

（5）一个好医生不仅是一位耐心的倾听者，而且是一个引路人，能够巧妙地引导患者说出自己的感受及与病情相关的信息，能够激发患者战胜疾病的信心和信念。

（6）一个好医生在诊疗过程中既注重微观细节问题，刨根问底，也具有全局视野和整合思维，尽量全面搜集患者的信息作出综合评估，并且清晰、如实、准确、及时地记录诊疗过程。

（7）一个好医生不仅要具备出众的个人能力，而且要懂得自身的局限，知道何时、何地，以何种方式向其他医生或专家咨询以获得更多的帮助、指导或建议。

（8）一个好医生不应满足现阶段的诊疗方案，会进一步寻找可能发生并发症的证据、评估意外的可能性、针对高危因素积极干预，同时持续追踪和随访患者状况。

（9）一个好医生不仅关注自己专业领域的诊断，而且积极评估患者其他合并症的影响因素，及时与其他专科医生沟通，寻找最佳解决方案。

（10）一个好医生是一个好的教育者，让患者和家属知道问题所在（What）、问题根源（Why）和问题严重性（How badly）。

（11）一个好医生应该准备各种治疗方案，包括积极性、保守性、预防性、诊断性、辅助性或姑息性，并告知患者及家属，同时给出自己的建议和理由，但最终的决策尊重患者的选择。

（12）一个好医生不仅要清楚治疗方案的好处，而且需清楚其风险和副作用，同时要为患者和家属分析利弊、轻重、缓急，协助他们作出选择。

（13）一个好医生不论多忙，每天都会抽出时间看病人，和患者讨论病情，面对面沟通。

（14）一个好医生不一定能够随时解答患者的所有问题，但一定是一个即使当时不知道也会在第一时间给予患者反馈的医生。

（15）一个好医生是一个勇于承担责任、面对错误的人，而不是一味地寻求证据证明自己的想法、价值和能力，却忽略患者的利益和选择。

（16）一个好医生不是一个盲目乐观、妄下断言的人，而是给人以成熟、稳重，又不乏热情和积极向上的印象。

要想在医学上成功，一个医生必须是一个尊重患者、获得患者信任的人。现代医学之父威廉·奥斯勒（William Osler）教授在霍普金斯大学告诉学生："好的医生是治疗疾病，而伟大的医生是治疗患病的病人。"

◀ 附录：全球住院医师能力评分表① ▶

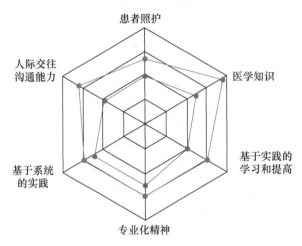

图 6-3　全球住院医师能力评估雷达图

（一）住院医师姓名：_____

（二）评分人姓名：_____；评估时间：_____

（三）评分方法，请根据住院医师在每一个评估项目的实际表现，选定对应分值，所有评分要点在下文每个维度评分的结尾部分详细说明：

- 不满意＝部分项目执行不佳或者并未执行（给1，2或3分）
- 满意＝大部分的项目执行令人满意（给4，5或6分）
- 非常满意＝所有项目执行都非常出色（给7，8或9分）

---

① 资料来源：http://www.acgme.org/Portals/0/PFAssets/ProgramResources/999_GlobalResidencyCompetencyForm.pdf，2020年4月15日访问。

评估维度一：专业化程度

1. 表现出正直和良好的职业道德；承担责任并且能完成任务

评分：不满意（1，2，3）　　满意（4，5，6）　　非常满意（7，8，9）

评分要点：自愿承担起医疗服务的责任；敢于承认错误与不足；将患者的需求置于个人利益之上；能够识别并处理医疗中的伦理困境以及各方利益冲突；维护患者隐私权；勤勉且可被信任；细心全面地完成任务；乐于助人，及时响应各种请求及需要。

2. 实践中展现出来的能力

评分：不满意（1，2，3）　　满意（4，5，6）　　非常满意（7，8，9）

评分要点：能够识别自身能力极限；适当时候请求帮助；适当地转介患者；根据所在职位及/或经验在授权范围执行各项实践。

3. 不论患者及家属的年龄、性别、种族或性取向情况怎样，都会根据每位患者实际特点，为他们提供照顾与关怀

评分：不满意（1，2，3）　　满意（4，5，6）　　非常满意（7，8，9）

评分要点：回答问题时考虑患者及家属的情绪；建立融洽的医患关系；安抚情绪；尊重并且考虑周全；不会造成时间紧迫感；能够意识到患者的文化背景、年龄、性别、残疾失能等带来的敏感性问题；无论贫富及文化背景差异，为患者提供公平无差异的医疗服务。

评估维度二：人际关系及沟通能力

4. 与患者及其家人进行有效沟通

评分：不满意（1，2，3）　　满意（4，5，6）　　非常满意（7，8，9）

评分要点：允许患者倾诉其故事；善于聆听；使用非医学专业性的术语进行解释；让患者及其家属参与决策；鼓励患者提问并及时核对其理解程度；提供有效的建议并取得患者同意。

5. 与其他专业医疗人员进行有效沟通

评分：不满意（1，2，3）　　满意（4，5，6）　　非常满意（7，8，9）

评分要点：提供完整并且书写清晰的病历记录；清晰和简洁的诊疗报告和转诊信息；条理清晰且简明扼要的患者情况汇报；明确并且精心准备的口头介绍。

6. 与其他医疗团队成员进行有效沟通

评分：不满意（1，2，3）　　满意（4，5，6）　　非常满意（7，8，9）

在与医师、治疗师以及其他医疗团队成员共同进行会诊时，表现出礼貌且能估计他人的全局观；邀请专业人员加入并分享知识和观点；使用征询而不是命令的语气；妥善解决可能出现的分歧；提出建设性方案有效地处理意见冲突。

评估维度三：医学知识

7. 具备基础医学知识并及时更新临床医学知识

评分：不满意（1，2，3）　　满意（4，5，6）　　非常满意（7，8，9）

评分要点：能够分析和鉴别疾病进程中的病理生理学问题；能够对疾病的诊断、评估和治疗作出分析；掌握解决各种临床问题的原理与方法；通过提出问题和文献检索来寻找新信息；适当引用最新文献；提出具备知识量和信息量的问题。

8. 运用医学知识与分析思考能力解决临床问题

评分：不满意（1，2，3）　　满意（4，5，6）　　非常满意（7，8，9）

评分要点：有效使用解决问题的技巧；展现良好的临床判断能力；分析方法适用于处理临床情况。

评估维度四：基于实践的学习和提高

9. 具备医疗质量持续改进理念并身体力行

评分：不满意（1，2，3）　　满意（4，5，6）　　非常满意（7，8，9）

评分要点：将个人临床结果与公认的指南和国家或同行数据进行比较；对医疗安全事件进行反省，发现优势与劣势；监测改进措施及后续效果。

10. 具有批判性思维，客观评价学术文献并应用于临床实践

评分：不满意（1，2，3）　　满意（4，5，6）　　非常满意（7，8，9）

评分要点：能够提高弥补知识差距、解决自身弱势的能力；努力寻求反馈；需要的情况下额外地增加阅读与实践；从文献中寻找信息；批判性地看待研究证据对患者的适用性；利用信息技术（IT）及资源辅助提高学习。

11. 将改进付诸行动

评分：不满意（1，2，3）　　满意（4，5，6）　　非常满意（7，8，9）

评分要点：根据临床反馈改变实践模式和其他行为；将新技能或知识应用于患者照护；依据研究证据，为患者制定个性化方案；使用信息系统改进患者

诊疗服务。

12. 帮助他人学习提高

评分：不满意（1，2，3）　　满意（4，5，6）　　非常满意（7，8，9）

评分要点：向同事解释临床推理的过程和诊疗步骤；针对学习者提出的问题，提供有帮助的临床信息；指导学习者有效使用资源。

评估维度五：患者照护

13. 展现综合评估及管理能力

评分：不满意（1，2，3）　　满意（4，5，6）　　非常满意（7，8，9）

评分要点：完整并准确地获取患者病史；进行全面并适当的体检；恰当地检验检查医嘱；有意义且连贯地整合患者信息；恰当地鉴别诊断。

14. 评估患者问题并提供持续管理

评分：不满意（1，2，3）　　满意（4，5，6）　　非常满意（7，8，9）

评分要点：为患者制订适当的评估和治疗计划；预先判断患者需求；有效识别和管理临床问题；制订清晰和适当的诊疗计划；安排患者随访。

15. 作出正确的诊断并制定治疗方案

评分：不满意（1，2，3）　　满意（4，5，6）　　非常满意（7，8，9）

评分要点：综合证据制定诊断及治疗方案；适当地参考亚专科医师的诊疗建议；明确支持诊断的可利用资源；配合主治医师，确保及时进行诊断／治疗干预。

16. 紧急临床情况时作出正确的处置

评分：不满意（1，2，3）　　满意（4，5，6）　　非常满意（7，8，9）

评分要点：快速响应改变当前临床情况；启动适当的干预措施；咨询主治医师意见，确保应对措施的正确性。

17. 展现与当前培训级别相一致的临床技术水准

评分：不满意（1，2，3）　　满意（4，5，6）　　非常满意（7，8，9）

评分要点：在临床操作流程中展现良好的动手能力及灵巧性；在操作流程中能够自信而熟练地展示技术能力；在临床操作流程中，意识到操作的适应症、禁忌症和并发症。

评估维度六：基于系统的实践

18. 考虑"成本—效益"，提供有效的医疗服务

评分：不满意（1，2，3）　　满意（4，5，6）　　非常满意（7，8，9）

评分要点：考虑诊断和治疗的成本和效益；遵守患者治疗的临床路径；杜绝不必要的检验检查医嘱。

19. 为提高患者安全不懈努力

评分：不满意（1，2，3）　　满意（4，5，6）　　非常满意（7，8，9）

评分要点：发现导致医疗差错的系统风险；预见并应对患者照护中可能出现的问题；遵守保证患者安全的制度流程；接受团队的质量改进建议。

20. 与其他医疗照护者协调沟通

评分：不满意（1，2，3）　　满意（4，5，6）　　非常满意（7，8，9）

评分要点：及时为患者提供会诊；与其他医疗照护者进行沟通；解决治疗计划中存在的差异；协调那些矛盾的建议；确保患者知悉自己可选择的诊疗服务；适当的时候进行患者转诊；协助安排和跟进以确保患者得到适当的照护服务。

CHAPTER 5

第五章

主诊医师价值几何

———

  "Attending Physician"习惯被译为"主诊医师"。作为主诊医师，既需要对患者的诊疗负全责，也要对其团队成员（包括住院医师、专科训练医师）的医疗行为负责。主诊医师的培养要经历住院医师（residency）和专科训练（fellowship）两个阶段，不同专科的培训时长不同，大概要花费 6—10 年不等，有的亚专科需要的时间更长。在美国，有的主诊医师独立行医，一些医院为其转诊的患者提供诊疗设施（实验室、手术室、住院床位）和团队配合（住院医师、护士、麻醉师、医师助理等），这些主诊医师亲自到医院为自己转诊的患者提供服务。主诊医师是医疗决策者，无论是门诊患者还是住院患者，其诊疗方案的制定和决策均由主诊医师负责。主诊医师的知识、技术、能力和领导力直接关系到疗效和质量，同时，主诊医师也是与患者建立信任的最关键因素。

国内的主诊医师负责制

  国内的主诊医师负责制普遍定义为：由一名具有副主任医师以上资格、一名主治医师以上、一名住院医师组成的医疗小组全面负责患者从门诊到住院、手术、会诊和随访的全诊疗过程。主诊医师负责制充分实现了医疗行为主体权、责、利的统一，让每位主诊医师看到责任和利益所在，驱动他们在实现自身价值的过程中实现学科发展，最终受益的是患者。主诊医师负责制将知识产权转化为价值，实现资源要素的重新组合，归纳起来如图 6-4 所示。

  国内最早实行主诊医师负责制的医院是浙江大学医学院附属邵逸夫医院，

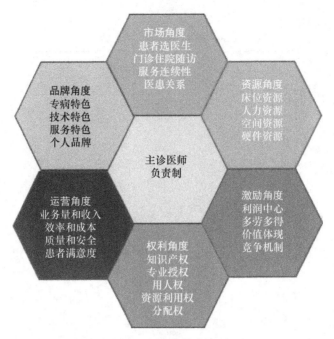

图 6-4　主诊医师负责制

该院于 1994 年建院伊始就从美国罗马琳达大学引入主诊医师负责制作为核心医疗管理模式。后有一批医院纷纷效仿，但是由于体制惯性和行政因素，实行效果大打折扣。

推行主诊医师负责制的基础条件

（1）医院价值观：树立尊重技术价值和尊重人才价值的医院价值观。充分解放生产力，基于患者需求、劳动价值和社会价值衡量主诊医师的价值。

（2）评聘分开："以岗设人，以岗定责"是前提，允许"高职低聘，低职高聘"是关键。

（3）床位统一调配：床位是医院内部最重要的硬件资源之一，也是衡量效率的基本单位。推行主诊医师负责制首先要实现全院床位统一调配，引入竞争机制和协调机制。

（4）组织扁平化：主诊医师负责制实质是医院组织扁平化，主诊医师小组在充分授权下才能实现更高效率。

建立主诊医师负责制的运营机制

（1）价格机制：在定价机制上要合理体现技术价值与劳动价值，才能从根本上调整收入结构和成本结构。

（2）绩效考核机制：结合技术、服务、科研、质量、效率和成本等多维度考核团队及个人绩效的表现，并形成持续追踪和改进的机制。

（3）激励机制：打破传统"大锅饭"和"论资排辈"的分配体系，薪酬与绩效挂钩，形成具有弹性的绩效激励机制。

（4）协作机制：打造团队之间"平等、尊重、信任、合作、分享"的文化，防止主诊医师负责制带来的"单打独斗"的副作用。

选择主诊医师的五个条件

（1）来自三级（甲）医院的重点学科，经历过系统培训和专科训练，具有丰富临床经验。

（2）资深主治医师（八年以上）或副主任医师（三年以上），具有亚专科或专病诊疗特长。

（3）年龄在35—45岁之间，具有开放心态、积极思维和创新动力。

（4）沟通能力强，患者口碑好，熟悉新媒体，积极参与科普活动。

（5）愿意分享与合作，具有团队意识和领导力。

主诊医师价值几何

案例：300张床位的医院，年收入5亿元，税前利润5000万元。假设人力成本占收入30%，约1.5亿元，全院600人，人力成本约25万元/人。每个主诊医师小组负责10床，全院主诊医师小组25个，共计250床，其余50张床作为公共床位。如果每个主诊医师小组平均创收在2000万元/年，那么，可以按照收入的5%作为主诊医师的年薪目标（2000万元×5%＝100万元）。主诊医师100万元年薪的结构可以按照固定薪资占50%和绩效奖金占50%的方式进行考核。

CHAPTER 6

第六章

未来医生的四重境界

在传统的医生评价体系中，我们习惯用"妙手仁心"来评价一个好医生，经常用"技艺精湛、学识渊博、医德高尚、任劳任怨"形容那些值得尊敬的专家。但是，我们常常只强调了个人能力，而忽略了团队合作能力、管理能力和领导力。

未来的医疗体系和社会环境下，各利益方之间的关系呈现超级链接特点，数据共享下的信息越来越透明，患者对于医疗安全的要求越来越高，政府对于医疗机构的监管越来越严格，医保监管对于医疗机构施加的压力越来越大，医疗机构内部越来越扁平化，医生会被赋予更多的职责与权力，同时也意味着更多的责任和更强的能力。因此，一个医生仅仅凭借个人能力是远远不够的。

下面简要介绍医生发展的四重境界：

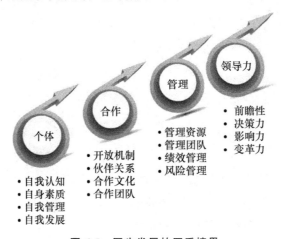

图 6-5　医生发展的四重境界

资料来源：https://www.leadershipacademy.nhs.uk/wp-content/uploads/2012/11/NHSLeadership-Leadership-Framework-Medical-Leadership-Competency-Framework-3rd-ed.pdf，2020 年 4 月 15 日访问。

第一重境界：个体

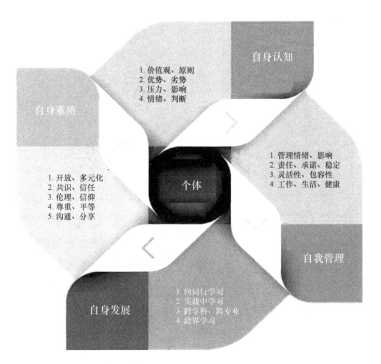

自身认知
1. 价值观、原则
2. 优势、劣势
3. 压力、影响
4. 情绪、判断

自身素质
1. 开放、多元化
2. 共识、信任
3. 伦理、信仰
4. 尊重、平等
5. 沟通、分享

个体

1. 管理情绪、影响
2. 责任、承诺、稳定
3. 灵活性、包容性
4. 工作、生活、健康

自我管理

自身发展
1. 向同行学习
2. 实践中学习
3. 跨学科、跨专业
4. 跨界学习

图 6-6　未来医生的第一重境界：个体

当医生处于"个体"境界时，通常具备如下特质：

（1）开放、坦诚、平等、多元化，同时尊重个人信仰和文化。

（2）清晰个人的定位，了解自身的优势、劣势和特点。

（3）意识到心理压力对自身及他人的影响，意识到因情绪而产生的偏见，以及偏见对于判断和行为的影响。

（4）不仅能担责任、守承诺、保持医疗质量稳定性，而且能够在与他人合作中保持灵活性和兼容性，同时保证"工作、生活、健康"之间的平衡。

（5）不仅通过继续教育渠道学习，而且能在实践中学习、向同行学习，同时更需要跨学科、跨专业，甚至跨领域、跨国界学习。

第二重境界： 合作

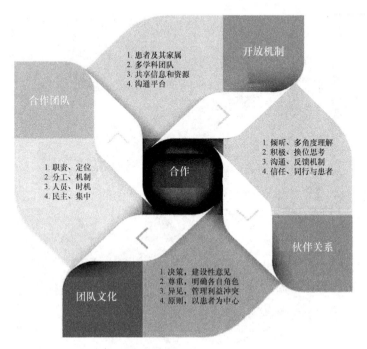

图 6-7　未来医生的第二重境界：合作

当医生处于"合作"境界时，通常具备如下特质：

（1）不鼓励个人英雄主义，越来越强调团队作用。

（2）愿意倾听来自各专业的意见和建议，能够站在患者的角度上换位思考，争取获得同行和患者的信任和尊重。

（3）需要保持开放的心态，"以患者为中心"建立一个共同面对疾病，由多学科专业人员、患者及家属组成的治疗小组。

（4）不仅有能力聚集多专业资源，而且需要搭建一个共享信息和资源，通过多种形式互动、沟通、反馈的合作平台。

（5）不仅能够搭建平台，而且有能力制定规则、明确职责与分工、鼓励参与和贡献、接纳吸收不同意见进而作出最佳决策。

第三重境界：管理

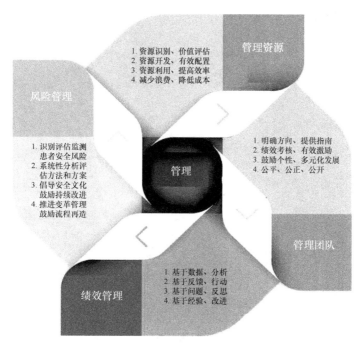

图 6-8　未来医生的第三重境界：管理

当医生处于"管理"境界时，通常具备如下特质：

（1）面临组织扁平化管理，获得越来越多的授权，也承担更多的责任。

（2）需要具备资源获取和整合能力，同时能够管理资源、减少浪费、降低成本、提高效率。

（3）需要具有人力资源管理方面的技能，在不同范围内为团队提供方向、指南、资源和支持。

（4）需要具有管理绩效的能力，能够基于数据进行分析评估，基于问题开展反思和改进，基于经验教训进行学习与提升。

（5）需要具有风险管理能力，能够识别评估监测患者安全风险，能够系统化分析评价改进方法和方案，能够积极推行患者安全文化，倡导流程再造。

第四重境界：领导力

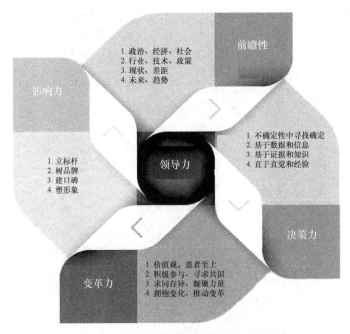

图 6-9 未来医生的第四重境界：领导力

当医生处于"领导力"境界时，通常具备如下特质：

（1）视野更广、眼界更宽，能够深刻理解政治、经济、社会、技术、环境面临的变化，也能判断医疗行业现状和未来发展趋势和机会。

（2）不仅具有前瞻性，而且需要决策力，能够在不确定中寻找确定，能够基于数据和信息、基于证据和知识、基于经验和直觉作出正确决策。

（3）注重打造影响力，立标杆、树品牌、建口碑、塑形象。

（4）需要具有变革力，以患者为中心，跨学科、跨界整合资源、凝聚人心、磨砺团队、拥抱变化、推动变革。

CHAPTER 7

第七章

基于数据的人才管理

————

未来企业的成功之道，是聚集一群聪明的创意精英，营造合适的氛围和支持环境，充分发挥他们的创造力，快速感知客户的需求，愉快地创造产品和服务。

——《重新定义公司：谷歌是如何运营的》

当我们认为，谷歌（Google.com）的成就源于领先的技术和独特商业模式的时候，谷歌告诉我们，其成功的秘诀在于"数据驱动的人才管理模式"。可以理解，在一个知识密集的行业，识别人才、培养人才以及激发人才创造力能够对企业价值起到决定性的作用。而基于数据的人才管理模式通过细分人才、识别人才、赋能人才，从而驱动业务持续增长。

整合数据、细分员工

医院的知识型员工可以从三个维度进行细分：

（1）专业维度：根据"临床医学、药学、医技、护理"四个专业维度划分专科、亚专科或学组。例如，临床医学分为内科、外科、妇产科、儿科等；内科还可以细分为神经内科、心脏内科、消化内科、肾脏内科、呼吸内科等；心脏内科进一步细分为冠心病学组、心律失常学组等。一般情况下，专科人才最终都会定位在某个学组方向。

（2）职业维度：根据"医疗、教学、科研、管理"四个职业维度划分专业。例如，管理分为行政管理、医政管理、人力资源管理、财务管理、后勤管理、信息技术管理等；信息技术管理分为网络管理、服务器管理、应用系统管理和终端设备管理等。医院的特殊性体现在很多岗位需要各职业维度之间的叠加，形成复合型人才需求，如部分医疗技术人员会兼任管理和教学科研岗位。

（3）职称维度：医疗技术人才遵循行业标准所规定的专业晋升路径，一般包括初级职称、中级职称和高级职称。晋升评估因素包括教育程度、专业理论和技能、学术研究成果及工作年限等。一般情况下，职称与基本薪酬挂钩，也在一定程度上影响其管理职级。

以上三个维度基本上涵盖了医院人才的类型和结构，能够作为人才数据库的基础。在此基础上，进一步整合数据、细分员工，能够形成医院的职级管理体系。建立职级管理体系的前提是"评聘分开"，根据员工的工作绩效和贡献，而不是职称和年资，决定个人的职业发展路径和速度，也就是"赛马不相马"。

（1）建立员工主索引：员工数据分为两类数据，即基本数据和行为数据。这些数据散落在医院多个应用系统中。只有实现以员工主索引为纽带的数据集中，才能保证每个员工个人资料的准确性和及时性。

（2）职级标准和职级体系：以专业维度、职称维度、职业维度为框架，依据经验、能力和绩效，形成职级体系。职级体系一般分为技术序列和管理序列。职级体系与薪酬挂钩，定位主要由工作绩效来决定，参考教育背景、职称和工作年限等因素。这里需要提醒的是职级的序列等级既不能过细（损失弹性），也不能过粗（损失精确性）。职级标准要结合医院所处的发展阶段、人才战略和医院文化来考虑。初创型医院的职级等级需要一定灵活性，不宜过细。专科医院比综合医院技术职级要更细化，因为综合医院需要平衡不同的专科，需要更多弹性。

识别人才、定位人才

一旦建立基于员工主索引的人才数据库，就意味着我们能够看到医院人力资源全景图。这个全景图不仅可以展现数量、质量、结构、变化与趋势，也能够体现人才能力、职业生涯、绩效评价和结果。通过人才分析，发现医院人力资源的优势和劣势，同时对比医院发展目标和战略，更容易发现人才瓶颈。

运用数据挖掘，建立人才模型。优秀人才的培养，都是一定的内因和外因联合作用的结果。优秀人才在不同专科所展现的素质、能力和成长路径也不尽相同。建立人才模型需要针对"关键岗位、关键素质、关键技能、关键绩效、关键经验"等方面进行人才辨识、预测和排序。

根据"三高"特点，定位核心人才。只要具备"高素质、高技能、高绩效"这三种特点之一均属于核心人才。针对核心人才，规划发展路径，开展定向培养。

人才、业务与市场的良性循环

我们经常陷入一种"悖论"：先有"专家"（人才），还是先有"患者"（市场）？人才是医院业务发展的充分条件，市场是医院业务发展的必要条件。

人才价值最终落脚点是"绩效"。绩效表现形式分为主动型和被动型。被动型绩效表现为满足现有市场需求；主动型绩效表现为挖掘潜在的市场，满足未被满足的需求、驱动业务发展。显然，后者的人才价值更胜一筹。

具有一定区域影响力的医院或科室可以根据市场需求和学科发展方向来培养人才。例如，医院附近新建小区以年轻家庭为主，医院需要扩大产科和儿科规模，派送专科技术人员去三甲医院进修，这就形成了"市场需求驱动人才培养，人才培养满足业务发展，业务发展进一步满足市场需求"的局面。由此可见，人才是驱动业务发展和满足市场需求良性循环的关键要素。

评估人才价值需要结合业务数据与员工个人行为数据进行分析，并进行行业对标。这些数据包括医生的日均门诊量、月度出院患者量、手术例数、用药种类、被投诉次数、病历质量、患者医保报销情况、患者满意度情况、患者复诊情况、业绩收入、薪酬与奖金情况等。这些数据直接与医疗行为相关、与业务相关、与患者和市场相关。这些数据可以纵向与本人比较，也可以横向与竞争对手比较，或与行业平均水平及最佳水平进行对标，可以更好地了解医院人才的市场价值。

然而，并不是所有的医疗行为都具有同等的价值，这就需要我们尊重和遵循业务逻辑。例如，外科医生出门诊和做手术的价值就不同。开展三、四级手术和一、二级手术的价值也不同。在美国，基于RBRVS（以资源为基础的相对价值比率）的医师劳务费用支付方法就是根据医师在提供医疗服务过程中所消耗的资源成本来客观地测定其费用，具有一定的参考意义。因此，人才价值的评估需要结合工作量、工作强度和技术特点、消耗资源的直接成本，以及可能发展医疗纠纷的责任成本等要素，同时更需要考虑中国目前的医疗服务定价机制和支付模式等要素。

管理的科学、人文和艺术

基于数据我们能够更清楚我们需要什么样的人才，哪些是核心人才，关键人才的哪些素质和技能直接影响绩效，核心人才驱动业务增长的逻辑是什么，关键人才的真实价值是什么。基于数据的人才管理能够让决策更准确、资源更集中、过程更透明、结果更可控。

管理是科学，基于数据的人才管理能够反映行为与实践结果。但是，管理更需要关注人，人才管理更需要注入人文和艺术，才能让知识工作者的个人目标与医院目标保持一致，让知识工作者从对医院绩效的贡献中获得成就感，让医院更具有活力和创造力。

第七篇

患　者

> 我们现在的医学就是一条长长的隧道，这条隧道很长，永远看不到头，人们都在挥汗如雨地挖隧道，没有人去勘测方向，看看我们到底在挖什么、想一想医学的本质是什么。只有人文才知道我们通向何处，并且能为技术主义踩个刹车。
>
> ——王一方

- 探讨医院作为医疗服务场所的多重角色与作用
- 探讨"以患者为中心"的本质与内涵
- 讨论回归本质的医疗服务应该保持精简和精益管理
- 描述医院标识系统如何让患者不迷路
- 探讨提高患者满意度的路径和方法
- 探讨高情商医院的十个特征

CHAPTER 1

第一章

医院 "双城记"

————

> 这里是最安全的地方，也是风险最高的地方；
>
> 这里是最单纯的地方，也是矛盾最集中的地方；
>
> 这里是最温暖的地方，也是最令人痛苦的地方；
>
> 这里是充满希望的地方，也要面对残酷的现实；
>
> 这里是充满光明的地方，也有心情灰暗的时刻；
>
> 这里充满着技术和智慧，同时也遍布商业和利益；
>
> 这里充满慈爱和怜悯，同时也遍布焦虑与无助；
>
> 这里让人获得力量，也会让人失去信心；
>
> 这里让人获得健康，也会让人心理失衡；
>
> 这里可能创造奇迹，也有可能制造灾难；
>
> 这里改变人生，这里改变一切。

————路阳

　　20 世纪以前，感染性疾病占据了主要地位。结核、梅毒、白喉、瘟疫、疟疾、产后败血症是医生的主战场。[①] 发热，对于一个医生而言是最常见也是最棘手的问题。但是，与对付这些疾病的任务相比，更为窘迫的是医学理论的苍白和技术上的无助。

　　随着医学科学化程度的提高，人们认识到医学是建立在科学基础上的生理

————

① 《公共卫生成就（1900—1999）：传染病控制领域》，https：//www.cdc.gov/mmwr/preview/mm-wrhtml/mm4829a1.htm，2020 年 4 月 15 日访问。

和病理知识的集成，这些知识是有效诊断治疗的基础。在科学的理论指导下，医疗行为开始结合病史、症状、体征、检查、检验结果进行诊断和鉴别诊断，并开展进一步治疗。医学的发展也带来了医患关系的变化，医生对于患者的询问、观察、触摸、叩击和聆听等身体接触，不但为诊断搜集了重要的信息，而且在心理上传递了关爱的感受，加强了医患之间的亲密感。

医生的武器：设备和药品

物理学、影像学、实验室技术的发展为疾病诊断和鉴别诊断提供了有力的"武器"。19 世纪后半叶，医生已经拥有了六种诊断工具：体温计、听诊器、X 线、显微镜、血压计和心电图仪。在药物治疗方面，鸦片生物碱应用于镇痛，水合氯醛应用于催眠镇静，阿司匹林应用于止痛、退烧和消炎，以及白喉抗毒素的发现，大大提高了医生在大众心目中的地位。1935 年 2 月，德国生化学家杜马克发布了关于磺胺类药物能抑制葡萄球菌和链球菌感染的文章，代表着药物发明历史上第一次能真正治愈影响大众健康的疾病。随后，青霉素及更多的抗生素的发明都给医学注入了新活力。20 世纪，随着治疗心血管系统、神经系统疾病以及肿瘤的药物的相继问世，医生手中的治疗"武器"也越来越多，医生变得更加"自信满满"。

不仅要治病，更要治疗病人

当医学专科越分越细，医疗设备越来越先进的时候，传统的"望、触、叩、听"被冰冷的射线、机器、插管、抽血和验血所取代，专科医生和医疗设备的作用越来越显著。全科医学逐渐被专科医学所代替，治疗场所也从诊所转向了"全副武装"的医院。1942 年，美国所有医生中的 1/5 是全科医师。至 1989 年，全科医师比率降到了 12%（约 5 万）。[①]

但是，技术的发展似乎永远落后于人类健康和疾病治愈的需求，科学的"满足"似乎无法跟上人类的"满足"。尽管现在的医生较以前威严很多，也能够在一些疾病上提供有效的诊断和治疗，但却往往忽略了患者作为人的需求，尤其是更高层次的那些精神需要，更忽略了医患关系在治疗中的重要地位。因

---

① 〔美〕罗伊·波特：《剑桥医学史》，张大庆等译，吉林人民出版社 2000 年版。

此，一个好医生必须认识到医学和个人的局限性，关注疾病，更要关注病人。正如威廉·奥斯勒曾经说过的，"好的医生是治疗疾病，而伟大的医生是治疗患病的病人"[①]。

医院 "双城记"

随着医学的发展，患者越来越期望奇迹发生。一个鲜明的历史悖论是：低技术时代，患者低期待，病情改善即满意；高技术时代，患者高期待，满意度却越来越低。医院接到医疗差错的相关投诉接连不断，媒体的宣传可能放大这种错误。这些差错通常被理解为因医生冷漠和自负而导致的失职过失，但事实上我们往往发现系统问题才是隐藏在"水面下的冰山"，甚至是医学技术的局限性才是导致医患关系紧张真正的罪魁祸首。

医院总是具有一体多面性：治病救人、照顾康复，具有慈善性质；教育培养医学生以技术传承，同时兼具科研教学功能；技术、设备、药品的展示场所和消费场所，成为医疗技术中心和商业平台。医生是理想的职业，具有解决各种现实问题以及缓解、安抚的能力。医院作为系统的承载者，时时刻刻面对着矛盾、风险、选择，兼顾内外、和谐共处。医院如何在这诸多角色中寻找一种平衡，回归医院、医学和医生本身的价值？

[①] 威廉·奥斯勒（William Osler），著名临床医学家、病理学家、教育家、卫生学者、哲学家、作家。

CHAPTER 2

第二章

"以患者为中心" 是 "皇帝的新装" 吗

———

以患者为中心，不是改变医疗服务的本质，而是换个角度看问题，即从患者认知和期望出发评估服务流程、服务效率和服务质量。

十多年前，我们在国外参观医院的时候，每家医院的院长或员工都会反复提及 "patient centered care" "patient focused care" "patient first" 等关键词，当时只是觉得西方国家比较注重人权和隐私，并没有细究原委。近些年，我们发现很多国内的医院也将 "以患者为中心" 变成了口号或标语，但是走近一看，却发现口号并没有真正落地。那么，到底应该如何理解 "以患者为中心"？如何将 "以患者为中心" 落实到日常医疗服务中？回答这些问题，需要回归到医生、患者和医院三方关系的历史演变进程中。

医生与患者

在一个信息高度不对称的行业，长期以来，这种不对称在有意无意之间造就了医学界整体的 "精英意识"。在这种情况下，好医生扮演着 "救世主" 的角色。在中国现阶段的医疗环境下，选择好医院和好医生，就要 "走后门" 和 "找关系"。

但是，随着患者权利意识的增强和互联网的普及，出现了越来越多的互联网患者 (E-patient)[①]。新媒体影响力和病毒式传播效应，"培养" 了越来越多的知识型患者及家属，医患关系的天平逐渐向患者倾斜。患者越来越渴望知情

———

[①]　L. M. Surhone, *et al*. E-Patient, *High Country News*, Vol. 20, No. 7, 2010, pp. 519-526.

权、参与决策权，医患之间逐渐变成共同协商的决策模式。在这种特殊的"风险交易"情况下，最佳的状况是双方分别享受权利，共同分担风险。

其实，医生和患者拥有共同的利益和目标。一个"战壕"的战友，应该互相信任、共御"疾病"。患者应该理解"生、老、病、死"是人生必须面对的事情，所有的医疗行为都是有风险的。医生既要认识到自身的局限性和治疗的不确定性，更要从患者利益出发考虑问题。患者也不能迷信医生是"救世主"，更不能把医生当作疾病的"终结者"。

医院与患者

医院的原始功能是慈善、救济、宗教活动的配套场所，这一点从"hospital"的词根"host"即可理解。二战后，技术发展催生了强大的辅助诊疗系统（CT、核磁、直线加速器、生化免疫检测等），也强化了医院作为技术服务场所的强势地位。同时，医院为了吸引医生加入医院执业，所有设计均围绕医疗服务需求来实现。医院演变成技术中心和装备中心，强调功能性重于体验性、技术性重于服务性、工作流程重于服务流程。

但是对于患者来说，除了病痛本身以外，最为强烈的感受是焦虑和无助，同时伴随着对于结果不确定性的恐惧感。因此，医院真正的价值在于创造诊疗环境，让医疗团队走近患者、倾听患者、教育患者、关心患者并帮助患者树立起战胜疾病的勇气和信心，尽快回归健康、回归生活、回归社会。

医学与社会

20世纪，人类对于疾病的体验以及疗效的期望发生了根本的改变。科学和医学洞察生命、治愈疾病的能力大大增加，公众对于现代医学能力的态度和期望发生了根本性的转变，人们更加"乐观"，更加"信任"医学，这也诱发了过度投资和消费。[①] 但是，医学的局限性、个体的差异、疾病的特异性、医生个体技术水平和道德水准参差、医院管理水平差异，导致了医疗质量和患者安全的不确定性。过去，患者期望值低，医患关系紧密，医院是"挪亚方舟"；

---

① 具体参见大卫·罗斯纳（David Rosner）的《20世纪的医学》。大卫·罗斯纳是哥伦比亚大学巴鲁奇学院历史学著名教授、纽约城市大学研究生中心教授，1997年任哥伦比亚大学公共健康和历史学教授。

如今的高技术时代，患者希望"药到病除"，欲望和利益交织，医院变成"矛盾焦点"。疾病与健康、技术与商业、质量与效率、个体与组织、公益和利益的冲突都集中于医院，于是医院每天都可能面对类似"急诊患者需要抢救却无家属签字或付钱"的"医学和商业"双重伦理困境。

"以患者为中心"的本质

以患者为中心，不是改变医疗服务的本质，而是换个角度看问题，从患者认知和期望出发评估服务流程、服务效率和服务质量。

以患者为中心，不是对患者言听计从、满足患者的所有需求，而是从患者利益出发，教育和帮助患者作出最佳选择。

以患者为中心，不是盲目拍胸脯，承诺达到患者的所有预期，而是从现实出发，客观分析利弊，帮助患者理性面对疾病。

以患者为中心，不是过度医疗、明哲保身，而是让患者知情、让患者参与，并遵守医疗规程，保证患者安全。

美国国家医疗质量报告《跨越质量鸿沟（2001）》中明确了"以患者为中心"的服务定义：尊重患者个体的个性化需求和价值观并保证在诊疗过程和临床决策中实现患者利益，同时将以患者为中心的服务作为医疗质量的六个衡量维度之一。这六个维度分别是：安全（safe）、及时（timely）、效率（efficient）、有效（effective）、公平（equitable）、以患者为中心（patient-centered-care）。由此可见，"以患者为中心"其实是医院质量评估体系的重要组成部分，是站在"当事人"角度看待医疗质量，从而让评估角度更直接、更全面。

"以患者为中心"的服务不仅要靠环境和设施等硬件的投入，更需要在言行、举止、语气、眼神、仪表以及服务态度上表现出发自内心的同情、尊重和关心。

"以患者为中心"强调全员参与，不仅包括医生、护士，也包括其他一线服务人员，更需要后台人员的支持。每位员工都是服务提供者，其行为都有可能影响到患者的体验和感受。

下面为美国某儿童医院员工行为规范：

ARE YOU AWARE OF KIDSCARE? 你知道"KIDSCARE"吗?

"K" —knock: 敲门。

"I" —Introduce yourself and determine who is at bedside: 自我介绍并确认病床旁的人员身份。

"D" —Discuss plan of care & incorporate patient/family's input: 讨论诊疗计划,听取患者或家属的意见。

"S" —Scrub your hands to reduce hospital acquired infection: 洗手,降低院内获得性感染的风险。

"C" —Check patient's ID band and inform the patient/family importance of doing so: 核对患者身份,告知患者/家属其重要性。

"A" —Assess pain level using the appropriated scale, partner with patient/family to assess pain plan: 用疼痛量表评估者疼痛等级,与患者/家属一起评估止痛计划。

"R" —Return in timely manner and reinforce your availability to the patient/family: 离开时保持礼节并且表明自己可以提供的帮助。

"E" —Explain what you are going to do prior to doing it and ensure the patient/family understanding: 做事之前先解释清楚,并保证患者/家属完全理解。

医疗服务的两个基本要旨:帮助和没有伤害[1]。安全不加重伤害是医疗服务的底线。

以患者为中心的一线医疗团队,既需要保证快速响应患者需求,也要能够通过团队协作及时弥补系统的漏洞,从而避免医疗风险和安全事件。作为医院管理者,我们要相信:

- 患者是需要关怀的人,而不是待修理的"人体"或"器官"
- 没有两个患者是一模一样的,即使身患同样的疾病

---

[1] 出自希波克拉底誓言:"As to diseases, make a habit of two things—to help, or at least to do no harm."

- 每个员工都是服务提供者，我们有责任倾听、响应、满足患者的需求
- 患者对于疾病的理解和认识非常关键，与患者分享诊疗信息是让患者参与的关键，也是我们的责任
- 让患者最大限度地参与决策，并且有责任为患者提供最大限度的选择，并尊重其选择

附录 "以患者为中心"医院评价标准[①]

第一部分：基础篇

1. 以患者为中心的理念融入医院的愿景和价值观，并不断地通过各种方式和渠道与利益相关者沟通，包括董事会成员、员工、患者、家属、政府、医保、合作伙伴等。

2. 员工清楚自己工作在"以患者为中心"的环境下，并主动与他人分享体会。

3. 医院邀请患者及其家属成员参加焦点小组讨论，分享其就医体验。

4. 患者/家庭咨询委员会定期召开会议并积极为医院运营提供合理化建议。

5. 吸纳患者及其家庭成员成为医院内部委员会委员。

6. 借鉴患者及其家属的意见用于指导医院发展战略。

7. 在工作岗位描述中具体描述以患者为中心的行为规范，并作为绩效评估工具。

8. 各级、各类员工均有机会提出改进想法和建议。

9. 医院管理者和员工通过正式或非正式渠道均可以互动沟通。

10. 患者及其家属有机会直接与医院管理团队接触沟通。

11. 医院管理者通过走动式沟通方式与患者互动。

12. 医生通过走动式谈话与患者保持互动。

13. 患者及其家属与医院理事会成员保持互动沟通。

第二部分：沟通篇

14. 患者在住院期间，知道如何提出医疗、服务或安全方面的问题。

---

① 资料来源：https://www.aha.org/system/files/2018-02/assessment.pdf，2020 年 5 月 10 日访问。

15. 鼓励患者及其家属提问题，即使现场没有员工解答问题，医院的服务系统也能够及时发现这些问题。

16. 告诉患者医疗团队的成员及各自职责。

第三部分：定制篇

17. 患者可以根据个人需求订餐，医院提供 24 小时餐饮服务。

18. 患者可以根据个人时间表预约医疗操作项目。

19. 教育资料和内容可以满足不同信仰、种族或语言的患者。

20. 餐饮选择可以满足不同信仰和种族的患者。

第四部分：连续性

21. 允许患者及其家属参与查房和交班。

22. 患者及其家属有机会一次性接触所有医护团队成员，医护人员为患者提供关于诊断和治疗的信息和解释。

23. 为患者提供提醒服药、预约等服务。

24. 住院早期即鼓励患者及其家属参与制订出院计划，并强化出院指南及教育。

25. 患者可以查看自己的病历，并由医生提供解释说明。

26. 患者教育资料以不同形式满足不同患者文化水平，授课者可以提供不同语言服务。

27. 为患者及其家属提供图书馆及医疗信息检索服务。

28. 与患者及其家属沟通"坏消息"。

第五部分：家庭参与

29. 患者定义哪些属于自己的"家庭成员"。

30. 探视时间可以弹性化，24 小时均可。

31. 为患者出院后提供日常照顾的家庭成员提供正规培训。

32. 患者抢救时家属可以在场。

33. 发生不良医疗事件时为患者及家庭提供支持。

34. 医院能够提供缓解紧张情绪的舒适空间和环境。

35. 允许家属陪住。

36. 为患者的非正式服务人员提供支持。

第六部分：环境篇

37. 在医院大堂、急诊入口、停车场、问讯处和护士站等空间营造温暖、舒适的环境氛围。

38. 患者登记、更衣和治疗空间保证个人隐私。

39. 与患者沟通注重隐私，禁止在公共场合沟通。

40. 患者可以根据需求自己调整病房的温度和亮度。

41. 患者房间可以看到室外景色。

42. 为患者及探视者提供小型聚会的公共空间。

43. 为患者及其家属提供分散注意力的娱乐设施，如电视机。

44. 清洁用品气味清新、无毒。

45. 医院标识系统简洁清晰，配合图示。患者及其家属可以轻松地到达目的地。

第七部分：精神性

46. 为不同信仰的患者提供资源支持。

47. 不仅了解患者的信仰，更要了解其更多精神需求。

48. 提供寻求内心平静和祷告的场所。

第八部分：整合疗法

49. 为患者提供替代疗法、姑息疗法、芳香疗法等其他治疗选择。

第九部分：社区医疗

50. 医院内部为社区群众提供聚会空间。

51. 定期提供免费健康讲座、义诊、体检等活动。

第十部分：员工关爱

52. 员工减压和员工健康管理。

53. 员工的积极表现经常被领导、同事以及患者认可。

54. 员工有机会为改善工作环境贡献力量。

55. 为医患关系冲突或医疗不良事件提供缓解空间和条件。

56. 为不良医疗事件的涉事员工提供支持。

57. 为员工提供营养餐饮。

CHAPTER 3

第三章

少即是多

少即是多，是极致精简。

少即是多，是回归本质。

少即是多，是消除浪费。

少即是多，是返璞归真。

少即是多，源于建筑领域，强调简约精致，在医疗领域同样适用。

我们通常会认为服务质量和服务成本成正比，高质量必然导致高成本。其实不然，在医疗服务领域，我们看到很多医院通过减少浪费，降低了成本，同时也采取措施保证医疗质量和患者安全的提升。如果我们能够回归医疗服务原点，以患者为中心，发现并消除医疗服务流程中的多余环节、多余动作、多余时间（简称"三多"），通过做"减法"一样能够达到"加法"效应，实现"少即是多"（less is more）。

医疗服务价值链

医疗服务是一个价值传递的过程，价值链的起点是"疾病"，终点是"健康"。在这条价值链上，患者与医疗服务者在价值点的接触和互动都是提升价值的节点，通过节点与节点之间的传递体现价值的效率。

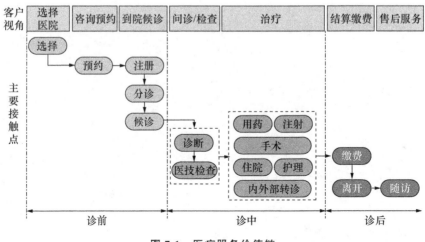

图 7-1   医疗服务价值链

1. 服务链上的接触点

让每个接触点都具有服务价值，摒弃那些不存在价值的接触点，也就是多余的服务环节，如多余的检查或一些辅助用药。同时，按照服务的重要性和紧急性区分价值度。对于患者紧急且重要的事情，要优先处理，如急诊绿色通道。对于患者重要但不紧急的事情要重点处理，如术前谈话。

表 7-1   医疗服务接触点

服务范围	服务链	接触点
诊前	预约	官网、电话、诊室、咨询台
	注册	咨询台、等候区、咖啡区、保险咨询、自助机
	分诊	导诊员、手机 APP 或微信、就诊指南、咨询台
	候诊	前台、登记区、候诊区、排队系统、提醒设置
诊中	问诊	诊室、诊床、电脑系统、病历及检查表单
	检查检验	排队、登记、抽血、留尿、领取报告、自助打印
	取药/治疗	领药、排队、治疗室、注意事项、观察
	手术	预约、术前检查、麻醉谈话、术中、术后观察与恢复
	住院	通知、注册、登记、住院指南、检查与治疗、出院教育

（续表）

服务范围	服务链	接触点
诊后	随访	患者满意度、生命指征、重要指标、注意事项
	复查	预约、提醒、注意事项

2. 接触点互动

如果将每个接触点上的医患互动想象成一种场景的话，那么需要在人物、地点、事件、结果等方面进行全方位考虑。

- 人物：谁负责？是否有资质？是否具备相关知识和技能？授权范围是什么？

- 地点：需要什么环境？设备设施是否可靠？有没有备用设施？

- 事件：是否常规操作？遵循的操作规范是什么？患者是否有合并症？过程是否有记录？是否有核对和监督？

- 结果：是否符合预期结果？发生并发症怎么办？操作失败怎么办？如何向患者或家属解释？

3. 接触点之间

在接触点之间最容易发生延误，包括预约排队、等候检查结果、等候治疗操作等；在接触点之间更容易因为流程不合理，让患者多次往返。在接触点的交接环节最容易发生差错和疏忽，包括身份识别差错，重要信息未能及时共享。以上这些情况都可以通过流程再造后提升患者服务体验。

意面图（spaghetti diagram）是指在医院内通过观察员工的步行动线，绘制点对点的图表，找出流程或布局改进的可能（见图7-2）。美国一家医院通过72小时连续观察记录其61名员工（医生8名、护士26名、其他人员8名）的院内活动得出结论：能够提升价值的活动占用时间不超过50%。浪费的时间包括电脑录入占40%、反复解释占30%、无效走动占30%。据此估算一个病区每年浪费约160万美元。

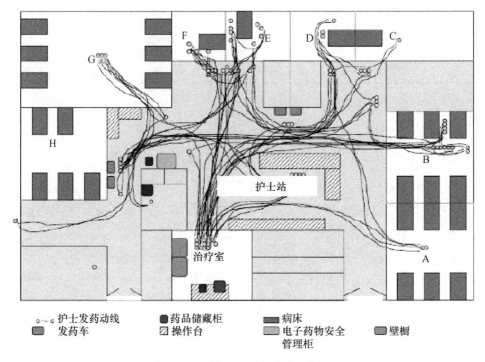

图 7-2   医院病区护士动线示意图

少即是多

医疗界一直在反思医疗服务业的高技术为什么不能保证高质量，却带来越来越多的抱怨？因为技术驱动的医疗业更多关注如何"治病"，而不是"治人"，忽视或弱化了患者作为"人"的需求，而是就"医"论"医"，就"疾病"谈"疾病"，就"系统"谈"系统"。医院不断地追求成为技术中心而开展装备竞赛的过程中，不断强化技术"居高临下"的态度。

事实上，这个世界上没有包治百病的技术，更没有救世主。因此，作为医疗工作者，我们需要始终心存敬畏，不仅互相尊重，更要尊重患者、尊重规律、尊重价值。只有回归到"以患者为中心"的原点，我们才能真正了解患者的需求，围绕患者的需求设计、提供服务价值。实现了以上这些我们才会真正发现：

（1）不是所有的活动或服务都是有价值的。

（2）无价值的活动可能导致更多的疏忽或医疗差错甚至医疗事故，同时增加成本。

（3）无价值的活动大部分是服务体系和流程设计问题，患者不愿意也没有理由为此买单。

（4）无价值的活动大大消耗员工士气、降低员工满意度、降低工作效率、增加运营成本。

（5）"以患者为中心"的方法追踪服务动线，发现系统缺陷、漏洞，识别并摒弃无价值活动。

少即是多是医院、医务人员、患者/家属以及支付方共同的利益和目标。"以患者为中心"不仅是服务理念，更是一种实现少即是多（Do More with Less）的管理方法和工具。

附件："以患者及其家属为中心"的医疗服务：医院自评系统

维度	关键指标
领导力	1. 医院领导（包括董事会、管理层、临床科室负责人）知晓"以患者及其家属为中心"的服务模式 2. 医院领导通过言行，不断传递这样的信息"患者及其家属的服务体验很重要，并且与医疗品质、安全、最好的诊疗结果直接相关" 3. 医院领导通过言行，鼓励和支持员工和医生开展"以患者及其家属为中心"的服务模式 4. 医院领导通过言行，在以下各种医疗服务过程中，鼓励和支持患者及其家属 　　4.1　在患者接受临床照护时 　　4.2　在规划、执行和评估医疗制度和项目时 　　4.3　在战略规划及设备规划时 5. 医院领导将"以患者及其家属为中心"的理念和战略融入日常的质量与安全管理过程中
组织使命与质量定义	1. 阐述医院使命时，清晰表达"以患者及其家属为中心"的服务理念 2. 医院明确定义高品质的医疗服务，并将患者及其家属的体验考虑在内 3. 医院明确如何为患者提供医疗服务以及能够预期实现的体验 4. 提供医疗服务的过程中能够反映"以患者及其家属为中心"的服务理念并清晰体现以下内容： 　　4.1　尊重和保护每个患者及其家属的尊严 　　4.2　承认个体性、文化、社会地位以及每位患者及其家属的能力

（续表）

维度	关键指标
组织使命与质量定义	4.3　包括家庭的广义范围 4.4　家庭对于患者的重要性 4.5　与患者及其家属在服务过程中协作的重要性 5. 患者及其家属参与质量定义，以及医疗服务使命和理念的发展 6. 将服务理念与患者及其家属进行分享，包括以下各种途径： 　　6.1　患者及其家属手册 　　6.2　入院/门诊照护宣传资料 　　6.3　医院/机构的官网页面 7. 服务理念需要培训，并在以下场合作为培训内容： 　　7.1　新员工入职培训 　　7.2　学生及进修生的入学培训 　　7.3　继续医学教育对象 　　7.3.1　员工 　　7.3.2　医务人员 　　7.3.3　健康受托人
患者及其家属作为医院的顾问	1. 具有常规运行的患者及其家属咨询委员会（例如，至少每季度开一次会向领导层汇报） 2. 以顾问形式，患者及其家属代表参与医院内部的相关委员会和工作组： 　　2.1　患者及其家属教育 　　2.2　医疗质量促进 　　2.3　患者安全 　　2.4　伦理委员会 　　2.5　多元化文化发展能力 　　2.6　患者服务委员会 　　2.7　出院/转诊计划 　　2.8　终末期照护 　　2.9　场地设计规划 　　2.10　员工招募及录用流程 　　2.11　卓越服务 　　2.12　研究及教学 3. 邀请患者及其家属参与新员工培训及继续医学教育项目，例如： 　　3.1　员工 　　3.2　医务人员 　　3.3　健康受托人 4. 邀请患者及其家属参与医学生及进修医生培训 5. 为患者及其家属代表提供带薪职位，负责推动"以患者及其家属为中心"的项目 6. 设立专属员工联络人，在全院范围内协调与患者及其家属的协作项目

（续表）

维度	关键指标
服务模式	1. 欢迎患者家庭成员陪伴患者，家庭成员不是访客。视患者个人意见 2. 护士换班时让家属陪在患者身边。视患者个人意见 3. 查房时，视患者个人意见，家属可以陪伴患者或参加查房 4. 在以下情况下，是否陪伴在患者身边，要尊重患者个人意见或家属的选择： 　　4.1　临床参观或考试 　　4.2　治疗操作 　　4.3　疼痛或侵入性操作 　　4.4　复苏 5. 视患者及其家属为医疗服务小组成员之一 6. 在以下环境中，是否陪伴在患者身边，要尊重患者个人意见或家属的选择： 　　6.1　放射区 　　6.2　手术等候区 　　6.3　麻醉诱导区 　　6.4　手术恢复室 　　6.5　急诊室 　　6.6　其他 7. 患者及其家属有机会参加科室会诊 8. 鼓励患者、家属及员工之间的广泛交流，如电子邮件、病房的提示板、电话联系等方式 9. 对患者及其家属公开披露医疗差错，包括不良事件的发生： 　　9.1　在制度中明确这一点 　　9.2　在实践中执行 10. 员工询问患者及其家属的对于门诊和住院服务的观察感受、目标和优先事项 11. 员工认可患者及其家属的个体性、文化、地位和能力的差异 12. 员工与患者及其家属合作进行疼痛管理 13. 协调多学科和跨科室的医疗服务 14. 每个患者有一个指定明确的服务协调专员 15. 患者及其家属协助转运（病区之间、医院之间、医院与家、门诊与住院） 16. 在住院早期就鼓励患者及其家属参与出院规划 17. 询问患者及其家属关于出院后的学习需求和优先考虑事项 18. 出院前安排患者及其家属学习和练习相关操作
教育患者及其家属并提供信息	1. 员工、患者及其家属能够开放、诚实和持续交流 2. 患者及其家属能够通过电话或邮件联系医务人员 3. 鼓励患者及其家属参与涉及本人的医疗决策 4. 为患者提供个性化、易于理解的随诊计划（门诊、住院、急诊） 5. 提供符合患者第一语言的书面信息 6. 提供专业翻译服务 7. 提供一系列专业信息、教育课程和资料 8. 所有的信息和教育内容能够强化患者及其家属成为医疗小组的关键成员 9. 提供医疗资源中心，包括有用的资料、音像制品、上网、实用网址、技能训练场所等 10. 患者及其家属参与编制教育资料和内容制作

（续表）

维度	关键指标
表格与文档	1. 病历记录患者及其家属的目标 2. 患者及其家属能够方便接触自己的病历 3. 患者及其家属的观察和关注点能够被记录在病历中
患者及其家庭支持	1. 医疗服务涉及广义的家庭 2. 询问患者陪护人员的身份 3. 员工或义务工作者确保儿童访客不打扰患者 4. 给予患者及其家属情绪和精神方面的支持 5. 提供病友及家庭之间的支持和帮助 6. 让患者及其家属参与发展和评估其他病友的支持计划
质量提升	1. 患者及其家属参与质量提升项目 2. 在评估患者及其家属的服务体验时，就问卷及测量工具征询其意见 3. 在评估患者及其家属的服务体系时，让患者及其家属参与反馈并寻找解决方案
人员	1. 患者及其家属参与 1.1 员工招募 1.2 新员工培训 1.3 员工发展 2. 将"以患者及其家属为中心"的理念和行为作为员工绩效评价指标和岗位职责 3. 岗位职责和绩效评估清晰地表明在各种医疗服务中与患者及其家属合作的必要性 4. 新员工培训和服务过程中都能够支持员工获得以患者为中心的知识、技能和态度 5. 员工获得各类支持（丧亲支持、带教学习、心理辅导） 6. 员工来源体现多元文化 7. 设立以患者及其家属为中心的奖励 8. 员工组成要多元化
环境与设计	1. 营造积极、热情的第一印象 1.1 停车场 1.2 主入口和大厅 1.3 接待处和咨询台 1.4 诊区入口 1.5 急诊入口 2. 建筑及内部装饰采用的元素需要在亮度、颜色、自然、艺术、声音、材质等方面考虑营造适合治疗的空间 3. 标识系统友好便于服务患者及其家属 4. 标识系统采用医院所服务的社区语言 5. 患者如有需要能够提供单人空间 6. 病房内能提供比较舒适的给患者家属住宿的空间 7. 门诊检查和治疗室能够保证患者隐私 8. 门诊检查和治疗室允许患者家属陪伴和参与

（续表）

维度	关键指标
环境与设计	9. 医院提供一些支持空间，包括： 　9.1　单人咨询室 　9.2　家属休息区 　9.3　厨房设施或营养快餐 　9.4　洗衣设施 　9.5　祈祷或冥想空间 10. 家属学习和练习一些操作的独立空间 11. 空间设计满足员工的工作效率，以及与患者及其家属合作或与其他部门的团队合作
开放式问题	1. 简单描述医院具有创新性地开展"以患者及其家属为中心"的项目、活动或产品 2. 列出这些创新的结果和好处 3. 列出过程中的困难和挑战

资料来源：美国医院协会网站，https：//www.aha.org/system/files/2018-02/assessment.pdf，2020 年 4 月 15 日访问。

CHAPTER 4

第四章

医院标识系统如何让患者不迷路

医院标识系统不仅属于"识途"问题（wayfinding），更关乎患者体验、患者权利和患者安全。那么，医院的标识系统如何让患者不迷路？

一个中心

绝对的"以患者为中心"，围绕患者体验、符合患者认知和行为习惯、追踪患者动线及服务流程，站在患者的角度设计并建立医院内部标识导视系统。

两个原则

原则一，可视度：主要涉及清晰度、简洁化、符号化、灯光效果、颜色对比度等。

原则二，一致性：主要涉及字体、形状、大小、颜色、风格、材质、位置等。

吊顶式标识至少层高在 2.4 米以上使用。如果层高在 2.7 米以上，可以符号及文字并用；低于 2.7 米建议省略文字。落地式标识多借助墙体、柱子、亭子，符合平视习惯，文字与符号并用，建议高度在 1.5 米以上。

三类标识

第一类为医疗功能标识：医院专用，如"急诊""药房""手术室""放射科"等；

第二类为辅助功能标识，公共场所共用，如"洗手间""库房""收费处"等；

第三类为院区交通标识：公共场所共用，如"直行""交叉路口"等。

四级结构

第一级：院区

设置目的：进入院区，并快速定位目标楼宇；同时考虑步行、自行车、公交车、救护车、出租车、自驾等多种情况。

标识内容：院区周边、院区出入口、院区楼宇、急诊、停车场。

第二级：楼层

设置目的：进入建筑物，快速定位目标楼层；同时考虑不同入口，包括地下停车场搭乘电梯来源的客户情况。

标识内容：整体介绍、楼层及部门名称。

第三级：部门

设置目的：快速找到目标部门。

标识内容：部门位置、公共空间（如洗手间）、水平动线、电梯及楼梯分布、疏散通道等。

第四级：房间

设置目的：最终定位目标房间。

标识内容：部门内部分区、房间或空间位置（如护士站）、内部动线。

五个平衡

平衡一：符号、文字、图形应用之平衡

一般文字和符号组合应用，单独使用符号比较醒目。采用图形或文字描述形式，根据场景来决定。最好提供多重语言。

平衡二：信息简洁和内容周全之平衡

一个导视牌上避免信息过多，造成文字和符号堆砌。

吊顶式标识最多三列（左中右），每列最好少于两条信息。

一个标识牌的内容最好在一个逻辑层面，提示"部门"的标牌就不要写"房间"。

平衡三：颜色和灯光应用之平衡

公共区域标识最好配合灯光，尤其是吊顶式，保证远观至少 8 米可见。

在一些灯光不好的区域使用白色或亮色背板。

标牌背景板和内容色彩对比度在70％左右。

平衡四：导视标识与辅助工具之平衡

就诊手册：导视系统是患者就诊辅助工具，并不能主导就诊流程。

院内地图：随手可及的院内地图，方便患者携带和查询。

互动式电子导诊：主要入口或人流较大的地方可以提高效率。

平衡五：导视标识与员工服务之平衡

咨询服务台：主要涉及礼仪、言谈、举止、服务、工具。

人人有责：每个员工都有可能遇到患者问路，导诊服务要标准化，导诊服务要经过培训。每位员工都应该成为合格的导诊员！

六类注意事项

第一类：院区导视

院区周边：避免地面交通指示不清。

夜间视觉：避免夜间找不到入口。

出入口处：避免离院后方向迷失。

第二类：同层导视

远观清晰：多采用吊顶式标识，8米以内可见。

点位选择：及时出现在每个需要决策方向点上。

长走廊：隔一段距离提醒设置。

第三类：楼层目录

楼层目录字体清晰，空间允许最好配合地图形式。

楼层目录设于主要入口处（如电梯间、楼梯口）。

每层位置相同，同时配有消防疏散路线图。

第四类：房间标识

诊室或病房房间，最好注明医护技等医疗团队人员。

房间使用标识（如医生使用中、空闲中、待清洁、已清洁等）。

特殊房间标识（如放射科、隔离病房、污染空间、危险品库）。

第五类：部门标识

吊顶式标识，方便远观，引导作用。

门楣式标识，在入口处，定位作用。

落地式标识，部门内部，解释作用。

第六类：融合医院装修风格和医院 VI 设计

材料选择与装修风格相融合。

色彩和形状遵循医院 VI 应用设计系统。

总之，标识系统既是医院的形象工程，也是服务流程的间接体现。标识系统既反映医院的学科规划和患者特点，也是医院文化的表现形式。以患者为中心设计标识系统最多能保证患者不迷路，想要让患者减少"冤枉路"的关键是以患者为中心规划服务流程和患者动线。

CHAPTER 5

第五章

做得越多，抱怨越多吗

好医生不是能够彻底消灭疾病和战胜死亡的人，而是能够让病人面对疾病与死亡威胁时依然充满恩宠与勇气的人。①

——王一方

为什么五星级宾馆的顾客满意度可能低于经济型酒店？

为什么专科医院的患者危重程度高于综合医院，而满意度可能高于综合医院？

为什么诊疗手段越来越丰富的今天，患者的抱怨却越来越多？

客户满意度是期望值与实际体验之间的 "离差"

客户满意度研究兴起于 20 世纪 70 年代，最早的文献可追溯到 1965 年美国学者理查德·卡多佐（Richard Cardozo）发表的 "顾客的投入、期望和满意的实验研究"。此后，学术界掀起了研究客户满意的热潮。营销大师菲利普·科特勒（Philip Kotler）认为，客户满意是指一个人通过对一种产品的可感知的效果与他的期望值相比较后所形成的愉悦或失望的主观感受。因此，客户满意度是一个没有明确标准的状态，因人而异，因时间而异。不同的人对于同一产品／服务的满意度可能不同，即使同一个人也有可能在不同时期对同一类产品／服务的满意状况也不同。在提供医疗服务的诊疗过程中，患者满意度的形成是一个动态的过程，包括四个方面：

①　王一方：《中国人的病与药》，载《西域图书馆论坛》2013 年第 4 期。

- "知道"：患者期望与技术现实之间可能存在差距
- "想到"：患者认知与医疗专业之间可能存在差距
- "做到"：患者体验与医疗质量之间可能存在差距
- "说到"：患者理解与实际情况之间可能存在差距

这四个方面差距可能在诊疗过程中依次出现，可能会叠加和放大、最终形成患者期望和最初预期之间的巨大落差，影响患者满意度（见图7-3）。

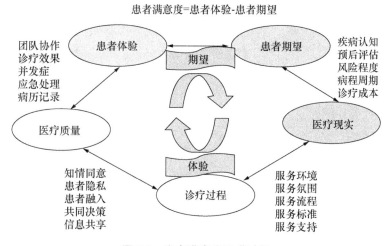

图 7-3　患者满意度形成过程

判断预期、教育常识

患者期望什么？疾病获得治愈、预后好、无并发症、无副作用、无后遗症、方便快捷、少花钱、节省时间等。但是，现有的医疗技术能够治愈所有疾病吗？不同诊疗方案的风险程度如何评价？诊疗过程中有哪些不确定因素无法预测？如果出现意外或并发症，如何应对？诊疗成本多少？诊疗周期多长？这些信息都需要告知患者及家属。患者了解越多，期望越趋近于合理。信息越对称，患者依从性越高。因此，患者期望会受到疾病认知、诊疗预期、严重程度、是否初诊、病程长短、医院品牌、专家知名度及病友口碑等多重因素影响。

在"初始化"阶段，需要为处于生理和心理"低谷"的患者点燃希望和勇气，激发患者自身的"正能量"。患者需要的不仅是疾病治愈，也包括心理重建。患者需要的不仅是教育，更需要理性的引导。不仅面对患者，也包括其家庭成员。这不仅是医生的职责，更需要全体团队成员的参与，随时随地给予鼓励。

换位思考、建立信任

医患之间凭着一张挂号单和住院证建立起联系，一群"陌生人"（医疗团队）在一个陌生的环境下（医院）为患者提供诊疗服务。可以想象，患者最担心的是"陌生人"的"道德风险"和"陌生环境"的"管理风险"。在诊疗过程中，患者不仅要感受技术和能力，更多感受的是医务人员的态度、言谈、举止和环境。获得患者的信任需要同理心，站在患者的角度看问题，理解患者的感受。"以患者为中心"考虑服务流程和服务环境，以保证服务质量和治疗效果。

团队合作、系统支持

在复杂的医院系统环境中，医生经常会在信息不充分的条件下根据经验迅速作出判断和决策。而遇到疑难重症的晚期患者，医生也会无能为力。这些情况患者都可以理解和接受。但是，患者最不满意的情况是在不应该犯错的地方失误，在可控的范围内没有达到预期的治疗效果。这里面有个人能力问题，可能是始料未及的并发症或合并症问题，也可能是医疗质量的系统问题。表面上，个人的责任感和能力直接影响了服务结果。其实每个"结果"的背后都是团队合作和系统支持的反映。

信息共享、沟通充分

诊疗过程是动态的，患者期望会调整、情绪会起伏、需求会变化，如果不能保持与患者及其家属及时沟通、信息共享，可能会造成误解，甚至会产生信任危机。尤其是出现意外抢救、并发症、副作用或医源性疾病时，这些情况可能远远低于患者期望，医患矛盾可能就会激化。从一开始就形成患者及其家属融入诊疗流程的氛围，既保证其知情和理解，也尊重其隐私及信仰。既要提供诊疗选择方案，也要提示风险；既要建立信心和希望，也要作最坏的打算和应急措施。应倾听患者和家属的需求，共同决策，共同面对疾病挑战和诊疗风险。美国克利夫兰医学中心有一套医患沟通法则，称为"HEART"沟通：

"H"为"hear the story"表示倾听；"E"为"empathize"表示同理心；"A"为"apologize"表示歉意；"R"为"respond to the problem"表示对问题的反馈；"T"为"thank them"表示感谢。

患者满意度的评估与研究

医疗行业是一个生态系统。医院处于生态系统的核心地位，接受着来自各利益相关方的评价和监督。患者满意度反映了从市场和客户的角度如何看待医院。患者角度可能不够科学、专业，也不够系统，但是，即便是一个患者的抱怨或投诉，都能提示潜在的质量或管理问题。因此，患者满意度评估是医院管理持续改进的驱动力之一，也是衡量医院品牌的关键指标。

评估患者满意度是一项非常复杂的项目，目前我国还缺乏统一的调查量表、数据标准和统计方法，更缺乏患者满意度与医疗质量、患者满意度与医疗成本之间关系的研究和证据。美国老年保健医疗制度（Medicare）和医疗补助制度（Medicaid）将医院患者对医疗服务提供者的评价与调查（Hospital Consumer Assessment of Healthcare Providers and Systems，HCAHPS）的结果纳入保险支付的衡量指标体系中。HCAHPS 的特点是不同于以往医疗质量评估集中关注医疗质量、结果和技术层面的指标，而是从患者的感受角度来评价沟通、响应、镇痛、用药、安静、清洁及出院等医疗服务。

附录　HCAHPS 患者满意度调研

项目	问题	关键词
护理照护	住院期间，护士对待你的态度是否礼貌和尊重？ 护士是否经常认真倾听你的需求？ 护士的专业解释是否使用你能理解的方式进行沟通？ 住院期间，摁下呼唤铃后护士是否马上查看？	尊重 倾听 理解 响应
医生指导	住院期间医生对待你的态度是否礼貌和尊重？ 医生的专业解释是否使用你能理解的方式进行沟通？ 你是否能够全部理解医生的专业解释？	尊重 倾听 理解
医院环境	住院期间，病房和洗手间的清洁频率是多少？ 住院期间，病房和洗手间是否能保持清洁？ 住院期间，夜间是否足够安静？	环境清洁 清洁频率 病房安静

（续表）

项目	问题	关键词
住院期间的经历	住院期间，是否需要护士或者其他人协助去卫生间或者使用床上便盆？ 当你需要帮助去卫生间或使用床上便盆的时候是否能够得到及时帮助？ 住院期间是否使用过之前从未使用的药品？ 给予未服用过新药之前医院员工是否告知药品用途？ 是否告知可能的副作用？是否能够完全理解？	呼叫响应 药品教育副 作用提示
出院前的准备	出院后，你是直接返回自己家、其他人家里，还是其他健康机构？ 住院期间，你的医生、护士或其他工作人员是否告知你离开医院后可以随时获得帮助？ 住院期间，你是否得到过关于出院后需要注意的症状和健康问题的书面信息？	院后照护 院后衔接 控制结果 帮助程度
对医院的整体评价	从0—10标准，医院整体感受评价给分（0最差/10最好）； 你是否会向亲朋好友推荐这所医院？	客观评价 忠诚度
出院时患者对自己健康情况的了解	住院期间，医院员工与患者的家人或者照护者共同制定患者出院后的健康需求方案； 患者出院后，对于如何管理健康，患者是否有清晰的了解； 患者出院后，对于如何使用药品，患者是否有清晰的了解。	健康支持 疾病认知
关于患者其他情况	是否急诊入院？ 总体来看，患者如何看待自己的健康状况？ 总体来看，患者如何看待自己的精神和情绪稳定状况？ 患者接受教育的年限？ 患者是否有其他国家的血缘？（例如：西班牙裔、拉丁裔、希腊裔） 患者种族？（例如：白种人、非洲裔、亚裔、夏威夷或太平洋岛裔、美国印第安人或阿拉斯加人） 患者主要的语言？	入院方式 文化背景 知识程度

资料来源：https：//hcahpsonline. org/globalassets/hcahps/survey-instruments/mail/29-item-survey/updated-w-omb-date/2019 _ survey-instruments _ english _ mail-updateda. pdf，2020年4月15日访问。

CHAPTER 6

第六章

高 "情商" 医院的十大特征

———

　　一个组织存在的价值是什么？简单地说，对内为员工发展提供平台，为股东实现投资回报；对外为客户提供服务或产品，为行业创造经济和社会价值。因此，如果说组织的"智商"体现在产品或服务质量或核心竞争力，那么组织的"情商"体现的是组织对于员工、客户、股东、供应商、政府及合作伙伴等利益相关方的关系管理能力。组织的"情商"体现在以下四个方面：

　　（1）内部认知和自我评价的能力：清晰认识到自身的优势和劣势，及时觉察及反省，正确快速决策和判断。

　　（2）外部认知和外部平衡的能力：正确认知外部系统的构成、运作形式，并根据外部系统的发展变化不断地调整和处理关系，力求达到与外部系统的和谐。

　　（3）内部管理和市场反馈的能力：培养核心竞争力、提高组织应变能力、持续改进和创新能力；组织内部实现人际关系和谐、知识共享；对市场需求作出反应，精确地运用和配置资源，快速行动。

　　（4）自我激励和自我超越的能力：组织学习是从个人、工作团队，一直到组织全体，通过各种途径和方式，不断地获取知识、在组织内传递知识并创造出新知识，以增强组织自身能力，最终强化组织创新与成长的动力，带来绩效的改善过程。

　　医院作为特殊类型的服务机构，更应该注重"情商"。医院的"情商"不仅表现在管理医患关系的能力，而且体现在医疗质量的管理能力，以及医院与外部环境之间的协调能力。医院的"情商"既能反映医疗服务的连续性和整体性，同时也能影响患者满意度和员工满意度。

高 "情商" 医院的十大特征

1. 价值观

医院的价值体现在技术价值、人才价值、社会价值和经济价值四个方面。医院的运营就是将"技术价值和人才价值"转化为"经济价值和社会价值"的过程。因此，尊重技术价值和人才价值是医院最基本的价值观。平衡经济效益和社会效益也是医院应该遵循的基本经营宗旨。前者是"因"，后者是"果"，在因果之间，还需要架起一道"医疗质量和患者安全"的桥梁，这就是医院所有员工应该遵守的底线。

2. 团队观

"江山易改，禀性难移"。一般情况下，人的个性很难有本质上的改变，但是个体行为容易受到"组织环境"的影响和感染，因此团队精神是可以塑造和培养的。医疗服务的提供是一个价值链的传递过程，需要跨部门衔接和协同，才能满足患者的治愈需求。团队的元素是个体，团队的基础是对个体的尊重和包容，才能实现团队的互补性和丰富性。团队建设的核心是"和而不同"，关键在于执行力。

3. 同理心

"己所不欲，勿施于人"。同理心（empathy）应该是每个医疗从业人员的基本素质。医患之间的无效沟通是造成矛盾的重要原因，而有效沟通的关键在于"换位思考"。以己度人，应懂得适当表达自己对患者的关心，让对方感觉被关注、被重视，而非简单或直接讲道理，让患者感觉生硬和冰冷。

医院里接触患者的一线员工的情商，代表着医院的"情商"。大量研究表明，具有负面情绪（愤怒、悲伤、焦虑）的员工通常会造成不良后果，甚至医疗事件；而正面情绪（乐观、积极）通常会和质量、效率、患者满意度呈正向关系。

4. 分享

分享型医院不仅在利益上愿意与员工分享，更注重在知识方面的积累和成长，以及价值观的分享与共识。

（1）利益分享：员工和医院的关系主要是基于雇佣关系的利益分享。薪酬和福利是基本要求，奖金和股权是激励机制。

（2）知识分享：员工与医院共同成长、共同发展。员工在实践中获得知识和经验，医院在员工成长中积累学科发展和医院口碑。

（3）价值观分享：员工认同医院的愿景、使命和价值观，从内心深处认同医院文化，并愿意同甘共苦，追求事业发展。

5. 智慧型

智慧型医院在本质上具有自我更新能力和自我纠错能力。高"情商"的医院，不仅能够在日常工作时严格执行规章制度，也能在应急情况下跳出规范解决非常规问题。不仅能在上级领导违反制度的时候，顶住压力、质疑权威、维护规则，也能上报异常事件，发现制度漏洞并及时积极改进。

6. 领导力

医院管理层的定位和个人的情商直接影响医院的"情商"。领导层成员要定位明确，角色清晰。"英明"的领袖要掌权不揽权，胸怀宽广，高瞻远瞩。"高明"的"副职"要实干不争权，善于协调和补位。"精明"的中层干部要出力不争权，冲锋不落后。

7. 洞察力

"知己知彼，百战不殆"。认识到自身的优势比较容易，但是能够正视自己的劣势需要具有自我批判能力。更具有挑战的是，能够在自认为的众多"优势"和"劣势"中，识别关键点，分清轻重缓急。同时，对于外部环境（竞争对手、市场需求和发展趋势）具有清醒的认知和判断。

8. 协同力

医院规模越大，越容易形成科室之间的分立和冲突。低"情商"的医院内部协同成本很高。高"情商"的医院能够以患者为中心，以医疗质量和患者安全为目标，实现技术协同和团队协同。医院管理者要搭建资源协同和利益协同的机制和平台。

9. 组织力

资源配置是市场经济的主要功能，资源配置的基础是资源利用度和运营效率，谁最贴近市场需求，谁的资源使用最有效，市场就会让他占有更多资源。

中国的医疗行业在逐渐走向市场化的过程中，资源会自动流向效率高的平台，所以医院需要具备平台的管理和服务能力。因此，医院管理者在夯实内部服务流程和服务质量的同时，必须具备亲和力和组织力。一方面能够吸引优质医疗资源流向平台；另一方面要有能力有效地组织医疗资源，按照统一的规则和标准，为患者提供优质医疗服务。

10. 平衡力

资源不是无限的，管理者每天都需要作出选择。医院管理水平就体现在这些判断、取舍和平衡之间。股东利益、员工利益、客户利益要平衡；短期利益与长期利益也要平衡；发展规模和医疗风险要平衡；经济效益和社会效益也要平衡。

这些因素在静态情况时，有时是矛盾的，但是在动态发展中可能阶段性互相依存，矛盾且统一。处理好这些因素，是一个医院高情商的重要表现，也是一个医院经营的永恒主题。

医院是一个复杂的生命体，多种变量不断交叉变化和组合，管理者的任务在于找到这些组合的元素，理清其关系，把握其变化，分清主次、轻重、缓急。没有简单的方法，更没有一劳永逸的解决方案，只有开放心态、平衡关系，才能拥抱变化。

第八篇

整　合

整体大于它的各部分之和。

——亚里士多德

- 介绍医疗集团化的三种模式以及特点
- 解读集团化管控类型以及运营管控的关键
- 描述集团赋能式管控的五个方面
- 探讨集团化发展策略与重点
- 讨论如何平衡集团与下属医院的关系
- 探讨集团化的人才战略与关键点

CHAPTER 1

第一章

集团化的三种模式

————

无论是哪种集团化模式，最核心的资产一定是医疗机构，而医疗机构最具有价值的资产是品牌和人才。

在中国医改不断深化的进程中，国家鼓励社会资本投资医疗产业，医疗投资不断升温，市场竞争也日趋激烈。一方面，通过 PPP 模式，或改制或改建或扩建或新建项目，公立医院可以引入社会资本，寻找新的发展模式；另一方面，"势单力孤"的民营医院，或合并以求"抱团取暖"，或求兼并以求"靠山"，以期实现规模扩张和品牌升级的集团化效应。根据医院性质及发展历程，目前市场上的医疗集团主流模式主要有以下三类。

专科连锁模式

连锁专科医院是最成熟的集团化模式。目前社会办医的医疗机构中，在心血管科、神经科、血液科、妇产科、生殖医学、儿科、眼科、口腔科以及精神科领域都具有品牌效应的专科医院集团。这类集团具有五个特点：

（1）创始人或联合创始人为知名医学专家及其医生团队。

（2）具有品牌效应的医疗集团的第一家专科医院大部分是以公立医院的"院中院"形式或借助公立医院资源发展起来的，而且都经历了十年以上的积累，已成为技术和人才孵化基地。

（3）专科医院盈利模式清晰，更容易建立品牌效应，并且能够通过品牌和技术输出，以学科共建、医院托管、医院参股或并购的形式进行深度整合。

（4）专科医院利用其品牌效应和市场地位，可以开展产业链的纵向整合。一方面可以分拆部分业务成为独立第三方机构（如影像中心、检验中心）；另一方面通过业务延伸至上游或下游领域（如体检中心、儿童保健中心、月子中心、康复机构、养老机构），进一步发挥其专科优势，巩固其市场地位。

（5）实现专科连锁医院的最大挑战是如何全方位复制"技术、服务和管理"能力。医疗人才的培养需要周期，单靠初始创业的核心技术团队几乎无法满足资本扩张的野心和市场增长的需求。如何平衡"业务规模与医疗质量"的矛盾，如何解决"人才培养的数量和质量"的问题，如何控制品牌风险，对于集团领导层和投资方来说都是巨大的挑战。

综合网络模式

在一定的地理区域内，医院集团集综合医院、专科医院、门诊部（诊所）、康复医院、护理院、养老院于一体，形成医疗服务网络模式。这类模式具有以下五个特点：

（1）立足于区域市场发展。政策具有一定优势、资源容易集中、具备行业经验积累、市场有沉淀和口碑、品牌具有区域影响力。

（2）这类集团大部分是通过收购或重组拼凑而成。下属医院的性质、规模、发展阶段以及人才基础各具特色。针对各家医院的管控策略和方式需要量身订制。

（3）下属各家医院虽然处于一个区域或相邻地域，但由于不同医院的学科实力、患者就医习惯、医院口碑以及医保支付等条件不同，患者资源很难实现共享。医院集团可以选择部分下属医院作"搭桥"试点，从局部实现突破。当然，合作医院绝不仅限于本集团内部的医疗机构。

（4）下属医院类型比较丰富，为集团管控能力提出了更高的挑战。每家医院特点不同、运营模式不同、管理重点也不同。如何帮助医院解决关键问题而不是采用"一刀切"的解决方式是对集团专业运营能力的考验。

（5）这类医院集团一般由企业医院改制或大型集团（如保险公司）在区域内收购组合完成。如果能够在区域内形成患者—医院—保险公司三方的闭环管理模式，从长远来看，可能是理想的组合。

产业链发展模式

医院集团在医疗产业链层面纵深发展，集医疗机构、研究院、第三方检查、检验机构、药品或耗材供应企业或第三方服务公司（如广告公司、设备租赁公司、医院信息系统开发公司、医疗物业公司等）于一体。一般具有以下特征：

（1）这类医院集团发展的关键在于下属医疗机构核心竞争力和品牌影响力。理论上，以医院为核心打通上下游产业链的纵向整合模式是一个可行的商业模式。但是，目前中国医疗市场的定价机制和支付模式，无法支撑在医疗产业链条上各个环节的利益均衡。这种模式不仅面临商业伦理的挑战，也极有可能为了生存突破底线。

（2）这类医院集团一般是通过收购、并购及重组而形成。但是，产业链上的各类企业分属不同行业（如重资产或轻资产、劳动密集型或知识密集型、制造业或服务业），各个行业发展遵循不同的发展规律，集团化管理极具挑战。

（3）产业链条上的每个企业必须具备独立面向市场的能力，不能是"寄生"于医院集团内部的医疗机构。

（4）这类集团的下属企业最理想的是布局在相对集中的地理区域内。集团化管理能够通过整合区域内的政策、市场、人才等资源，形成协同效应。如果下属企业过于分散，集团对下属企业容易失控。

其他模式

除了以上三种主流集团化模式以外，还有其他一些模式，如医疗加地产模式、连锁全科或中医诊所、互联网医院模式等，目前在中国市场尚处于培育阶段。

总之，无论是哪种集团化模式，最核心的资产一定是医疗机构，而医疗机构最具有价值的资产是品牌和人才。无论是哪种医院集团化模式，都必须明确集团的方向和战略，明确集团与下属企业的定位和边界，否则集团化的效应将大打折扣；无论是哪种医院集团化模式，都必定存在着最原始的基因，这就是集团文化。文化不仅影响着集团化效应，而且影响着集团长远发展。

CHAPTER 2

第二章

懂业务， 有高度

最有效的集团化管控必须基于业务逻辑。只有懂业务，有高度，才能做到有力度！

每个医院集团的发展历史、战略方向及组织能力决定其不同的管控模式。有的医院集团发展靠技术和品牌，集团管控前台业务的力度稍强；有的医院集团发展靠资本和管理，集团管控后台采购和财务的力度稍强。虽然模式不同，但是管控逻辑是相同的，即在统一的愿景、使命、价值观的指引下，明确集团战略定位，包括整体战略、业务战略和职能战略。其中，业务战略体现的是下属医院的战略组合，职能战略体现的是资源协同与整合。最后，集团与下属医院（企业）在组织架构、决策机制、管理流程、绩效考核、激励机制和沟通体系等方面约定权责分配（见图 8-1）。

集团化管控类型

不同的管控类型体现不同的管控范围、管控深度和管控力度。一般情况下，集团化管控包括三种类型（见表 8-1）：财务型、战略型和运营型。

（1）财务型：属于单纯性财务投资。集团通常不是主要控股股东。这种类型企业的主营业务一般属于医院上下游业务之一。

（2）战略型：集团下属医院以并购或合并等形式进入集团。如果业务发展良好，财务状况健康，管理团队完整，集团一般不会干涉医院的日常运营工作。集团将更多的精力集中于战略、投资、预算、财务管理，以及医院领导层

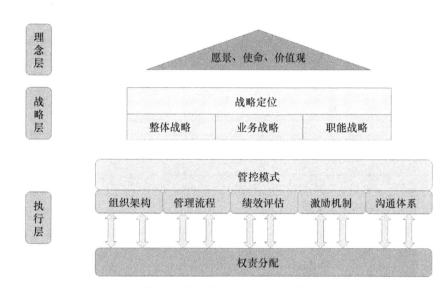

图 8-1 集团战略定位与管控模式

和接班人建设等方面。

（3）运营型：大部分集团都属于此管控类型，只是管控能力和管控侧重点不同。集团下属医院中，有的属于并购项目，有的属于新建项目，大部分都属于"问题企业"。这类医院通常需要在战略、投资、预算、财务、人力资源、采购、学科、质量、品牌、绩效、信息系统等方面实行不同程度的整合与管理。运营型管控模式出发点应该是在整合现有资源的基础上，用增量资源解决存量问题：

（a）资源整合，规模效应，如集中采购管理。

（b）资源共享，业务协同，如数据共享、患者转诊、医技科室共享。

（c）资源引进，业务拓展，如引进学科带头人、医联体、专科联盟、人才培养。

表 8-1 三种集团化管控模式

权限维度	财务型管控模式	战略型管控模式	运营型管控模式
战略管理	N	Y	Y
投资决策	N	Y	Y
预算管理	N	Y	Y
制度管理	N	N	Y

（续表）

权限维度	财务型管控模式	战略型管控模式	运营型管控模式
品牌管理	N	N	Y
业务管理	N	N	Y
质量管理	N	N	Y
人力资源	N	Y	Y
财务管理	Y	Y	Y
采购管理	N	N	Y
信息系统	N	N	Y

注：N 表示该权限不在此集团管控模式之内；Y 表示该权限在集团管控模式之内。

运营型管控的三个前提

一般情况下，投资管理、预算管理和财务管理相对容易实现管控。人力资源管理、采购管理、信息系统管理比较容易引起争议。战略管理、品牌管理、质量管理的难度系数较高。实现有效的运营管控，需要有三个前提：

（1）集团的愿景、使命和价值观必须与下属医院取得共识，尤其是医院的领导层必须认同集团的发展方向和价值取向。

（2）下属医院的目标和战略必须要和集团达成共识，尤其在资源配置、绩效考核、激励政策等方面形成正式约定。

（3）集团和下属医院必须在日常业务运营过程中的各类管理权限达成共识。建立相应的组织架构、管理流程、绩效考核和激励机制。尤其是在决策、汇报和沟通机制等三个方面建立明确的规则。既要避免集团插手过多，打击医院管理层的积极性，也要防止医院管理层隐瞒问题，酿成大祸。

运营型管控的三大误区

误区一：权力先于责任

集团化管理最大的挑战是授权。授权管理的关键在于如何保证"责、权、利"的统一和平衡。但是，每个人对于"责权利"统一的认知是不一样的，因此授权管理的前提是建立问责机制。这种机制要自上而下，层层分解，形成责任阶梯。在明确责任的前提下，再行授权和激励。否则，业绩好的时候，争功请赏；业绩差的时候，互相推卸责任。

误区二：管控大于经营

医院在服务患者的最"前线"，经营的核心是技术、服务、质量和市场。集团在"后方大本营"，管理的核心是流程、风险、效率和成本。有时候集团过于强调流程、规范等管理形式，而无法对医院的业务问题形成有效支持，一味管控只会招来反感和抵触。加之，很多集团管理人员缺乏医院实战经验，既不了解"前线战况"，更无法与业务管理人员交流，管控只能是一厢情愿。

误区三：财务大于业务

财务指标最简单、最直接。但是，财务指标只说明结果，医院运营要监控过程。财务指标反映数量，医院运营更强调平衡质量。财务指标是"后视镜"，医院运营也需要"望远镜"。财务指标重视有形资产的投资回报，医院运营更要重视无形资产的积累。

因此，对于下属医院单纯考核财务指标是远远不够的。集团应该从财务目标出发，寻求可支撑其实现业务目标，进而发现影响业务目标的关键要素和影响因子。比如，医院设立"介入科"，关键要素就是场地、设备和技术团队。对于关键要素中的"技术团队"一项，影响因子要从两个方面进行分析：技术人才引进（人才引进成本、现有团队配合度）或者自身人才培养（资质获取所需培训周期、资质获取后的实际技术水平）。集团应该帮助医院解决关键要素问题。一味关注结果指标，忽略过程管控，往往达不到预期收益。只有将影响结果的关键要素牢牢掌控，通过项目形式步步推进，才能实现最终的运营管控。

懂业务，有高度

懂业务，不是一定要懂医学，会看病，而是要了解医院运营逻辑，同时结合行业特点，作出"靠谱"的决策。

懂业务还需要理解一线人员的"疾苦"，洞察患者和市场"痛点"，才能拉近集团和下属企业的距离。

有高度，不能"见招拆招"，仅凭一面之词就作出判断。首先要准确定义

"问题"：哪些是系统问题，哪些是个性化问题；哪些是偶发问题，哪些是历史问题。其次要准确判断：哪些问题要交给下属单位，哪些问题要在更高的层面解决；哪些问题要循序渐进，哪些问题要快刀斩乱麻。

有高度，要懂得换位思考，对下属单位提供支持和帮助，获取信任，树立威信。

有高度，就要集中力量解决重大问题和关键问题，同时考虑到解决问题的并发症和后遗症。有高度，体现在处理问题的时候，该坚持的要坚持，该妥协的要妥协。

最有效的集团化管控必须基于业务逻辑。只有懂业务，有高度，才能做到有力度！

CHAPTER 3

第三章

集团化的管控与赋能

赋能的本质是对传统自上而下的管理体制和文化的挑战，是从"英雄式领导"到"去中心化决策"、从"自上而下"的沟通模式到"超级链接式"的信息共享、从"深井"间的壁垒到"中枢系统"式的闭环管理。

集团化管控的困境

为什么集团化管控"一抓就死，一放就乱"？为什么集团管理总觉得像消防队员，到处灭火？为什么下属医院不理解，更不愿意集团插手医院的运营？到底集团哪些该管？哪些不该管？以上这些问题，几乎是集团日常运营中的"必答题"。当然，没有放之四海而皆准的标准答案，只能在集团化进程中去磨合和探索。

作为医疗集团的管理者，我们越来越深刻地认识和体会到：

单纯管控的效果不理想。如果总是从控制的角度去对待下属医院，就会产生"弹簧效应"，作用力越大，反作用力越大。

计划不如变化快。仅仅以计划和预算为主的管理模式无法适应新的市场挑战，新时期管理模式必须能够保持小步快走、弹性十足（跌倒后迅速爬起来）、持续改进（发现错误及时纠偏）的闭环管理体系，以应对不断变化的政策和市场需求。

将在外，君命有所不受。从市场角度看，集团在后方，下属医院在前线；从患者角度看，医务人员在前线、管理人员在二线。因此，无论是一线人员还是医院，都需要直接授权和现场决策，以及时反馈患者需求和快速适应市场竞争。

同中求异与异中求同

集团化管理的目标是"同中求异",即在追求制度化、规范化管理基础上发挥每个下属医院的特点和优势。因此,首先要强调"赋能",而不是"控制"。

赋能,来源于英文"empowerment",即领导要将一定范围内的决策权利赋予了解实际情况的一线人员,以便及时针对市场和客户需求采取行动和反馈。本质上,赋能是对传统自上而下的管理体制和文化的挑战,是从"英雄式领导"到"去中心化决策"、从"自上而下"的沟通模式到"超级链接式"的信息共享、从"深井"间的壁垒到"中枢系统"式的闭环管理。

实现赋能需要"异中求同"。例如,通过集中采购,降低采购成本,提升医院利润率;集团品牌背书,扩大市场影响力和患者来源,同时吸引人才加盟等。实现赋能可以在五个方面开展:品牌、人才、市场、供应链和信息化(见图8-2)。

医院集团化赋能的五个维度

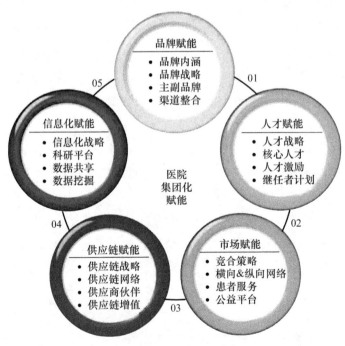

图 8-2　医院集团化赋能的五个维度

1. 品牌赋能

集团为下属医院提供品牌赋能可以从以下三个方面入手：

（1）品牌背书：集团意味着规模，而规模与影响力、社会信任度正相关。集团虽然不直接为患者提供服务，但是，集团的品牌形象可以通过公益平台、社会营销以及医疗行业活动进行提升。

（2）品牌内涵：品牌内涵取决于集团价值观，价值观影响集团凝聚力。虽然价值观的影响需要日积月累、集腋成裘，但是最影响集团的长远发展动力就是品牌这个"DNA"。

（3）品牌传播：不同的传播渠道，意味着面向不同的受众和市场，更意味着不同的传播效率和成本。自媒体和新媒体盛行的时代，医疗信息鱼目混珠、良莠不齐。医疗市场亟须主流媒体能够正本清源，还原医疗本质和真相。因此，应该在集团层面针对主流媒体资源整合，形成协同效应和信任背书。

2. 人才赋能

集团为下属医院提供人才赋能可以从以下三个方面入手：

（1）人才战略：根据下属医院的专科特点形成人才发展和培养战略，即在外部人才引进和内部人才培养之间找到平衡点、在培养周期和成本之间找到平衡点、在个人品牌和组织品牌之间找到平衡点。

（2）骨干管理：按照领导层（1％—3％）、核心层（5％—10％）、第一梯队（10％—15％）、第二梯队（15％—20％）、普通员工（50％—60％）五类进行分层管理。重点关注前两类人的任用和激励，实施继任者计划。同时重视第一、二梯队的培训和培养，实行"赛马不相马"。避免下属医院管理者的"经营近视症"，只关注短期利益，无暇顾及人才梯队的长远利益。

（3）绩效评估与激励：结合各下属医院实际情况，将部分重点人才的绩效评估和激励政策，在集团和医院两个层面进行管理。避免下属医院管理者的"碍于情面"，敢于"挥泪斩马谡"。

3. 市场赋能

集团为下属医院提供市场赋能可以从以下三个方面入手：

（1）横向联合：与标杆医院建立医联体或与标杆科室形成专科联盟，学习技术和管理的同时，形成自身的竞争优势和专科特色。必要时以资本为纽带。

（2）纵向发展：与诊所、药店、门诊部、体检机构、社区医院/服务中心、康复医院、养老院，甚至互联网医院等相关上下游医疗机构形成服务共同体。必要时以资本为纽带。

（3）互联网医疗：利用互联网平台整合患者资源，一方面开展患者随访和家庭健康管理计划，提升患者满意度和忠诚度，形成口碑效应。同时也可以进一步开展远程医疗项目，开发潜在客户，为医院开辟新的市场和患者来源。

4. 供应链赋能

集团为下属医院提供供应链赋能可以从以下三个方面入手：

（1）优化成本结构：通过集团采购实现成本优化，是集团化赋能的最直接效果。

（2）战略合作伙伴：大型供应商在医疗领域往往积累了长期的资源，包括政府、人脉、专家、医生甚至患者，因此与主要供应商形成战略合作伙伴在集团化发展过程中不容忽视，尤其面对中国医疗市场的地域特点。

（3）伙伴增值服务：供应商不仅提供设备或药品，还可能成为伙伴关系，并在金融服务、科研项目、学术交流、人才培养等方面提供支持。

5. 信息化赋能

集团为下属医院提供信息化赋能可以从以下三个方面入手：

（1）集成平台：信息孤岛不仅存在于每家医院，也同样存在于一家集团内部。通过集成平台实现应用系统的即插即用，也能够满足不同模块之间的互操作性。通过信息共享实现及时转诊，保证服务连续性。

（2）数据中心：集成平台的底层是数据中心。通过数据挖掘和应用，支持管理决策，优化临床路径，开展科研项目，加强学科建设，提高管理效率。

（3）资源管理平台：关于人、财、物等资源整合高度依赖于标准化和规范化程度。应用信息技术（如 ERP 系统）可以实现企业资源的协同，有助于提升集团化效率，降低管理成本。

其实，每家集团和医院都有各自的历史、特点和需求，集团化赋能的思路和方法也各有千秋。另外，强调赋能，并不是否定"管控"的必要性。

CHAPTER 4

第四章

"高筑墙、广积粮、缓称王"

————

据明史记载，朱元璋攻下婺州（现浙江金华）后，拜访谋士朱升询问定夺天下之大计，朱升进谏九个字"高筑墙、广积粮、缓称王"。"高筑墙"是指加强军事防备；"广积粮"是指发展农业，增强经济实力；"缓称王"是指不要急于称帝，以免树敌太多。朱元璋遂将此"九字方针"作为建业初期的指导思想，最终成就帝业。

市场的挑战与机遇

挑战之一：在医药分开的原则下，施行药品及耗材零加成、医保集中招标采购等政策，意味着传统的医院经营模式和盈利方式面临着巨大的冲击。

挑战之二：在医保控费的趋势下，推行总额预付、单病种核算结合 DRGs 等多种支付模式等改革措施，意味着医院既有的患者来源、运营逻辑及运营方式面临一定的不确定性。

挑战之三：在深化医院改革的形势下，严格监管医疗质量、控制医院规模、强化绩效考核等措施，意味着医院扩张型增长模式和粗放式管理模式都面临难以为继的境地。

机遇之一：医疗人才市场的流动性增强：优质医疗资源不满足于体制内发展，要寻求更好的平台和机会。

机遇之二：主动求变、寻找出路的医院增多：传统经营模式下难以为继的医院会主动寻找合作和发展机会。

机遇之三：资本驱动优质医疗集团适时扩张的机会增加：一方面实现低成

本并购扩张；另一方面可以有机会吸纳更多优秀人才加盟。

我们看到，市场挑战其实也可以变成机遇，关键是对于时机的把握和自身的准备程度。

目前，无论是世界经济，还是中国经济都处于动荡阶段，而中国医疗行业也处于变革时期，在不确定的环境下，不妨采用"高筑墙、广积粮、缓称王"的策略。

"高筑墙"：人才、技术、学科

医疗行业技术门槛高，而技术竞争背后的实质是人才竞争。因此，培养人才、培育技术、发展学科才能形成竞争壁垒，也就是"高筑墙"。

技术人才：随着医疗技术人才市场越来越成熟，越来越多的公立医院的技术骨干选择离开体制，进入"江湖"。但是，只有好的平台才能吸引和留住这些人才，而好的平台不仅需要具有竞争力的薪酬体系，同时也需要完善的培训发展机制，更要能够帮助这些技术骨干完成市场化转型，建立个人品牌。

管理人才：无论是懂医疗的管理人才，还是懂管理的医疗人才，不论现在还是未来，都是医疗市场的稀缺人才。没有优秀的管理人才，只有优秀的技术人才，医院的运营效率和成本可能无法控制。没有优秀的管理平台，单纯靠薪酬吸引的优秀技术人才也会流失；没有优秀的管理人才，快速扩张的医院或集团，都会存在质量风险和品牌风险。

学科建设：学科建设是一个技术、服务和质量不断优化的过程，是医疗、教学、科研三个方面全面提升的过程。单纯靠"营销驱动"或"服务驱动"都不足以支撑医院的长期发展，只有将技术、服务和品牌结合在一起才能打造学科竞争力。

"广积粮"：客户、市场、口碑

对于医院来说，"积粮"就是积累客户或者患者。中国医疗市场的下一个竞争阶段将进入到细分市场阶段，只有洞察客户、深耕市场、积累口碑，才能脱颖而出。

洞察客户、细分市场：随着技术进步、经济增长和社会发展，市场的健康需求也在发生潜移默化的变化，医院不仅要能够发现目标客户的需求，同时也要能洞察需求的变化，并且结合专科病种和技术，进一步细分市场。例如，妇科可以进一步细分为青春期、备孕期、孕产期、产后期、更年期和老年女性等。儿科可以细分为新生儿、1岁以内、学龄前和青春期儿童等市场。细分市场就是要根据每个阶段人群的主要健康需求订制开发服务产品。

深耕市场、积累口碑：患者最关心的是专病，包括疾病治疗效果、治疗费用和预后情况等。因此，深耕市场的前提条件是选择具有技术特色、治疗效果好，同时具有市场潜力和影响力的病种，才有可能形成口碑效应。比如，加拿大的肖尔代斯医院因专门治疗"疝气"而享誉全球。深耕市场的关键在于建立转诊渠道和患者口碑，这就意味着要在专业领域和大众市场"双线"拓展，既要在学术圈获得同行的认可和转诊，也要在病友圈获得赞誉和推荐（见图 8-3）。

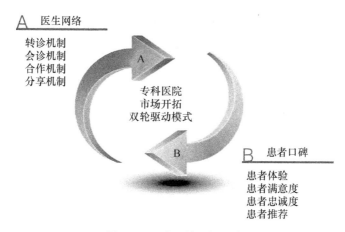

图 8-3　医院品牌双轮驱动

"缓称王"：聚焦、合作、品牌

中国的医疗市场处于高度碎片化阶段，大部分医疗集团尚处于襁褓之中。现阶段应该聚焦自身定位，培养核心竞争力，建立广泛的业界关系，树立集团品牌形象。

聚焦：专注在集团主营业务范围内的事情，聚焦提升集团核心竞争力的资源，建立资源整合发挥协同效应的机制。

合作：积极建立与医疗行业中利益相关方的沟通渠道，探讨与各方的合作模式和合作项目。依托自身的优势，展开横向或纵向的资源整合与合作联盟。

品牌：品牌由品牌认知和品牌形象构成。集团重点打造社会形象，为医院背书。医院重点打造品牌认知和行业形象，为集团添彩。集团品牌和医院品牌要保持一致性。

虽然我们处于一个"快鱼吃慢鱼"的速度经济时代，但是医疗行业恰恰是一个相对谨慎、保守和稳重的"慢"行业。虽然我们处于一个看上去既不缺钱也不缺热情的创业时代，但是医疗行业恰恰需要沉心静气，修炼内功，"水到"才能"渠成"。

CHAPTER 5

第五章

小集团、 大医院

————

只有把集团做小，医院才能做大。

　　集团化建设的核心问题是如何增强凝聚力。集团领导最头疼的事情就是下属企业"不听话"，最担心的事情是下属企业"失控"，因此，大部分集团化管理都倾向于"集权"和"控制"。

　　其实，任何系统都具有内在的运行逻辑。一个稳定的系统可以理解为在某个层面或某个阶段达成的某种平衡。一个成熟的系统则可以理解为即使打破了阶段性平衡之后，能够自我修复并快速达到新的平衡。而不稳定或不成熟的系统则永远处于"拆东墙补西墙"的应急状态。

　　因此，集团化建设的理想境界是能够搭建一个相对稳定和成熟的系统。这种系统具有弹性和张力，在集团和下属医院之间形成上下有界、内外均衡、收放自如的有序状态。

收与放

　　服务业管理通常比制造业更强调一线员工"授权"。医院管理比其他服务型企业更需要"授权"。因为一线人员（尤其医生）在提供服务的时候需要随时随地进行判断和决策，而这种决策需要遵循的是专业知识、经验、证据和规则，而不是某种行政管理的逻辑和决定。

　　因此，医院集团的文化首先是尊重，尊重医院、尊重技术、尊重医生。在尊重的基础上，对医疗业务管理进行充分授权。在授权的同时，还要建立沟通反馈机制，保持与一线人员的信息通道。

尊重不是放任，而是赋予责任。授权不是只问结果，不问过程，而是要反馈和追踪。授权要有问责机制，才能做到收放自如。

上与下

医院集团化的目标不是简单的"抱团取暖"，而是期望能够形成 $1+1 \geqslant 2$ 的协同效应。在这个目标之下，医院集团的资源整合和协同管理能力至关重要：哪些需要在集团层面统一管理，哪些需要让下属机构落地执行；哪些情况下需要申报、备案或审批；哪些情况下可以自主决定和执行，均需要集团和下属医院达成共识。在这个过程中，集团和下属医院的矛盾主要源于管理边界不清，责任无法界定，导致员工对工作产生情绪，效率大打折扣。

理清上下的管理边界，关键在于集团干部必须具备下属医院和集团两个层面的管理经验，以及两个以上职能部门的管理经历，才能具有全局观念、换位思考，最终实现上下联动。

集团化管理要保持活力，必须建立人才流动机制，否则容易滋生官僚和腐败现象。人才流动包括垂直流动和水平流动。垂直流动主要针对管理部门，越是高管，越需要在下属医院和集团两个层面进行锻炼。水平流动是在多个下属医院的相同部门或不同部门之间调用，增加多元化技能和经验，培养后备骨干。一般来说，缺乏下属医院的管理经验或仅局限于本专业管理，很难在集团层面得到下属医院的认同。

内与外

现代科学理论认为，在圆周轨道上运动的物体同时存在离心力和向心力，否则，根本不可能在圆周轨道上运动。因此，离心力与向心力是系统内部各组成部分所表现出来的一种相互作用的现象，既对立，也统一。

对于组织机构来说，离心力指向外部，即客户和市场。向心力指向内部，即员工和文化。只有向心力，组织就会是一团和气，可能变成相互看"脸色"的集体，无法发挥效率；只有离心力，组织就会是一盘散沙，无法发挥团结的力量。

因此，由离心力和向心力共同作用而产生的内在张力才是集团化管理最理想的状态：我们既期望集团能够高屋建瓴，制定战略，指点迷津，也期望下属医院执行坚决，接地气，能落地；我们既期望下属医院在市场上冲锋陷阵，同时在下属医院之间形成联动，也期望以集团为核心形成合力，实现规模效应和品牌效应。

以患者满意度和员工满意度为抓手，集团化管理期望下属医院和员工都同时受到外部离心力和内部向心力的牵引，从而实现集团化管理的弹性和张力。

小集团、 大医院

医院集团不是政府机构，要避免官僚和形式主义。医院集团化更不是中央集权，要避免过度强调程序化而牺牲效率。

- 选择做正确的事情，重要的事情，而不是紧急的事情
- 组织要精简，人员要精干，集团的人数往往和下属医院的绩效成反比
- 沟通和决策机制要清晰，决策支持能够得到来自一线服务和市场的数据和反馈，也能在推行决策过程中接地气，能落地

总之，从外表看，集团是多家医院之和，比医院大。但事实上，医院直接接触患者、接触市场、接触社会，医院品牌往往大于集团品牌。即使集团品牌大于医院品牌，也可能来自于该集团在非医疗领域的历史积累，实际上在医疗行业并不具备影响力。

因此，把集团做小，医院才能做大。

CHAPTER 6

第六章

"心有猛虎，细嗅蔷薇"

心有猛虎，细嗅蔷薇。

——西格里夫·萨松（Siegfried Sassoon）

从全球角度来看，医院集团化近些年一直是热点，未来也是趋势。中国医疗市场尚处于高度碎片化状态，市场集中度与美国相比依然处于较低的水平。毋庸置疑，未来属于社会资本的市场蛋糕仍具有巨大潜力。目前，医疗行业投资热度渐趋理性。一部分具有品牌地位的技术驱动型民营医院得到资本的追逐和认可；一部分有潜力的技术型民营医院加入大型医院集团寻找升级路径；还有一部分早期靠营销驱动的民营医院逐渐走下坡路，甚至销声匿迹。

中国的医疗市场在不断分化、整合、成熟、升级的螺旋式发展过程中，各路"诸侯"或跑马圈地，或合纵连横，或高举高打，可谓"百家争鸣"。但是，依靠并购和收购壮大的医院集团在快速扩张过程中，面临诸多投后管理难题。管人，相对于管财和管物更具有挑战性，管理知识工作者难度系数更高。

集团人力资源管理的挑战

如何既能通过制度流程标准化实现规范化管理，又能最大限度发挥个体活力和创造力？

如何既能实现个人目标和成就感，又能与集团凝聚在一起，共谋发展？

如何既能激发下属医院团队积极性，又能及时发现风险并纠偏？

如何既能通过利益机制提升士气和绩效，又能通过文化建设激发内在动力和归属感，实现可持续发展？

　　常见的人力资源管理模块如表 8-2 所示，很显然，集团人力资源管理必须从烦琐的日常事务型人力资源管理中摆脱出来，抓关键点和关键环节，实现纲举目张。

表 8-2　人力资源管理模块

规划	目标	HR 战略	核心岗位人员评估	高潜能人员评估	人才补充计划	短中长期工作目标	HR 预算
招聘	吸引	校园招聘	实习生计划	招聘信息	招聘资源	招聘渠道	人才储备
	筛选	人才测评	面试上岗证	职位说明书	面试题库	分职能笔试题库	测评中心
	雇佣	劳动合同	录用通知书	保密协议	竞业禁止	背景调查	行为准则
	融入	融入步骤	新员工培训	入职导师	新员工满意度	转正考核	试用期反馈
组织发展	建设	组织架构	士气调研	配置合理性评估	继任者计划	核心员工对话	员工建议系统
	选拔/考核	体系管理	干部管理体系	核心人才盘点	专业梯队体系	运营梯队体系	领导班子搭配
	培养/培训	培训体系	高潜人员培养计划	E-Learning	管理学院	内部讲师/课程	职业生涯规划
薪酬管理	薪酬	薪酬体系	薪酬架构	职位评估/调研	股权激励	人力资本分析	生产力评估
	福利	基本福利	核心骨干特殊福利	商业保险/补充医疗	自助福利	福利活动	节假日
离职管理	离职管理	队伍优化	离职预警	离职动态分析	离职管理培训	离职面谈	劳动法律事务
组织管理	人事管理	档案管理	任命管理	人事调配	考勤管理	社保公积金	工资发放
	人文关怀	高管沟通	专项基金	环境改善	特殊人群	裁员关怀	家属关怀
HR组织	队伍	HR 角色	HR 素质模式	HR 队伍培训	HR 行为准则	HR 负责人培养	HR 职业发展
	组织	部门架构	HR 标准和流程	HR 评价与考核	HR 审计	HR 交流	HR 认证

人力资源管理升级

　　从事务型管理过渡到参谋型，进而升级为伙伴型，也就是要成为业务部门的咨询顾问，甚至通过培养一把手、后备核心力量、核心人才保留以及组织文化建设，成为业务部门依赖和信任的伙伴。

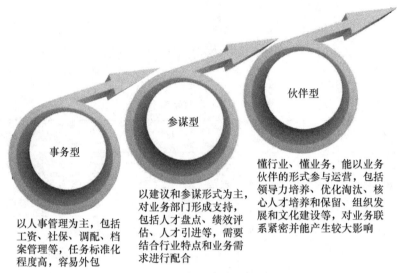

事务型

以人事管理为主，包括工资、社保、调配、档案管理等，任务标准化程度高，容易外包

参谋型

以建议和参谋形式为主，对业务部门形成支持，包括人才盘点、绩效评估、人才引进等，需要结合行业特点和业务需求进行配合

伙伴型

懂行业、懂业务，能以业务伙伴的形式参与运营，包括领导力培养、优化淘汰、核心人才培养和保留、组织发展和文化建设等，对业务联系紧密并能产生较大影响

图 8-4　人力资源管理的定位升级

集团人力资源管理的关键任务

1. 定规则

围绕着以下八个体系，制定原则和基本方法，统一管理体系，并监督下属医院根据具体情况和地域特点制定实施细则。

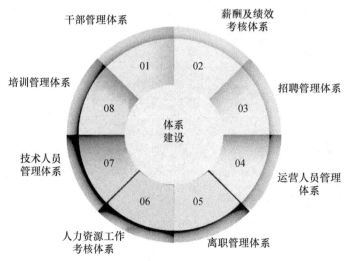

图 8-5　人力资源管理工作八大体系

2. 关注核心骨干人才

通过人才梳理（专业、经验、素质和价值观），明确每个组织中核心人才和骨干人才，建立评估、追踪、培养和保留机制。核心人才是目前组织中的中流砥柱，而骨干人才属于第一梯队或第二梯队，包括优秀毕业生、优秀专家和优秀管理者（见图 8-6）。

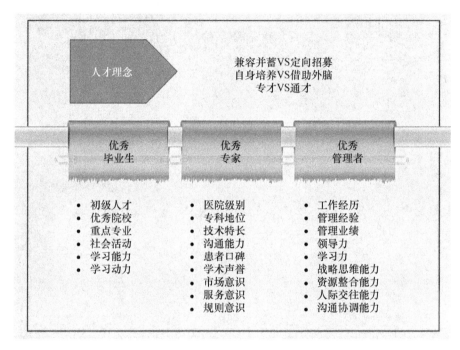

图 8-6　骨干人才评估维度

3. 关注梯队建设

核心岗位＝集团职能部门核心岗位＋医院中层干部核心岗位

集团：财务、人力资源、品牌、战略、采购。

医院：院办、医务、护理、市场、医保、人力资源、财务。

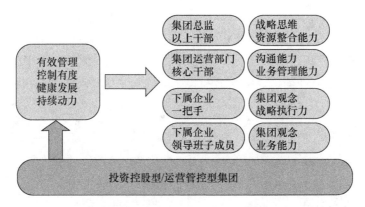

图 8-7　核心岗位后备人才培养重点

员工满意度

集团人力资源管理下属医院的落脚点是员工满意度。员工满意度能在一定程度上反映下属医院的文化和领导管理水平，也能反映医院的员工士气和对医院发展的信心。员工满意度调查问卷有很多版本，一般都围绕"工作环境、工作岗位、归属感和成长"四个维度（见图8-8）。

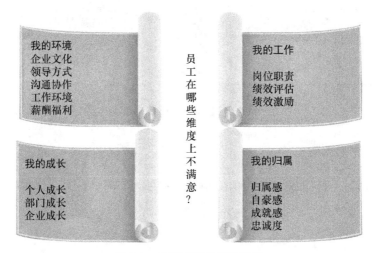

图 8-8　员工满意度调查维度

在员工满意度调查中，重点要关注以下六个方面的问题：

（1）关于尊重：在我们医院工作让我觉得受到尊重吗？

（2）关于上级：我认为我的直接领导是哪种类型，是否胜任？

（3）关于敬业：我认为在我周围所了解的同事中，多少人在努力工作？

（4）关于调查：满意度调查涉及的所有维度中，我最看重哪个？

（5）关于最不满意：作为领导，最不满意的员工行为是什么？作为员工，最不满意的领导行为是什么？

（6）关于离职：最近半年的离职意愿是什么？有可能引发我离职的原因是什么？

系统化建设沟通渠道和机制

由于角度不同、立场不同，集团与下属医院之间的争议就像"盲人摸象"的局面，"公说公有理，婆说婆有理"，因此有必要建立公开透明的沟通和反馈机制。一方面集团能够及时了解一线员工的士气和信心，掌握管理者动态和情绪；另一方面集团也能够进一步理解下属医院的困难与挑战，并及时提供帮助和支持。

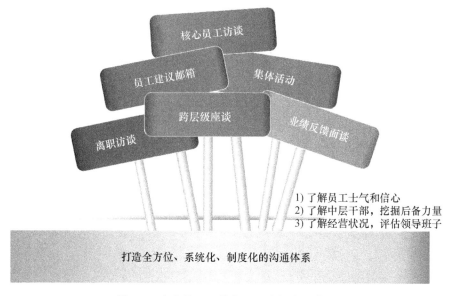

图 8-9　全方位、系统化、制度化沟通体系

总之，医院集团的人力资源管理是一项极具挑战性的工作，不能仅仅局限

于制定一些人事政策、引进一些人才，而是要具有全局观念，制定规则、培养骨干和后备力量，打造全方位、系统化和制度化的沟通机制（见图8-9），才能实现从事务型管理过渡到战略型人力资源管理模式。在这个过程中，人会变，人的心态也会变，但始终不变的是人性。作为集团管理者，不仅要"心有猛虎"，还要"细嗅蔷薇"。

第九篇

数字化

数字化世界，它将滋养心灵，抵御无明，分享繁盛。

——尼古拉·尼葛洛庞帝
（Nicholas Negroponte）

- 介绍医院数字化建设的新常态
- 解读医疗信息系统的解构与重构的四个"一"工程
- 描述数字化升级的四种常见错误及陷阱
- 介绍数字化系统构建医院风险管理体系
- 介绍数字化系统如何助推医院绩效管理
- 讨论深化客户关系管理，全程管理医患关系
- 讨论借助数字化工具让医疗营销无所不在

CHAPTER 1

第一章

数字化医院是没有终点的长跑

医院数字化建设的出发点是保证质量、提高效率并降低成本。

一提起医院数字化建设，几乎所有医院都有满腹的"酸、甜、苦、辣"。但是，在一个信息科技充斥的现代社会，我们似乎也无可逃避，无论是作为管理者、从业者还是患者。

因此，一个医院领导，既是医疗服务平台的规则制定者、框架设计者，同时也是关键的决策者和组织者，他对于医院信息化的认知和理解，直接影响医院信息系统的质量和效率。

数字化水平直接与管理水平成正比

时至今日，除了一些原始作坊式的个人诊所以外，几乎所有的医疗机构都会或多或少地应用信息系统。而且，规模越大科室越多，业务量就越大，应用系统的类别、模块、交互程度以及对于硬件设施的要求就越高、越复杂。为什么？因为医院信息系统的建设目标就是在满足服务量增长需求的同时，保证质量，提高效率，减低成本。兼顾"质量、效率和成本"，这就是医院管理水平的体现。因此，信息化水平与管理水平两者相辅相成，相得益彰。

数字化建设应该是"一把手"工程

医院信息系统的复杂性体现在既要考虑硬件，也要考虑软件；既要考虑前台需求，也要理顺后台管理；既要考虑投资成本，也要考虑运营成本；既要考虑政策因素，也要考虑人员要素；既要考虑单个系统的可行性，也要考虑其他系统的互操作性；既要考虑现实需要，也要考虑未来延展。因此，医院数字化建设既涉及横向协作，也涉及纵向发展。只有提升到战略层面进行规划与实施，得到董事会重视或由院长直接"披挂上阵"，才能实现更高质量的信息系统。

数字化建设不是成本，是投资

一些医院管理者认为医院核心业务是治病救人，对信息系统投入是增加成本，只是锦上添花。

的确，信息系统建设不能替代医疗服务，不能直接创收。但是，信息系统背后其实是医疗数据，是医院信息流，这是和"现金流""人才流"同样重要的资产。医疗数据，如果能够善加管理和应用，无论是对于管理，还是技术发展，都是一笔最珍贵的财富。因此，出发点决定了数字化建设是"成本还是投资"！

总之，医院数字化建设的过程比结果重要，心态比技术重要。医院数字化建设是一次没有终点的长跑。不能期待"毕其功于一役"，更不能"三天打鱼、两天晒网"。

CHAPTER 2

第二章

解构与重构

————

数字化生存真正的意义，就是一切将会被重新定义。商业逻辑在改变当中最大的变化就是价值创造和获取方式发生了本质的变化。

——陈春花

- 医护人员不必在门诊、住院、影像、检验、手术麻醉等系统的不同界面间反复跳转，而是在同一个界面下能查阅与患者相关的所有信息
- 患者数据自动采集，一次录入，多次提取使用。科室之间的患者交接，系统自动生成交接单，简化流程，降低交接过程的安全风险
- 医生开医嘱时，系统自动提醒药物与药物、药物与食物之间的配伍禁忌；给儿童开药时，系统还会根据儿童体重自动推荐用药量
- 护士执行给药环节进行条码扫描，核对患者身份。如果没有按时给药，系统会自动弹出对话框提醒；肾功能差的患者做完造影后，系统会提示患者术后需要监测和复查肾功能
- 患者无论在门诊、急诊还是住院、出院后随访复查，自己的信息能随时查看

…………

如果在一家医院内能实现以上这些应用场景，需要依靠强大的信息化支撑系统。这样的系统依靠的不是单纯将 HIS、EMR、PACS、RIS、CDSS、ERP等软件和硬件进行堆砌和集成，而是需要基于业务逻辑和结构化数据，实现服务理念和管理思路的系统工程。一家医院内的信息系统多达数十个，各应用系统及模块之间的关系错综复杂，环环相扣。如此复杂的系统如何进行解构与重

构呢？传统"搭积木"式的信息化建设方式能走多远呢？在一个复杂的系统背后，应该按照什么样的逻辑来进行整合与集成呢？本文归纳了四个"一"：一个核心、一个关键、一个平台和一个中心。

一个核心：以电子病历系统为核心

现代医院管理强调"以患者为中心"，实现这个理念，除了人和制度的因素以外，强大的信息系统不可或缺。而"以电子病历系统为核心"正是实现高标准的医疗质量和患者安全的重要保障。这里强调的不仅仅是一份电子化的病历。

电子病历系统作为医院信息化建设的核心，整合的内容包括 HIS 信息系统提供的患者基本信息及临床信息系统提供的图形、影像、文字等信息。

电子病历的标准化是关键。包括病历书写标准化、术语及编码标准化、功能标准化、互联互通标准化、管理和使用标准化五个方面。

在标准化基础上进一步实现电子病历的结构化，将医嘱、文书、临床路径三位一体，无缝集成，实现临床操作规范和流程完整，进一步开展数据分析和挖掘，实现智慧型系统。

（1）知识驱动型病历模型：病历中的文本信息 80％以上结构化，解决语义相关性问题。

（2）标准化术语系统：采用 SNOMED、ICD10 等作为病历词汇表。临床术语代码化，实现计算机对病历数据的精确处理。

（3）即时查询和数据共享：依据疾病原理分析病历数据，数据处理准确，优化数据库存储方案，满足对海量数据高效查询的要求。

一个关键：医嘱闭环管理

罗伯特·卡普兰（Robert S. Kaplan）与戴维·诺顿（David P. Norton）在《闭环式管理：从战略到运营》中提出了闭环管理，其核心理论在于大环套小环，环中有环，环环相扣。医院业务就是由多个系统和子系统组成，各系统既相对独立又互相衔接，因此，闭环管理更适用于医院场景。

医嘱是医院诊疗全过程的主线，医嘱执行的每一个步骤和环节都和医疗质量密切相关。闭环管理指的是在医嘱生命周期内的各个执行环节上，有追踪、有核查、有反馈。主要的闭环管理流程包括：

（1）药品医嘱：药品开立、核对、计费、发药、执行等各环节。

（2）输液医嘱：医嘱开立、PIVAS 摆药、核对药品、配液、取药、输液前核对、输液、巡视等各环节。

（3）输血医嘱：输血申请、标本发送、标本接收、交叉配血、取血、用血前核对、用血、巡视等各环节。

（4）检验医嘱：申请开立、核对、计费、条码打印、标本采集、送出、接收、上机、报告及危急值提示等环节。

（5）检查医嘱：申请开立、核对、预约、病人报到、计费、检查报告等环节。

（6）手术申请：申请开立、核对、签署知情同意书、手术安排、病人送出、手术开始、手术结束、计费、病人接收等环节。

规章制度是文本。闭环管理只有通过信息系统才能真正落到实处。通过人对人、人对药物，人对操作、环节对环节，科室对科室，实现点对点的绑定和衔接，形成全流程、全用户、全周期的管理。

一个平台：　数据集成平台

医院的应用系统和模块多达数十或上百个，软件提供商不同，各业务系统标准、编程语言及实现方式不同，传统的系统之间点对点的信息交换模式，已无法满足日益复杂的数据共享和交换需要。通过数据集成平台，消除信息孤岛，实现院内系统间数据共享与交换，以及新业务"即插即用"，进而实现"以患者为中心"的信息一体化目标。

（1）统一标准完善字典库：集成平台统一术语和编码、医疗项目、医嘱用法等字典信息，能够根据需求对服务进行重组，提高医院数据使用效率和数据决策质量。

（2）统一主索引：实现全院患者唯一标识，解决同一患者多次就诊信息的有效关联。科室主索引、员工主索引实现科室、员工信息的唯一标识和全院各系统的同步更新。

智慧化的数据集成平台还能够通过双向数据采集工具将分散在不同业务系统、异构数据源中的临床数据，经抽取、清洗、转换及元素化后集中存入临床数据中心（CDR），并通过 CDR 实现数据的挖掘及展现。

一个中心： 临床数据中心

临床数据中心是电子病历运行的基础数据库。该中心基于国际和国内医疗行业标准，以患者主索引（EMPI）为主线，实时将分散在不同业务系统异构数据源中的临床数据集中存入数据仓库。通过清晰、友好的统一视图展现数据，让医护人员在短时间内对患者信息有全面了解。同时提供可视化导航模式，优化操作流程，并为临床决策提供信息支持、减少医疗差错、提高临床诊疗水平。包括以下五方面内容：

（1）数据接入引擎：经过数据抽取、数据验证、数据清洗、数据集成、数据聚集和数据装载等过程，建立标准结构的数据仓库。

（2）临床数据管理：针对患者信息、病历、医嘱、诊断、处方、检查/检验等临床信息集合建立数据管理平台。

（3）医疗业务模型管理：对整合的数据进行建模、设计和开发。

（4）医院运营决策支持：通过对整合的医疗临床数据与管理数据的分析，实现医院运营情况的实时监控和及时总结分析。

（5）患者全息视图：对患者个人信息、诊疗信息、健康信息等进行统一浏览和展示，充分了解和掌握患者的医疗数据。

通过集成平台、大数据、移动互联等技术手段，从经验医学转型到循证医学，建立专病数据库、临床决策支持系统、临床随访数据库、生物样本库等。

重构医院信息服务系统： 全流程、 全用户、 全数据、 全周期

数字化和信息化技术的迅猛发展为医院提供了技术保障，国家相关法律法规和政策的出台为信息化建设提供了制度保障。患者日益增长的健康需求和期望值为医疗质量和患者安全提出了更高的要求。但是，必须承认的是，大部分医院还处于初级阶段，有些老医院背着历史的包袱，有些新医院拖着业绩的压力。医院信息化建设不是一朝一夕之功，更不是心血来潮，也不容易短期见效。

只有实现全流程、全用户、全数据、全周期的医院信息系统，才能让患者更安全、风险更可控、服务更流畅、诊疗更智慧。

CHAPTER 3

第三章

数字化升级的四个误区

如何搜集、管理和运用信息决定你的成败。

——比尔·盖茨（Bill Gates）

谈到医院的信息化建设，每家医院都有一部"血泪史"。无论是新医院高举高打，期望一开始就赢在起跑线上，还是老医院痛下决心，期望通过数字化升级实现流程再造和业务重塑，任何一种选择都相当于医院的二次创业。如何用正确的方式拥抱数字化，让数字化为医院插上"飞翔的翅膀"，是每个医院管理者面临的难题和挑战。

误区一：只想 "弯道超车"，不料 "底盘" 不稳

有的医院领导盲目崇拜数字化效应，期望通过实施数字化战略实现"弯道超车"。

数字化的核心是业务，数字化的目的是推动业绩增长，因此所有的数字化升级只是手段，不是目标。不能为了数字化而数字化，更不能期望仅靠数字化就能脱颖而出。实现"弯道超车"需要提升综合实力。

核心业务就是一家医院的"底盘"，"底盘"不稳，"弯道超车"就可能翻车。因此，任何数字化升级改造，首先要评估核心业务的承受能力，包括正面和负面效应；其次是和核心业务部门达成共识，让一线使用者能够理解和接受升级改造过程中的"阵痛"。

新业务可能是核心业务的横向拓展（亚专科或病种的拓宽），或者纵向延

伸（院前或院后服务），也可能是全新的服务领域（开设新学科，医联体合作、互联网医疗），可以理解为业务增长的引擎。新业务一定要基于核心业务，首先要保证前台资源匹配和后台支持到位，包括服务流程、服务人员、场地和设备；其次要保证先在线下实现新业务正常运转，然后通过数字化与原有系统进行无缝对接，最终实现协同效应。

误区二：只见树木，不见森林

当我们确定数字化方向是为核心业务插上"翅膀"之后，接下来需要明确的是需要插上什么样的"翅膀"，即如何选择数字化升级的切入点。一般情况下，可以在以下五个方面进行选择：

（1）侧重运营效率

目的在于整合现有人、财、物等资源，提高管理效率，降低运营成本。这类升级的最大难点在于如何与前台业务保持一致性和同步性。

（2）侧重服务体验

目的在于降低等候时间，优化排队系统，保证服务的连续性和流畅性，最大限度地提高患者就医体验。这类升级的最大难点在于如何监控整个流程并在瓶颈环节进行人工干预，同时嵌入人性化服务，及时解决一些弱势群体（老人）的使用障碍。

（3）侧重业务延伸

目的在于吸引新患者，留住老患者。提高患者离院后的治疗依从性，并且通过健康教育等手段提升患者的忠诚度，形成新的患者来源。这类升级的难点在于如何保证服务的针对性和专业性，同时形成患者社区和口碑效应。

（4）侧重医疗质量

目的在于既要监控和评价医疗质量的结果指标，同时发现医疗过程中的漏洞和隐患，防患于未然。这类系统的关键在于数据的准确性和及时性，并且融入医院整体质量管理体系形成闭环管理。

（5）侧重学科建设

目的在于经过数据采集、清洗和挖掘，形成学术成果或临床路径。这类系统的关键在于数据的标准化、规范性，并结合专科或病种进行定制。

医院的发展战略不同、学科组合不同、盈利模式不同、所处发展阶段不同、信息化基础不同，因此，每家医院的"翅膀"也各不相同。没有最好，只有最合适。

误区三： 只想一步到位， 试图一劳永逸

任何一个数字化升级项目都不应追求一步到位，而应力争小步快跑；都不可能一劳永逸，而要保持适可而止。数字化项目的执行应该既敏捷又接地气。既要了解医院系统的历史遗留问题和隐患，也要评估现实的局限条件，预测未来的可能性。既要了解技术的局限性，也要考虑技术成熟度，具备一定的前瞻性。

市场在变化、医疗技术在进步、信息科技在加速、行业政策在完善，似乎一切都处于不确定状态。因此，小步快跑的敏捷模式能够让我们跟上市场、业务与技术的变化，少走弯路，提升数字化的投入回报。

误区四： 关注结果， 忽略过程

数字化升级的过程不仅仅是技术层面的软件或硬件问题，而是服务理念和管理理念的体现。医院领导是否懂信息技术，并不是数字化项目能否成功的关键。清晰描述医院发展的战略逻辑、核心业务以及关键成功要素决定了数字化的发展方向。

数字化升级的过程其实是业务重塑或流程再造的过程。无论是新系统的引进，还是老系统的改造，都会对业务造成一定程度的影响。

医院信息系统的使用者和开发者存在天然的"思维差异"和"语言障碍"。医院使用者不仅要提需求，还要让开发人员理解业务需求和业务逻辑。开发者不仅要懂业务，更要让使用者的系统界面更友好。所有数字化项目实施的过程是双方不断磨合，需求不断深化和优化的过程。

数字化项目负责人重点在于过程管理。在使用者和开发者之间，担当翻译、协调、整合的角色。

总之，数字化为传统行业带来了新的增长机遇，用正确的方式拥抱数字化也已成为每家医院的必修课。在战略层面将数字化与医院的业务战略相匹配，从核心业务入手，确定着重推进的数字化项目，根据自身条件和发展阶段制订可落地计划，在开放过程中小步快跑。如果过于激进，可能影响业务增长；如果过于保守，可能"隔靴搔痒"，只改 IT 不动业务，只能造成事倍功半。

CHAPTER 4

第四章

风险管理的 "水晶球"

——————

缺乏科学和研究的质量管理是荒唐的。管理者不能在缺乏 60％ 的数据情况下干涉日常经营活动。

——彼得·普罗诺沃斯特（Peter Pronovost）

医疗机构的七类风险

现代医院堪称人类社会中组织体系最为复杂的系统之一，面临的风险也是种类繁多。经营一家医院可谓如履薄冰，战战兢兢。令医院头疼的医疗纠纷和医疗事故是医院风险的极端外显形式，是"浮出水面的冰山"，而整座冰山的医院风险，大致分为以下七类：

（1）临床风险：也就是我们常说的医疗风险，泛指所有涉及药物、操作、诊断、治疗、感染、身份识别等所有与临床诊疗相关的风险。

（2）运营风险：指医院的软件和硬件出现问题带来的风险，包括机电设备、医疗设备、耗材、信息系统、空间环境、后勤保障和基础设施等。

（3）人事风险：涉及医、护、技、药、行政管理和后勤保障等各类各级员工的问题，包括招募、任用、绩效管理、奖励和惩罚、离职等各个环节。

（4）财务风险：涉及影响医院收入和成本的问题，包括投资、融资、现金流、商业欺诈、供应商结算、医保支付等。

（5）法律风险：涉及医疗诉讼、知识产权等问题，包括患者投诉、医疗纠纷、科研成果和知识产权、信息安全和患者隐私等。

（6）品牌风险：涉及医生和医院形象的问题，包括医疗技术、医疗质量、服务态度、患者口碑、客户关系、公共关系和医院形象等。

（7）战略风险：涉及医院性质、发展方向、股东利益、政府和政策方面的问题，包括行业准入、行政处罚、政策变动、治理结构、组织架构、学科设置和发展策略等方面。

以上七类风险看起来属于不同领域，但事实上，风险之间能够互相转移。有的是显性的，有的是隐性的。如果仅仅是"头痛医头，脚痛医脚"，就容易忽视隐性风险，从而导致更大的风险。

医疗机构风险产生的三类问题

从管理的角度看，医院风险可以追溯为三类问题。

（1）结构问题：很多风险都能追溯到医院的系统缺陷，包括治理结构、组织架构、政策导向、考核机制、沟通机制，甚至医院文化。

（2）过程问题：很多医疗风险都来自于违反既定程序，包括制度、规范、标准和流程。

（3）结果问题：能够造成"伤害或损失的可能性"（《韦氏词典》中的定义）都属于风险，受害者可能是患者或员工，又或是其他利益相关方、医院本身。

知其然，更要知其所以然。因此，管理风险要从系统考虑。首先，要树立正确的医院价值观，以使命为导向，才能形成基于医疗质量和患者安全的医院文化，才能基于风险管理逻辑建立相应的组织架构。其次，要制定并遵循一定的规章制度和流程规范，所有的行为需有据可查，并记录在案。最后，要建立一套风险预警、上报、防范、及时反馈和纠错、效果评价、持续改进的闭环管理体系。

风险管控框架：基于理念、架构、目标的闭环管理系统

1. 风险意识和风险文化

经营医院要心怀敬畏。敬畏生命、敬畏质量、敬畏技术。心存敬畏才能产生风险意识。

经营医院要具有常识——医学常识、人性常识、质量常识、管理常识。具

有常识，方知"水深火热"。

经营医院要具有风险敏感度。风险敏感度源于对医疗运营系统的熟悉，对学科技术特点的理解，以及对人性的深刻把握，具备风险敏感度，才能在小问题中发现大隐患，在偶然事件中发现长期缺陷。

美国医院管理界最著名的报告《人非圣贤，孰能无过》（To Err Is Human），曾指出人不犯错是不可能的，关键是如何能建立起一套尽量"避免犯小错，消除大事故"的机制。

风险文化就是要让医院透明化，其中上报机制和奖罚机制尤其关键。

2. 风险管控的组织架构

瑞士奶酪模型（见本书第五篇第二章）告诉我们，风险不是一蹴而就的，所有的风险事件追究起来一定是穿越了道道防线，最终酿成大错。如果在其中一个环节被发现或制止，就有可能悬崖勒马，也就是所谓的"未遂事件"（near miss），不会造成伤害或损失。

风险管控要有配套的组织架构。这是"一把手"工程，因为所有的风险事件都是跨部门的，相信"雪崩的时候没有一片雪花是无辜的"。横向沟通和协调机制在风险管理的时候尤为重要。很多风险点都处于临界环节，交班或交接患者的时候容易出现问题。

在董事会层面更要强化风险管理意识，每月有质量报告，每季度有风险评估报告。风险披露和风险预警要前置，保证所有者和管理者之间的沟通顺畅。

3. 风险管控的底线和追求

经营医院要知道底线，底线是什么？患者安全。所有一票否决的风险都要杜绝，如患者身份识别错误、给药错误、输血错误、手术部位错误、手术器械遗留体内等。

对于风险管控，医院要有持续改进的追求（better than better）。每个科室根据各自病种和技术特点，制定医疗质量管理指标，有共性指标，也有个性指标。针对高风险科室或患者，要重点关注。对于可预防的风险尽量通过及时预警及时遏止。对于不可预防的风险，要多方沟通，甚至要通过伦理委员会或其他机制早期介入和管控。

4. 风险管控的闭环管理体系

医院风险总体来说可分为危及患者和不危及患者的风险。原则上只要涉及患者安全的风险，都应该重视。涉及患者安全的风险也分不同等级（参照医疗事故处理条例），风险管理要从最频繁、后果最严重的风险抓起，逐渐过渡到全方位风险管控。

闭环管理系统中的难点是上报机制。目前大部分医疗风险事件都是由患者投诉发起的，而一旦事件发展到这个环节，一般就意味着已经对患者造成了损害或损失，属于事后管理。因此，如何形成系统的上报机制，在风险酿成事件之前就及时遏止，做到事前管理是闭环管理系统的关键。

闭环管理系统中的最常犯的错误是"对人不对事"，只要发现问题，就归结到"人"，处理起来简单粗暴，扣发奖金或开除员工。这种方式忽略了系统隐患，一方面不利于"上报"文化，另一方面可能虽然换了人，悲剧依然重演。

六大功能：信息化建设助力风险管理

医院风险管理系统的信息化建设不是单独安装一套软件就能轻易解决问题。这是一个基于风险管理框架，融入风险管理文化，整合多个信息系统数据，才能发挥效用的管理平台，需要定制开发。通过网络信息化的上报、筛查、评估、预警、跟踪、评价、汇总、对比分析等环节，实现全流程闭环管理体系，从而快速有效获取不良事件相关信息，科学地、全方位地分析不良事件发生原因，同时客观、纵向发布不良事件数据结果，持续改进管理措施，动态评价改进效果。六大功能要点如下：

（1）风险识别功能：按照七大领域，设立风险等级，应用评分系统或危急值，嵌入到信息系统相关模块中，能够及时筛选和识别高危因素或人群。

（2）融入整体目标体系：设立全院级和科室级的风险管控目标，并确定可量化的评价指标，纳入绩效管理体系。

（3）实现反馈及追踪功能：风险事件一方面来自于信息系统自动预警，另一方面来自员工或患者上报，上报后第一时间反馈针对预警或上报的风险事件。并且持续追踪改进措施落实效果，搜集并对比数据。

（4）动态分析评价功能：针对风险项目数据进行汇总和对比分析，包括横向和纵向分析，并形成动态、综合评价。

（5）风险提示发布功能：定期公布风险管理事件和效果，汇报董事会，甚至向患者公开。

（6）风险教育功能：将风险管理的案例进行定期总结，教育员工。

用数据说话， 让事实教育

虽然我们并未手握"水晶球"，但是完善的医院信息系统能够助力医院风险管理，降低人为错误。所有的医疗行为数据都在信息系统中记录、传输并累积，原则上大部分风险点都可以转化为数据的形式。虽然信息系统不具备人类的风险意识或风险判断的直觉，但是可以通过预警、提示、追踪、分析对比和总结等功能辅助我们进行决策和行动。而医院风险管理的真谛在于每个员工都具有风险意识和持续改进的动力和热情。

CHAPTER 5

第五章

数字化助推绩效管理

————

没有评估，就没有管理。

————彼得·德鲁克

任正非说："方向要大致正确，组织要充满活力。"活力靠什么来激活？绩效。一个组织如果没有绩效，要么是一潭死水，要么是一盘散沙。一个组织的绩效如果管理不好，要么吃"大锅饭"，要么乱成"一锅粥"。因此，绩效管理在组织中不仅具有导向和激励的作用，还具有平衡和约束的作用。

如果说"定目标、定策略、定架构"是在战略层面的三项基本任务，那么"谈指标、下政策、抓绩效"则是执行层面的"三板斧"。绩效管理需要将目标和战略落地，不仅需要结果管理，更需要过程管理。

绩效管理的"错位"与"归位"

在传统的医院管理中，绩效管理存在四个方面的局限：宽度不够、广度不够、深度不够和远度不够。

在现代医院管理中，绩效管理部门应该超越核算奖金的功能，而成为医院领导层的参谋部。通过搜集情报（数据采集和汇总）、开展情报分析（数据对比、分析和挖掘），及时发现内在运营规律及潜在运营风险。绩效管理不仅要靠数据说话，更重在沟通和平衡。不仅要懂数据、懂办公软件，还要懂业务、懂运营，帮助院长和主任分析运营现状，提供改进建议。

绩效管理不仅要看关键指标，也要懂得平衡各要素指标之间的关系和权

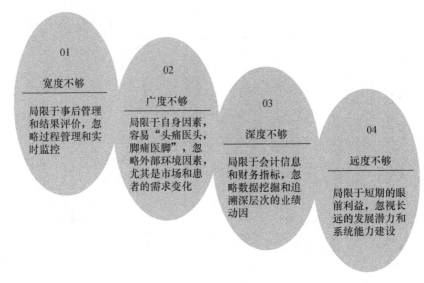

图 9-1　传统医院绩效评估的四个局限

重。原则上，评估医院或科室绩效要从学科、人才、质量、安全、效率、成本、规模、满意度等全方位进行评估。有些医院看上去评估内容包罗万象，但由于量化程度低而无法落地，最终仅凭财务指标评价或上级主管的主观意见评分。因此，如果想保证绩效评价的全面性，需要考核指标的多元化、多层次，并且可量化。

传统的绩效考核往往采用统一的考核标准和指标，缺少人性化因素，更缺乏考虑科室或岗位之间的差异，可能导致考核不具有针对性，费时费力，结果事倍功半。现代的绩效管理在规范化基础上强调个性化，能够结合每个科室或员工的具体情况进行针对性评价，能够实现部门和个人绩效的记录、跟踪和考核全过程管理，从而在业务、态度、能力等不同维度对员工进行全方位考核评价。

信息化建设助推绩效管理落地

现代的绩效管理最大限度地降低人为干扰，保持客观性、及时性和准确性，需要高度依赖信息系统的整体性和互操作性。因此，绩效管理的信息化建设是一个平台建设。平台的质量取决于模型和数据。

1. 绩效管理模型

将医院的战略地图分解为科室绩效图，再由科室绩效分解为岗位绩效目标，并分别从学科、重点病种、质量、效率、成本、患者、业务量等多维度设定指标体系和权重。

2. 绩效指标池

明确哪些指标可量化，哪些指标需要转化。可量化指标需要确定数据来源和提取周期；无法直接量化指标需要明确转化方法（评分制或百分比制）。需要注意的是有些数据属于底层数据，来源准确且唯一；有些数据是二次或多次合成，需要明确逻辑。当然指标的颗粒度取决于绩效管理的精细化程度。指标池中的指标可以及时增补，权重可以根据组织的不同发展阶段和年度目标进行调整。

3. 关键指标跟踪及反馈

明确哪些指标是关键指标，一般属于业绩敏感指标或权重较高的指标，需要重点、持续跟踪指标变化，并与相关负责人沟通，制定关键举措，追踪改进结果。

4. 评估中心

数据提取后能够开展多维度、多周期对比分析和汇总，可以采用横向比较、纵向比较、同行比较，以及多因素的交叉分析等，最终形成月度、季度和年度绩效评估报告。有些指标设定不合理或者权重过高或过低时，均可以及时调整。绩效评估报告不仅要反映现实、发现问题，同时要揭示规律，提示风险。

在科学化的管理中融入人文和艺术

绩效管理的信息化平台能够协助管理者更高效、客观和科学地完成刚性部分的绩效管理，能够实现绩效管理模型和指标库的分级、分类的动态管理，能够实现医院、科室、员工分层级的考核结果的客观性和及时性，能够实现关键绩效管理举措的提示、改进、跟踪反馈的闭环管理。

但是，管理者应该深刻意识到绩效管理从来没有完美的方案，绩效管理是一个动态的管理过程，需要平衡短期目标和远期目标、平衡整体和局部关系，平衡各科室之间的关系，平衡医院传统文化和创新要素，平衡外部利益和内部利益。因此，想要实现全方位、全过程的绩效管理，还需要在科学化的管理中融入人文和艺术。

CHAPTER 6

第六章

CRM 只是客户关系管理吗

经营的目的就是发现新客户和留住老客户。

——彼得·德鲁克

服务类产品具有非实物性、不可储存性和生产与消费同时性等特征。通俗地说，客户接受服务的过程就是购买产品的过程。整个过程都是建立及维护客户关系的互动过程，因此客户关系管理（Customer Relationship Management, CRM）是企业服务理念、服务标准、服务流程、服务态度、服务技能以及服务效果的价值体现。

医疗服务分为"院内服务"和"院外服务"。院内服务分为"门诊"和"住院"。"院外服务"分为"院前"和"院后"。从狭义上说，客户关系管理属于"售后"，也就是"院后服务"。从广义上说，客户关系管理应该贯穿医疗服务全过程，包括院内服务和院外服务。

医院 CRM 系统的六大功能定位

（1）互动平台：呼叫中心（call center），专科随访、满意度调研。

（2）推送平台：定制提醒、通知、招募。

（3）知识平台：对内和对外，Q&A，培训教材、教育视频。

（4）会员平台：患者俱乐部、活动/项目管理。

（5）分析平台：实时查询、多维度分析、洞察患者。

（6）管理平台：投诉管理、定制个性化方案。

全流程 CRM 系统的核心内容

1. 患者关怀

建立个人健康档案，定制关怀计划包括复诊提醒、节日祝福、饮食计划、生活方式建议等。详细记录沟通情况，包括每次沟通后的情况，需要得到的服务，以及后续处理方式。

2. 服务管理

记录院内及院外的反馈信息，包括批评、投诉、新需求、表扬、建议等，并针对问题做出服务效果评价。制定反馈处理流程及规则，根据反馈类型和来源等分配责任人进行追踪，必要时发送上级部门。针对典型的患者问题，提供解决方案，设定快速处理方案，提高反馈效率。

3. 呼叫中心

CRM 可实现与呼叫中心系统的高度集成，帮助服务人员即时访问患者数据，加速响应时间。通过建立知识库协助服务人员更高效和专业地解决客户疑问。

4. 会员管理

针对肿瘤或慢病群体，建立患者俱乐部，开展健康教育、疾病管理、志愿者服务等活动管理。以患者俱乐部为基础，进一步形成口碑效应。

5. 远程医疗

远程医疗可以为患者提供更多可选择的接入方式。患者可以远程访问自己的健康档案、了解随访计划、预约复诊时间、学习疾病知识。如果能有效结合可穿戴设备，还可以随时监测患者出院后的关键指标，提示病情变化，及时了解治疗效果，显著提高患者复诊率和依从性。

构建全流程 CRM 系统的三大挑战

第一大挑战：患者身份唯一性

医院信息系统都是随着业务发展逐步完善的，无论是架构还是应用系统，都面临着诸多历史遗留问题。患者信息在数据来源、完整性和准确性方面存在很多问题。患者数据就像一座座孤岛一样散落在医院内部的各个应用系统。解决的方法就是将主数据进行集中管理，即建立患者主索引管理系统（EMPI）。

患者主索引是指在特定范围内，用以标识该域内每位患者并保持其唯一性的编码，可以用于临床实际业务并且辅助进行患者身份唯一性识别。对全院患者进行统一管理，对已经建设完成的各系统中的患者建立交叉索引（Patient Identifier Cross Referencing，PIX），实现全院系统患者身份唯一性。

第二大挑战：专业度

CRM 系统中 80% 的问题都可以通过标准化流程、标准化 Q&A、标准化培训来解决。但是，客服人员大部分是非医疗背景，而患者的问题可能会涉及专业问题。在这种情况下，一方面可以求助专科技术人员支持，另一方面也可以加强专业化培训，招募有经验的护士长、社会工作者、医师志愿服务者等来加强团队专业度。

第三大挑战：线上与线下实现闭环

客户关系管理不仅仅是一个信息化应用系统，而是一套管理体系。它的服务的精髓在于线下，在于每个服务环节、服务界面和服务人员。

线上系统能够帮助我们更清楚患者需求、患者动向、患者习惯、患者价值。线下服务能够让我们倾听患者的心声，发现并改进现场问题，让服务更加人性化和个性化。因此，只有线上和线下服务充分融合和互动，才能形成闭环管理。

构建 CRM 系统的三个关键

构建 CRM 系统不是一蹴而就的事情，如何集成现有应用系统，实现与业务系统无缝衔接和嵌入是关键。

第一，院内 CRM 系统：关键是以患者为中心，全程可追溯。所有院内服务的排程、排队、等候、检查、检验、出报告、咨询、手术、取药、治疗等，按照患者动线，可追踪、可查询、可分析。进一步结合专科或病种进行分析，就可以发现工作瓶颈及效率问题。

第二，院前 CRM 系统：关键是初步确定患者身份，区分新患者和老患者，医保和非医保，了解渠道来源及就医目的。针对首次就诊客户要善于引导，准确分诊。针对复诊患者要了解其末次就诊原因，根据其病情恢复情况进行针对性互动。

第三，院后 CRM 系统：一方面在满意度调研中追溯院内服务漏洞，及时发现系统问题，并持续改进；另一方面在专科随访中，通过健康教育和定期复查，提高患者依从性，建立长期的信任关系。科研项目的随访系统不在此讨论之内。

在医疗行业，"患者"就是"客户"。细分医院客户，可依据多个维度，包括门诊或住院，专科或病种，急诊或择期，急性或慢性，普通或危重症，就诊频次和疗程周期、单次就诊消费金额或疗程费用等。不同的维度，关注的重点不同。客户关系管理就是在细分客户的基础上，洞察客户的需求，努力让老客户更满意、更忠诚，并发现更多潜在客户。通过信息系统协助管理客户关系，能够让医疗服务更深入、更精准、更持久。

CHAPTER 7

第七章

数字化医疗营销

　　营销的未来在于市场数据，它能够帮助我们了解每个顾客，建立联系并满足个性化需求。

——菲利普·科特勒（Philip Kotler）

营销的进化

　　营销的进化（Evolution of Marketing）图是一幅描述 60 年营销史的画卷，营销之父菲利普·科特勒把 1950—2010 年最重要的营销理论以时间轴的形式娓娓道来。该图来源于科特勒于 2014 年在东京世界营销会议上的演讲内容。

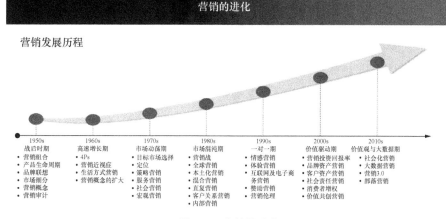

图 9-2　营销的进化

ME 营销：Marketing Everywhere

在移动互联时代，跨媒体、多渠道、可分享、可定投的营销让每个人都无可逃避。营销的边界正在发生变化，每个人都可能成为营销的主体。你可能是品牌的受众，但也可能变为品牌的参与者，甚至发起者。我们无法分清到底谁是真实消费者，谁是营销代言人。

ME 营销以"我"为核心，伴随着个人体验、点赞、转发，处处体现着"我"的认知、"我"的经历、"我"的认同和"我"的分享。

ME 营销以"碎片化"为特征，碎片化时间加上碎片化渠道。一张图片、一段文字或一段视频，随时可能成为一个热点、爆点，甚至危机。

ME 营销以"数据"为基础，任何网络行为都会留痕。挖掘数据背后的逻辑，将使我们更了解客户，洞察需求。

ME 营销以"场景"为单位，生活就是一连串的场景延续。每个场景都提供了一次互动的机会，影响着客户的体验、记忆和选择。

医疗营销特点：全过程、全员性、全方位、全天候

1. 全过程

医疗营销贯穿于医疗服务的提供过程中，医患之间的每一次接触都是营销场景。这些场景可能是一次电话咨询，也可能是一次排队缴费；可能是一次抽血化验，也可能是一次超声检查；可能是一次问诊，也可能是一次手术。在医疗服务过程中，我们通常根据不同的医患接触场景，设计"演员""道具"和"台词"。不同的员工扮演不同的"角色"。场景就是机会，服务就是体验，体验就是营销。这里没有彩排，全是直播。

2. 全员性

医疗营销要从每个员工做起。医院要让每个人感到自豪，员工才会永远面带微笑，从容面对患者。医生要意识到建立个人品牌，患者才能感受到技术背后的温暖和关怀。

3. 全方位

医疗营销的受众不仅是患者，也包括医院所有的利益相关方，包括政府、投资方、合作伙伴、第三方机构以及社区。所有的利益相关方都能够近距离接触医院内部人员，能够用"放大镜"观察医院内部运营，它们也是医院潜在的"客户"。第三方的评价往往更客观，口碑的威力不容忽视。

4. 全天候

医疗营销既要随时随地，也要无时无刻。"互联网＋医疗"让医院变成没有围墙，让服务能够及时延伸。每一次随访、每一次提醒都是一次营销机会。

医疗营销的数字化规则

1. 移动，让场景更友好

服务强调互动，互动强调个性。在每个服务界面，让一线工作者能够及时共享患者信息。在每个接触的机会中，让患者能够得到即时的指导和教育。在每次查房、每次操作中都能及时核查、执行、记录，形成闭环管理。

2. 互动，让医院更透明

医疗行业的信息高度不对称，让人们普遍觉得"水太深"。医疗营销的目的是建立信任，信任的前提是医院要透明化。从医嘱到病历、从物价到收费，每个环节应对患者越来越透明。医保支付从按项目计酬，到单病种、DRGs 计酬。医保审查从结果导向，逐步过渡到过程实时监管。所有这些举措，不仅需要数字化建设，更需要开放的心态。

3. 教育，让医院更主动

每家医院都是一所"学校"，既需要培养专业技术人员，更需要教育患者。开发数字化教育平台，应用移动技术结合实际场景，开发针对患者和技术人员的培训内容，能够优化服务体验和服务效果。

4. 数据，让医院更持久

医院的数据具有双重性，既记载着患者信息，也是医疗行为的真实写照。因此医疗数据最大的价值不在于分析患者行为特征，而在于能够形成科研成果。学术是医院发展的原动力，也是同行推荐的基础。

数字化医疗营销让品牌无所不在

数字化医疗营销不是简单地做官网、发微博、发微信、发抖音、搜索引擎竞价，更不是卖套餐、买病人、导流量或提高点击率。

数字化医疗营销不是一个平台，而是多平台的横向整合以及纵向延伸，最终形成天罗地网（Marketing Everywhere）。

数字化医疗营销更不是一套程序，而是将所有应用程序以移动互联的形式延伸到患者身边或床旁，让一线人员更了解患者需求，及时解决患者问题，并永远在线。

数字化医疗营销的背后应该是借助移动互联技术提升患者体验，积累数据、提升学术、培育口碑，应用人工智能技术提高准确度和工作效率，结合互联网让医疗服务更方便、更快捷。

第十篇

趋　势

在农业社会，人们习惯向过去看，依赖过去的经验。在工业社会，人们更注重现在。在信息社会，我们必须关注未来。

——约翰·奈斯比特

- 讨论医疗生态系统的"五力"模型
- 讨论在不确定的环境下管理变量的节奏和趋势
- 探讨医院智慧化发展新常态的八大关键词
- 探讨如何利用数据驱动医院全面升级
- 介绍美国医疗服务领域的整合发展过程和趋势
- 探讨中国医疗服务的未来整合趋势
- 探讨未来医院的组织形式和运营模式

CHAPTER 1

第一章

医疗生态系统的 "五力" 模型

生态系统指在自然界的一定空间内，生物与环境构成的统一整体，在这一整体中，生物与环境之间通过能量流动和物质循环，相互影响、相互制约，具有自动调节功能，并在一定时期内处于相对稳定的动态平衡状态。最大的是生物圈，包括地球上的一切生物及其生存条件。小的如一片森林、一块草地、一个池塘都可以看作一个生态系统。

波特的 "五力" 模型

在《竞争战略》一书中，迈克尔·波特（Michael Porter）提出了著名的"五力"模型（Five Forces Model）。产业"五力"包括：购买方的议价能力、供应商的议价能力、潜在竞争者的进入能力、替代品的替代能力，以及同业竞争者的竞争实力（见图 10-1）。

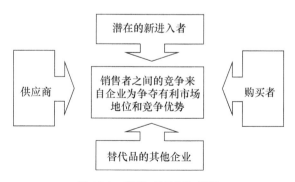

图 10-1 波特 "五力" 模型

五种力量的不同变化与组合，影响着行业吸引力及竞争格局。而评估一个行业的生态系统，关键在于认清五种力量的角色、地位、逻辑关系以及变化趋势。同时，波特根据五种竞争力量之间的博弈关系归纳出三大战略原则：成本领先战略、差异化战略和集中战略。

医疗行业的 "五力" 特点

波特的"五力"模型为我们提示了行业竞争的普遍规律，但是每个行业都有各自的规律和特点。医疗行业的"五力"特点如下：

1. 决策权

医疗服务消费的决策权掌握在医生手中，医疗机构的角色相当于为医生提供行医条件的服务和管理平台。医生有权力选择一个或多个平台为患者提供技术和服务。因此，在医疗行业，最关键的竞争要素就是医生资源。

医生资源相当于医疗行业的血脉，只有让医生资源流动起来，促使区域资源合理配置，医疗机构才能形成发展动力，医疗市场才能真正具有活力。医改政策强调建设"三级诊疗体系"，鼓励医师多点执业、开展医联体、专科联盟等措施都是试图解决"医疗资源"的配置问题。但是，从中国医疗行业总体情况来看，整体医疗资源仍然处于稀缺状态，不同级别和区域的医院的技术力量和专科建设水平参差不齐，在某些专科尤为明显。越是关键、稀缺的资源，越在行业中具有话语权。

2. 支付权

中国的医疗服务消费的支付权力主要掌握在医保手中（其他支付方式占比少）。自从 2018 年组建国家医保局以来，支付方的行业影响力在广度、强度和深度方面都在日益强化。从医保目录和价格调整到药品带量采购，从标准化系统建设，到基于大数据的实时监控，从异地就医直接结算到推行 DRGs 结算模式，一系列医保政策"组合拳"打破了长期禁锢和封闭的利益系统，真正撬动了"医院、医药和医保"的联动机制。从短期看，医保监管效果显著。但是，依然任重道远。因为，从长远看，医疗行业的良性发展需要的不仅是"挤出水分"，而且需要"腾笼换鸟"；不仅是单纯降价和控费，而且是需要改变价值观念、重建价值体系、体现人才和技术的价值。

支付方的终极目标不是"控制成本"，而是在有限的资源条件下，引导和促进实现"价值"医疗。

3. 议价权

在传统"以药养医"经营模式下，供应商、医院和医生自然而然就形成了利益共同体。但是，随着药品耗材的"零加成"、两票制、带量采购、医保目录修订等政策，不仅切断了供应商、经销商与医院、医生之间的利益链，而且让供应商处于医保和医院双重夹击之下。这一局势迫使供应商从营销导向转向研发导向或成本导向。

供应商要么走"规模化"路线，降低成本；要么走"差异化"路线，形成独特价值。

4. 技术门槛

技术创新始终是医疗行业发展的原动力。但是，市场整体仍然处于"供不应求"的局面，因为，健康需求无限，而现阶段医学技术水平尚无法满足人类的期望。同时，医疗服务强调公平性和可及性，新药和新技术的应用不会被某家医院或机构所垄断，经过临床试验的新药或新技术都希望能够得到迅速普及和推广。

医疗行业所谓的"技术门槛"并不是新技术稀缺导致的门槛，而是由高水平的技术应用者的稀缺性造成的"技术应用门槛"。

5. 竞合关系

波特的"五力"模型理论强调行业竞争是你死我活的，这是基于存量市场的竞争思维。但是，医疗行业竞争的出发点不是存量市场，而是增量市场。每家医院或科室都要明确自身定位，包括市场定位和学科定位，要找到合适的切入点，通过不断开发和创新，共同做大"行业蛋糕"。医疗行业竞争对手之间不是单纯的竞争，更不会通过"价格战"和"广告"或"促销"等方式抢占市场份额。

医疗同行不仅在学术上有交流与合作，而且在市场上也有很多会诊或转诊等合作需求。因此，医疗同业竞争强调"竞合关系"。

综上所述，基于医疗行业特点的"五力"包括医生、医保、供应商、患者、竞合伙伴。这五支力量以及力量之间的利益平衡影响医疗行业的生态系统（见图 10-2）。

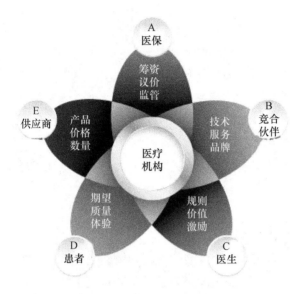

图 10-2　医疗行业的"五力"模型

医疗行业的三个战略原则

根据医疗行业的"五力"模型，参考波特的竞争战略理论，我们归纳了适用于医疗行业的三个策略原则。这三个原则不仅适用于机构竞争，而且适用于学科竞争（见表 10-1）。

1. 成本领先策略

非营利性医疗机构以及加入医保定点的营利性机构均不具有自主定价权、加之药品耗材零加成、医保推行住院患者采取 DRGs 的结算模式，这些因素叠加在一起，意味着医院的成本管控能力直接影响医院的盈利能力，甚至生存能力。

学科建设和人才培养需要一定的周期和经验的积累、形成口碑和品牌，也需要疗效和时间的验证，因此，无论投资成本还是运营成本，都会成为影响医院可持续发展的必要条件。

医疗行业的竞争比拼的不是速度，而是耐力。拼耐力要靠质量和成本。

2. 技术领先策略

真正的原研药物和技术具有一定的价格自主性和市场话语权。具有技术优势的专家团队、能够解决疑难杂症和危重症的医院或科室占据市场的主导地位。有些疾病更有可能在医保支付方面获得更多支付额度，例如 CMI 高或 DRGs 组数广，DRGs 支付额度更高。即使超出医保支付范围，患者也可能愿意自费支付。但是，需要注意的是这类病种由于资源成本较高，不一定能获得较高利润。

技术领先策略的关键不在于"技术"本身，而是技术的应用价值，包括学术价值、经济价值和社会价值。

3. 重点突破策略

技术领先策略适用于少数三级甲等医院，对于大部分医院来说应该追求的是技术特色，也就是在某个专科或专病诊疗方面集中优势资源、形成局部优势，相当于波特理论中提到的"集中＋差异化"策略。

重点突破的目标是实现最佳盈利水平。因此，重点突破要兼顾质量、效率和成本。在形成独特性的同时要兼顾技术、服务和管理。

重点突破策略的本质是在专科或专病领域实现质量、效率和成本的最佳组合。

表 10-1　医疗行业竞争的三种策略比较

"五力"模型	成本领先策略	技术领先策略	重点突破策略
医生	控制薪酬成本	学科领袖、人才梯队	重点培养技术骨干
患者	流量病种	战略病种	特色病种
医保（DRGs）	CMI 低值	CMI 高值	CMI 中间值
供应商	以量换价	积极应用新药和新技术	重点选择战略联盟
竞合伙伴	合作广泛，降低成本	通过合作提高效率	通过合作降低关键成本

医疗行业的生态系统重塑

我国医疗行业的生态系统目前正经历着前所未有的重塑与重构。在这个过程中，原有的利益格局被打破、新的利益格局在重塑、利益相关方的话语权在转移、新的关系网络在重构。作为医院管理者，我们应该认识到：

第一，生态系统中的各要素都是通过某种方式相互联系的。尽管有些联系，我们可能看不到，甚至想不到。一只南美洲亚马孙热带雨林中的蝴蝶，偶尔扇动几下翅膀，可以在两周以后引起美国得克萨斯州的一场龙卷风。

第二，生态系统中的要素之间的关系并不是恒定不变的，生态系统总是在失衡与平衡之间循环往复，伴随着各方力量、资源和利益的重新分配。

第三，在生态系统中遇到的问题都不是个案，都会引起连锁反应，解决问题要用系统思维，寻找合作伙伴建立同盟，合力解决。比如，面对医保的问题，就要结合其他四个力量（医生、患者、供应商、竞合伙伴）共同进退。

CHAPTER 2

第二章

变量管理的快与慢

————

"今天，有三个门诊患者投诉。"

"今天，重症监护病区患者集体发热。"

"上个月的门诊量环比下降了 30%。"

"截至上月底，异地医保结算应收款项超过 5000 万元。"

"最近，某药厂的抗肿瘤药，快要断货了。"

"昨天，某病区有两名医生提出辞职。"

"上个月某病区因工作量增加，集体要求提高绩效奖金。"

作为医院管理者，每天都会面临如何应对和处理诸如此类的问题，这些都属于管理中的"变量"。在现实条件下，战略要素绝不是一成不变的，影响因子也在动态中发挥着不同程度的作用，因此，如何应对和管理这些"变量"就成为一种挑战。同时，更是一种管理改进和提升的机会。

医院管理中的九大管理变量及影响因子如图 10-3 所示。

快变量与慢变量

总的来说，变量来源于两个方面——"人"的变量和"事"的变量。当然，有些变量既包含"人"，也包含"事"，如绩效问题。

有的变量是快变量，有的变量是慢变量。快变量大部分属于显性变量，是我们能够直接听到或看到的现象，如上述报告中的事件都属于此类。慢变量属于隐性变量，需要透过现象看本质，需要通过数据分析和实地调研才能得出相

定位	无形资产	结构
• 政策准入	• 专业品牌	• 决策机制
• 行业标杆	• 核心人才	• 沟通机制
• 竞争对手	• 培养体系	• 组织架构
• 差异化要素	• 医院文化	• 人员架构
学科	**需求**	**运营**
• 学科竞争力	• 就医路径	• 医疗质量
• 市场吸引力	• 需求痛点	• 服务流程
• 盈利模式	• 需求反馈	• 供应链
• 发展策略	• 市场细分	• 市场/成本
支付方	**有形资产**	**品牌**
• 基本医疗保险	• 环境设施	• 市场认知度
• 商业保险	• 医疗设备	• 行业美誉度
• 慈善基金	• 信息系统	• 患者忠诚度
• 自费及其他	• 资金投入	• 社会尊重度

图 10-3　九大管理变量及影响因子

对准确的判断。

快变量直接反映短期内发生的变化，慢变量间接反映中长期趋势；快变量能够揭示历史沉淀问题，慢变量则隐藏着对于未来的预警或提示。

快变量如果属于局部问题，可以就事论事，见招拆招；慢变量大多属于系统问题，需要综合分析、从长计议、整体规划、分步解决。

快变量时常表现为偶发、意外或突发事件，考验管理系统的应急能力；慢变量属于结构变量，通过总结应急事件的经验教训，能够发现结构性问题、风险或机会。医疗领域涉及慢变量的因素来自于以下十个方面：

（1）需求：疾病模式的转移、发病率变化以及大众健康需求的增加。

（2）技术：技术迭代加速度，操作类技术趋向于"微创化、移动化、可视化"，新药技术趋向于细胞和基因层面的研发日新月异。

（3）医生：自我掌控、自我提升、实现自我价值的意愿越来越强烈。

（4）患者：自主管理、维权意识、健康期望值越来越高。

（5）支付方：控制医疗成本、监管医疗质量双管齐下。

（6）政策：深化医改进程中，"医保、医院、医药"三医联动确定了医改风向标。

（7）价格：医保定价策略"腾笼换鸟"，药品耗材施行零差率，医疗服务类项目价格逐步提升，体现技术和人才价值。

（8）传播：移动终端无处不在，社交媒体无孔不入，口碑能够像病毒一样迅速蔓延。

（9）资本：随着深入了解医疗行业规则和规律，经过市场的大浪淘沙，"善意"的资本会在"长跑"中脱颖而出。

（10）医院：处于医疗行业生态系统的核心地位，也是各种利益和矛盾的交汇处。来自各利益相关方的压力会越来越大，医院整合各类资源、平衡各种"变量"的能力越来越重要。

变量管理六式

第一式：微

首先要发现变量。医院领导不仅自身要做一个观察者和倾听者，更要努力建立员工、患者及家属及时反馈上报各类异常事件的渠道和机制。

管理变量在于能够见微知著。医院领导要能够区分：是属于人的变量或事的变量，还是直接变量或间接变量、局部变量或整体变量、显性变量或隐性变量、偶发变量或结构变量。

第二式：并

变量是常态化的。在经营过程中，出现变量是正常的，没有变量可能是在隐藏问题。快变量背后一定隐藏着重要的慢变量。如果多个快变量因素同时指向某一个目标，这个因素可能就是慢变量。

所有的变量都可能是风险。既然变量是常态、是风险，就不要把所有鸡蛋放在一个篮子里。无论是"阿米巴"组织还是"敏捷组织"，都强调将组织扁平化，尤其业务部门之间要"并联"，而不是"串联"。强调业务部门作为独立核算单元的自主性和灵活性，这样能够从结构上降低业务上的重大变量带给整体组织的风险。

第三式：合

悲观主义者认为变量永远是风险，乐观主义者认为变量可能是机会。比如，投诉可能是改进医疗质量的机会，也是教育员工的好机会。因此，在医疗质量持续改进的体制中，异常事件上报是至关重要的环节。

前面我们强调了在结构上业务部门要并联（独立），但是在服务过程中要强调串联。不仅业务部门之间要衔接，前台和后台部门之间也要融合。这个融合可以是基于患者为中心的融合（如肿瘤多学科协作），也可以是基于业务的融合（如肿瘤多学科协作），也有可能是基于项目的融合（如科研项目）。对于后台部门，要能够及时沟通、支持和赋能。

第四式：间

保守的管理者遇到变量，仅仅意识到医疗缺陷和风险，把握改进医疗质量的机会。积极的管理者不仅能够查缺补漏，同时能够发现更多的成长机会和发展空间。

在院前、院中或院后的任一服务环节的变量，都可能是业务拓展的机会。所有患者就诊路径中的变量都孕育着差异化的可能性。所有临床路径中的变异都可能是技术创新的机会。关注临界点，关注边缘值，关注部门之间、医院之间的变量，关注区域市场及各类政策的变量，才能发现潜力和机会。

"间"也意味着"留白"。在部门架构、人员配置、薪酬待遇、环境设施以及医疗设备等各方面都要有弹性。有弹性才容易调整和优化，也更具有发展潜力。

第五式：破

一般来说，有三类快变量对于医院来说，可能是致命的：

（1）触及底线的违规事件；

（2）涉及患者的公关事件；

（3）涉及内部的分裂事件。

应对这些快变量考验的是一个组织的价值观和文化取向。解决这些快变量问题需要快刀斩乱麻，不破不立。

同时，有三类慢变量对于医院来说，可能是颠覆性的：

（1）行业规则变化，如医保政策变化；

（2）技术变化，如免疫治疗兴起；

（3）模式变化，如医生自由执业。

应对这些慢变量需要立足长远，梳理市场的确定因素和不确定因素，适当引进外部资源，制造鲇鱼效应，用增量解决部分存量问题。

第六式：势

无论是"审时度势"，还是"时势造英雄"，首先强调的是"时机"。因此，应对变量：

有时候需要当机立断，有时候需要"让子弹飞一会儿"。

有时候需要见招拆招，有时候需要"项庄舞剑、意在沛公"。

有时候需要高举高打，有时候需要"厉兵秣马，韬光养晦"。

有时候需要"明知山有虎、偏向虎山行"，有时候需要"不忘初心，砥砺前行"。

变与不变

变量管理，不仅在于对"时"与"势"的判断，也在于对"快"与"慢"的把握。处于快慢之间，既要有定力坚守那些不该突破的底线，也要有勇气去改变那些应该改变的事情，更要有智慧区别两者的不同。

CHAPTER 3

第三章

新常态

———

　　新常态就是不同以往的、相对稳定的状态。这是一种趋势性、不可逆的发展状态，意味着中国经济已进入一个与过去三十多年高速增长期不同的新阶段。

　　伴随着医改进入深水区，牵涉到多方协作和联动，信息技术能够提高效率实现协同效应，医疗信息化（Health Information Technology，HIT）受到了前所未有的重视。在各利益相关方的需求驱动下，在"云计算""物联网""区块链""人工智能""移动通信"和"大数据"为代表的新兴技术"诱惑"下，一场"政府引导、医疗机构跟进、技术和资本助推"的信息化建设"大戏"正在上演。据北京时代计世资讯有限公司（CCW Research）的报告，中国 HIT 市场投资规模持续扩大，年增长率一直保持在约 20%，且医疗机构信息化建设是市场主体，占到总投资的近 70%。

中国医院信息化之历程

　　中国的医院信息化起步于 20 世纪 70 年代末，最初医院信息系统（Hospital Information System，HIS）主要以实现"门诊计价与收费管理、住院医嘱、患者及费用管理、药品管理"功能为核心模块。

　　90 年代开始，逐渐引进电子病历系统（EMR）、实验室信息系统（LIS）、医学影像系统（PACS）等医院临床应用系统，同时医院后台管理引进医院资源管理（HRP）等系统。但是，由于主导思想仍然以业务流程信息化思维为导向，医疗数据共享程度低，存在"信息孤岛"，无法全方位提高医疗质量和效率。

2010 年以来，随着区域医疗信息化数据平台、数据仓库、移动医疗、科研管理平台等系统的引入，医院开始更加重视医疗质量和患者安全，同时注重数据质量和数据整合。

未来 20 年，医院信息化建设将进入到"新常态"阶段。这种新常态是社会进步和技术发展的必然趋势，是医疗机构适应政策环境和市场环境的必然选择，也是医院提升管理效率，强化核心竞争力的重要武器。

新常态下的八个关键词

1. 标准

规范化和标准化是医院信息系统构建的基础，也是信息系统能够兼容和扩展的底层要求。统一的数据标准、统一的数据采集规范以及统一的网络通信标准，未来在各个层面都将强调规范化和标准化。

2. 身份

患者身份通过社会保障卡、银医通、居民健康卡、金融 IC 卡和市民服务卡等公共服务卡实现应用集成，保证唯一性。这是医保整合和支付方式改革的基础。

3. 流程

应用互联网技术将医院、医生、患者连接起来，把服务窗口延伸到患者手机上，通过预约、挂号、分诊导医、缴费、检验检查信息查询等场景化的应用，大大提高了服务效率。从传统的窗口缴费，到各类自助结算，基于支付宝或微信的诊间结算、诊间预约、药品配送、用药提醒等，解决"三长一短"，缩短等候时间，提升患者体验。服务流程创新，没有最好，只有更好，关键在于"以患者为中心"。

4. 移动

通过通信技术进行医疗数据的非本地共享，功能涵盖急救、监测、诊断、治疗、咨询、保健、健康教育和健康促进等。伴随着传感器技术的发展，未来的家庭监护在慢病干预领域具有非常重要的意义。

5. 闭环

减少医疗差错，保障医疗安全是临床信息化的核心诉求。构建闭环管理体系是关键举措。移动护理和移动查房日渐成熟。知识库建设以及临床决策支持系统（Clinical Decision Support System，CDSS）的应用尚处于萌芽阶段。基于物联网的智慧应用将让医疗更安全。

6. 数据

临床数据的应用需求主要集中于质量监控、临床决策和临床科研。集成平台和临床数据仓库日渐成熟。目前的科研数据分析仍然属于传统的结构化数据的统计分析。未来真正的大数据应用将帮助医生更好地开展临床决策和科研。

7. 共享

共享的关键在于能够实现基于网络的统一界面、即时交流和实时共享。共享不是用一个账号在不同程序之间切换，更不是只能在指定电脑上登录。我国的大部分电子病历系统是基于本地应用程序，而不是基于网络应用开发。这是难以实现真正意义上的"共享"的瓶颈。未来将消除信息壁垒，实现数据实时共享。

8. 资源

实现对医生、患者、医疗设备、药品、消毒器械、床位、诊室、手术室等所有医疗资源、对象的管理，以便让有限的资源得到最大的发挥。未来医院将消除围墙，让医疗资源充分流动。

新常态的目标：智慧医院

从数字化医院到智慧化医院，核心是让医院更懂得每个人（包括患者、医务工作者和管理者）的需求，并且能够及时地满足需求。让信息系统成为医院的触角，及时地捕捉到需求，及时解读和反馈需求，让诊断和治疗更全面、及时、准确，让资源发挥出最佳效用。因此，智慧医院是未来医院的新常态，包括基于移动互联的患者服务，基于人工智能的临床和科研应用，以及基于数据的管理决策。

CHAPTER 4

第四章

数据驱动的医院升级

　　对于一家医院来说，数据的真实价值就像漂浮在海洋上的冰山，第一眼只能看到冰山的一角，绝大部分都隐藏在水面之下。

　　中国的医院过去十五年的快速增长源于技术红利、经济红利和人口红利。

　　未来的市场，医院将面临"前有堵截、后有追兵"的困境。没有退路，只有升级。这里所说的升级不是医院的评审级别，而是医院的技术、服务和管理的全面升级。

　　有人说，引进一些专家、购置一些新设备、开展一些新项目，就足以升级了。在目前的政策及市场环境下，这些粗浅的方法显然是"拔苗助长"。医院"升级"必须依赖系统建设，前台与后台联动，内部资源与外部资源结合，才能实现真正意义上的全面升级。系统化、规范化和精细化管理是唯一出路，落地的关键在于"数据"，也就是说，数据将成为医院管理最重要的工具，甚至数据管理能力将成为医院的核心竞争力之一。

数据驱动策略

　　数据（data）在拉丁文中是"已知"的意思，可以理解为"事实"。计量和记录功能是数据化最早的基础。比如病历，通过扫描系统或电子病历系统将纸质病历转化为电子文本的过程，相当于"数字化"的初级阶段。目前大部分中国的医院已经进入到数字化医院的初级阶段，搭建了 HIS、EMR、ERP、PACS、LIS 等各种应用系统。但遗憾的是，这些数据的价值仅限于记录、存储和查询，大部分都静静地存在硬盘里，就像埋在地下的"金矿"，未经挖掘和开采，更谈不上加工和处理。如果经过进一步梳理、清洗、分析、挖掘及整合，这些数据将发挥更大的临床、服务和管理价值，帮助医院实现全面升级。

医院是一个系统，由三个子系统组成：业务系统、服务系统和管理系统。这里我们重点强调组成系统的无形资产。

1. 业务系统

业务系统是由专业知识、专业技术和专业人才组成的学科体系。业务系统升级主要围绕学科建设、医疗质量、技术创新和人才培养。

业务系统的数据本质上是以"病种、技术、药品"为主索引形成的知识库和疾病图谱。数据驱动的业务系统升级依赖大数据结合人工智能技术，发展方向是"精准诊断和治疗、减少并发症"。例如，基于大数据的 AI 技术能够提高图像诊断的准确率和效率，在放射、检验、病理等领域已经得到积极的应用并取得显著效果。针对部分病种（如皮肤疾病）提供初诊功能；在某些专科为临床医生提供临床决策支持功能。在外科应用手术机器人的过程中，结合历史数据和患者个案指导手术，提高准确性，减少并发症。

2. 服务系统

服务系统是由服务团队、服务流程和服务规范组成的患者服务体系。服务系统升级主要围绕患者需求，以"患者满意度和忠诚度"为目标，优化服务流程，提高服务效率和服务质量。

服务系统的数据本质上是以患者为主索引形成的患者画像和患者服务地图。数据驱动的服务系统升级体现在智能分诊、排队系统、风险管控等方面，发展方向是"更加方便、及时与个性化"。例如，结合患者症状与主诉的大数据能够让分诊和筛查更有效率；结合医疗资源的利用度和使用效率能够让排队系统更智能，缩短患者等候时间。在服务关键环节，基于大数据的人工智能能够及时预警、提示、核查，避免人为失误。利用大数据预测患者需求，能够针对性地解决患者个性化服务需求。

3. 管理系统

管理系统是由管理架构、管理制度和管理流程形成的管控体系。管理系统是确保业务系统和服务系统正常运营的基础。管理系统升级围绕着平衡"质量、效率和成本",以及如何保证可持续发展。

管理系统的数据是以管理对象(如员工、岗位、科室、设备、空间等)为核心的资源地图。数据驱动的管理系统升级主要体现在人才管理、供应链管理、资金管理、空间管理等方面,发展方向是"提高资源利用度,增强盈利能力"。例如,通过大数据可以发现占用医护团队的大量非业务时间,并通过改善工作流程以消除耗时的非专业活动,提高医护团队的工作效率。通过大数据分析病种、价格和支付模式,预测收入和成本结构,调整诊疗模式,加强盈利能力。

三大系统之间相互作用和相互影响。系统升级如果先从业务系统切入,见效较慢;如果先从管理系统切入,容易与业务系统发生直接冲突。因此,一般选择从服务系统升级切入,比较现实。通过服务系统升级,再到管理系统升级,最后实现业务系统升级。另外,注意各类数据之间存在关联和逻辑,必须确保数据源的唯一性和准确性,否则会出现多头数据,影响决策。

数据驱动的医院升级三部曲

第一步:以主索引为纽带,搭建数据平台

以主索引(患者、员工、资产、医嘱等对象)为纽带,建立系统化、标准化、中心化的数据平台,把分散在不同子系统中的医疗、护理、检查、检验、药品、耗材、流程、管理等数据进行整合,为进一步数据挖掘、数据分析以及数据应用提供基本数据源支持。数据集成到平台后,对数据进行数据映射、数据清洗、标准化、主数据建设、结构化等系列处理,使数据变得可用。在大数据平台的基础上,即可按照需求,开展各类的数据应用,比如专科疾病的相关研究、医院运营统计分析、专病库以及相关的其他应用。

尤其针对患者标识信息进行分级分类,从多个维度为患者信息采取不同逻辑的关联与整合措施,建立患者主索引(EMPI),使患者标识清晰、唯一、可用,保证数据的准确性,并实现分布式处理的快速检索,实现患者的服务连续性,提升医疗质量和安全性。

第二步：唤醒沉睡的数据，数据标准化和结构化

医疗大数据的应用，依赖于基础数据的标准化和结构化；标准化保证后续应用的准确性和统计口径的一致性，结构化保证数据隐含的高价值信息被完整地提取和应用。

在医院信息系统的原始数据中，系统字典库和患者数据库随意性较强，多为非结构化和非标准化的数据。在院内的使用场景下，系统采集的数据往往是非标准化的。例如，乙肝的诸多说法包括"病毒性肝炎（乙型）""乙肝病毒性肝炎""病毒性乙型肝炎"等。大数据集成平台将按照统一的标准和规范，对其进行归一处理，同时与国际或国家诊断标准做匹配，系统会将不完全匹配的诊断推送出来供参考，大大降低工作人员的查询验证时间。

第三步：构建患者模型和知识图谱，让医院更智慧

很多医院的数据无法应用的原因集中在以下几点：数据残缺或标准不一致，无应用闭环导致数据质量可信度低；数据存储格式问题导致疾病特征无法提取；各系统分离导致关键数据无法关联或对应；缺少患者诊疗体系和缺少疾病模型等。

大数据平台能够实现按照患者的诊疗要素进行归类和整理，将来自于医院各信息系统中的临床数据进行模型重构，建立全面覆盖各系统各场景的可扩展的患者诊疗模型，将患者的临床数据体现于患者全生命周期的管理过程。

未来可能进一步构建创新的医学知识图谱：以患者诊疗模型和疾病模型为基础，通过梳理疾病治疗过程中的要素以及各个要素之间的关联，应用医学、信息学、知识图谱、人工智能技术构建医学知识图谱，形成智慧的医学平台，更加有效地支持各种应用场景。

医院升级仅仅靠数据驱动是不够的

数据驱动的医院升级过程并不是一个充斥着数字和算法的冰冷世界，人的作用依然无法被完全替代。数据为我们提供的不是最终答案，而是参考答案，最终解决问题还要依靠人的智慧。

CHAPTER 5

第五章

美国医疗服务整合之路

美国医疗服务的整合模式伴随着管理式医疗的发展、医生中介组织的壮大、HMO 组织的不断演化。在整合的过程中，医院、医生和保险机构互相约束、制衡、博弈或联合，最终为患者提供高质量、低成本的医疗服务，也许中国将来也会走上这样的医疗整合之路。

美国模式之一：医生组织的角色与力量

个体医生协会（Individual Practice Association，IPA）：独立法人，多为非营利，可与一个或多个保险公司签约，负责价格协商，不负责行政管理。采用按人数付费方式与保险结算，然后与每个医生结算，共同承担费用风险。

医生—医院组织（Physician-Hospital Organization，PHO）：由一个医院和一群医生基于共同的市场和利益构成，负责与保险公司谈判、议价和签约。签约医生仍可自行执业，但要接受签约范围内管理式医疗推荐的患者。医生和医院的关系相对松散。这种方式可以视为双方进一步紧密合作的过渡。为保证该组织的运行效率和质量，签约支付方通常是前瞻性支付政策（成本和质量可控）。PHO 模式需要强有力的资源管理平台、强大的信息系统，医生在制定标准和规则落地时需要高度参与。

服务管理组织（Management Service Organization，MSO）：为签约医生群体提供行政事务管理和执业辅助服务的机构，一般隶属于一家医院或由医院和医生共同拥有。医生具备独立行医和与保险机构签约的权利。

医务人员管理公司（Physician Practice Management Company，PPMC）：

营利性机构，提供诸如开账单、收款、合同协商等全方位的服务。服务费按上一年医疗总费用的一定比例提取，当 PPMC 成员涵盖所在地区的大部分医生时，在合同协商方面优势明显。

开放式医生组织（Group Practice Without Wall，GPWW）：由一群小型诊所医生组成的服务网络，保持各自执业地点和服务独立性。可以利用数量上的优势，在服务价格谈判方面发挥优势。

医疗执业团体（Medical Group Practice）：独立法人机构，以股份制形式运作，高级医生数量越多，成功概率越高。拥有自己的机构或服务功能，各成员医生之间互相合作，每个医生的个人收入与总体业务量直接相关。

基金会模式（foundation model）：由医院发起成立的公益性基金会，由基金会购买医生的服务；为了符合公益性原则，基金会表明所提供的服务均为公益服务；另外一种模式是基金会作为独立机构，直接与医院和医疗执业团体签约购买医疗服务，三者独立，但关系密切。

由此可见，美国的医生中介组织是在自由执业市场机制和保险支付机制下的产物，医生作为医疗消费的决策者、医疗服务市场的中坚力量，拥有着毋庸置疑的话语权和地位。这也意味着医疗产业市场上形成了医院、医生和保险机构三足鼎立的局面，为进一步提供高质、高效和低成本的医疗服务奠定了基础。

美国模式之二：管理式医疗

（1）"守门人"制度：参保者选择签约范围内的医生或医院，保证转诊有序。

（2）激励机制：推动健康风险评估和健康维护计划，鼓励医疗服务提供者控制成本。

（3）准入和质量：通过"保险医学资格认证"和医疗行为信誉审查的医生才能签约保险机构；在和医院/医生共同承诺提高医疗质量的基础上，明确服务范围、内容、价格和支付程序，签订具有法律效应的合同。

（4）医疗有效性数据和信息集：管理式医疗应用于评估医疗绩效的标准，由国家质量保证委员会（National Committee for Quality Assurance）制定并更新，各机构上报数据作为质量认证的证据和行业对标的依据，涵盖75项、7

个领域（医疗服务的有效性；医疗服务的可及性和方便性；医疗服务体验；健康计划的稳定性；医疗资源利用程度；患者知情程度；健康计划的信息描述程度）。

美国管理式医疗的优势在于将医疗服务提供方和支付方在利益共享、风险共担的机制下，通过医疗资源管理、医疗质量管理、医疗成本管理和健康风险管理，实现医疗服务的质量与成本最优化。

美国模式之三：　健康维护组织

健康维护组织（Health Maintenance Organization，HMO）起始于会员预付制，属于经典的管理式医疗，1973 年美国联邦政府颁布《健康维护组织法案》（The Health Maintenance Organization Act of 1973）后获得巨大发展。HMO 伞状结构下包含多种类型的医疗机构、医生群体组织、健康计划等医疗服务运营平台，为患者提供不同层次、连续性、跨区域的健康医疗服务解决方案。执业医生群体与系统的关系更紧密，尤其是健康计划（含支付方案）真正体现了"整合"的精髓。HMO 既是服务提供方也是支付方。参与健康计划（购买医疗保险）的客户既是健康计划的会员，也有可能成为医疗机构或者医生的患者。HMO 的运营依靠强大的信息系统和医生的紧密合作，通过整合资源，提升资源利用度，降低成本，提高效率，以达到质量、成本和效率的最佳平衡状态。

开放型 HMO：医生作为个体与 HMO 直接签约（direct contract HMO）。HMO 也可与 IPA 签约，IPA 再和单个医生签约，一般按人次、折扣价或约定价等方式结算。每位医生除了为 HMO 服务外，可保持独立诊所和行医自由权，也可以与其他保险公司签约。每位参保人需要挑选一名签约医生作为自己的全科医生。

封闭型 HMO：签约医生及其医院只为 HMO 参保人员服务。参保人员不必选择某个医生作为全科医生，但须选择某家医疗机构作为自己的初级医疗单位。HMO 通常拥有自己的医疗机构，有的直接雇用医务人员并支付薪酬（staff model HMO）；有的与医生团体签订服务合约。后者一般采用按人头付费方式支付酬金，医生团队再以薪金结合激励机制支付每位医生的劳务报酬（group model HMO），医生团体承担相关的行政管理职责。

混合型 HMO： 比较常见的结合是个体医生直接签约模式＋封闭式模式（团体模式）。

◀ 案例：凯萨医疗集团 ▶

凯萨医疗（Kaiser Permanente，KP）是美国最大的 HMO，由三个机构组成：医生组织——营利性的普尔曼迪医疗集团（Permanente Medical Group，PMG）；保险组织——非营利性凯萨基金会健保计划（Kaiser Foundation Health Plan）和非营利性的凯萨基金会医院（Kaiser Foundation Hospitals）。截至 2010 年，拥有会员 870 万人，医院 36 家，诊所和其他设施 533 个，雇员总数 16.7 万人，医生 15853 人，护士 46866 人。集团全年运营收入 442 亿美元，净利润 20 亿美元。全年门诊量 3164 万人次，住院手术 12.5 万例。

凯萨医疗集团的整合模式：

• 提供医疗服务与支付渠道整合（KP 保险公司直接支付给自己的医院和医生）

• 医疗服务系统内部各环节整合（全科医师与专科医疗；专科医疗与康复团队；全科医师与慢病教育）

• 内部生态系统平衡（保险仅支付 KP 医院和医生；KP 医院为 PMG 医生开放设施使用权；PMG 医生只在 KP 医院执业并为 KP 参保人员服务；集团结余利润由 PMG 医生公司分享）

KP 的运营特点：36 家医院中有 24 家通过了医院信息系统 HIMSS 七级认证；Health Connect 信息系统嵌入慢病管理方案和临床路径，协助医生开展哮喘、疼痛、冠心病、抑郁症、糖尿病、心衰和肥胖等慢病管理（占 60% 的支出）

医疗服务整合效率：KP 会员年费低于美国平均水平 20%—30%；KP 医院全部通过了美国最高医疗质量管理标准认证。如果将 KP 集团与英国 NHS（National Health Service）进行对比，医疗支出水平相当，而在绩效方面，KP 明显优于 NHS

• 医疗资源配置：KP 拥有专科医生的数量是 NHS 的 2 倍；初级保健机构医生平均配置数量，KP 是 NHS 的 8 倍；初级保健医生拥有检验、影像和药房设施支持比率，KP 是 NHS 的 4 倍

- 医院运营效率：KP 平均住院日为 3.9 天，NHS 为 5 天
- 医疗服务可及性：等候专科医生时间：NHS 为 36％ 的患者＜4 周，KP 为 80％ 的患者＜2 周；初级保健医生门诊时间：NHS 平均为 8.8 分钟，KP 平均为 20 分钟
- 医疗绩效：乳腺肿瘤筛查率（NHS 中 50—64 岁三年筛查率为 69％，KP 中 52—69 岁两年筛查率为 78％）；糖尿病患者每年检查率（NHS 为 60％，KP 中 65 岁以下的检查率为 70％）

中国的管理式医疗

医疗服务整合追求的是什么？站在不同的角度，强调不同的价值。

患者角度：医疗服务的调整、优化和不同组合，让患者体验到及时、可及、安全、适宜技术和成本的服务。强调服务效果、体验和服务连续性。

体系角度：针对特定目标人群，一家或多家机构提供相互协同的、不同层级和形式的医疗服务，以实现高质、高效和低成本的运营能力。强调质量、成本和效率。

服务角度：营造一种环境和氛围，搭建一个沟通协作的平台，促使医疗、护理、康复、医技、后勤等团队协同工作，及时共享信息，以患者需求驱动医疗资源协同、以医疗业务需求驱动后台资源整合，为患者提供循证决策下的最佳诊疗路径和结果。强调协同、共享、循证。

社区角度：立足于"预防"重于"治疗"的理念，提升社区人群的健康素质，提供健康维护和健康促进计划，这类医疗服务的整合驱动力量通常是"保险机构"。强调早发现、早治疗、防并发。

目前，各国医疗卫生体制普遍建立在"治病"而不是"防病"的基础上。这种围绕"治病"建立起来的医疗体制是医疗资源分布失衡、医疗成本上涨的"罪魁祸首"。医改的终极目标应该是"健康"，"防病"应该成为制度顶层设计的出发点。在这方面中国政府已经迈出了第一步：组建了国家卫生健康委员会。

从美国凯萨医疗集团的案例可以看出，整合型医疗体系必须同时实现：医院因持续改善质量和降低成本得到奖励；医生提供适宜有效的诊疗方案得到奖励；患者因积极自主的健康管理得到奖励；保险机构在服务范围、支付速度、

管理效率方面既竞争也互补。

- 中国的医疗保险需要引入市场机制，医保机构去行政化，商业保险进入后，形成和医疗服务提供方的议价机制
- 一些医院集团可以通过与保险机构合作建立 HMO，针对一定区域的参保/就诊人群相对固定的基础上，以总额预算结合按人头付费方式支付
- 通过垂直整合，进一步向社区医疗机构延伸，通过支付政策的倾斜，专科医生及全科医生、综合医院与社区机构协作，共同保障当地居民的健康
- 建立统一的质量考核标准和体系，同时将医院和医生的绩效奖励和年终保险结余挂钩
- 医保基金管理机构和参保居民都有权自主选择 HMO，从而创造 HMO 之间的有序竞争

不过，我们也注意到，管理式医疗在美国医疗服务体系发展过程中，更多地呈现非线性特征[①]。HMO 模式无论是数量还是参保人口目前均处于下降趋势；按人头付费也未完全普及；一些集保险和医疗功能于一身的特大型整合型组织正陷于亏损的财务危机。因此，管理式医疗在美国曾经辉煌，如今却面临"价格竞争和医疗支出上涨、高涨的患者权益和严厉的行业规范以及自身利益和社会利益两难全"的困境。对于中国，这也是前车之鉴。

最终，社会资本的进入、医生群体力量的崛起、支付方改革形成议价机制并且实现激励政策导向，将成为中国医疗服务市场整合的原动力和主旋律。

---

① Peter R. Kongstvedt，*Health Insurance and Managed Care：What They Are and How They Work*，World Headquarters Jones & Bartlett Learning：Burlington，2002，p. 18.

CHAPTER 6

第六章

未来的竞争是体系之争

———

　　理想中的医疗服务能够实现以医生为核心的服务团队，及时获取、分析、利用各类临床数据，在合适的时间和场所，运用适宜的技术，以合理的成本，通过顺畅的流程为患者提供适当的诊疗方案。

医疗资源的整合应该　"以患者为中心"

　　我国根据医院规模、科研方向、人才技术力量、医疗硬件设备等指标对医院资质进行评定。按照《医院分级管理标准》，医院经过评审，确定为三级，每级再划分为甲、乙、丙三等，这是用行政手段配置医疗资源的分级方式。从市场角度来看，医疗机构分类逻辑应该根据患者需求结合专业技术性进行服务定位并配置相关资源。在美国，医疗服务市场在患者、服务提供方、支付方三方充分博弈的情况下，形成了多层级的医疗服务体系（见表 10-2）。

表 10-2　美国医疗服务机构类型特点及成本

机构类型	特点	技术	单位	直接成本（美元）	总成本（美元）
急性医疗护理	急性期疾病诊疗	高	天	600—900	1000—1500
急性康复	术后、创伤、骨骼肌肉、神经系统；PT／OP／ST；神经、精神快速功能恢复；3小时／天；6天／周	高	天	500—700	800—1000
亚急性医疗护理	康复为主；多学科协作；功能锻炼；自主训练；2小时／天	中	天	250—400	400—600

（续表）

机构类型	特点	技术	单位	直接成本（美元）	总成本（美元）
技术性医疗护理	住院康复治疗、一名医师、一名全职注册护士；病历记录	中	天	100—150	250—350
长期照护	住院服务，长期护理	低	天	80—120	200—300
家庭医疗	上门服务，初级医疗	低	次	40—90	70—150

资料来源：https：//cdn. ymaws. com/www. physiatry. org/resource/collection/180DD800-48B0-4BAA-AD14-1C71F539B8C7/Levels _ of _ Rehabilitation _ Care. pdf，2020年4月15日访问。

以上表格关注的重点不在具体数字，而在于可以看出不同层级的医疗服务定位不同、服务范围/项目及服务人群不同，而且技术难度不同、资源配置不同、运营成本也不同。医疗服务整合的目的在于提供连续且系统性的医疗服务，这是一种完全以患者需求为核心的服务体系。

支付方力量应该成为医疗服务整合的 "导演"

从医疗环境的演变或保险支付政策的变化，可以看出支付风险越来越多地转向医疗服务提供方。因此，未来，医疗服务整合是医疗机构发展的必然选择。

论量计酬制度（Fee For Service，FFS）意味着只要有医疗行为就会带来收入；而前瞻性支付制度（Prospective Payment System，PPS）如总额预算下的论人计酬制，是在医疗费用支付固定的前提下，各种诊疗行为不是收益，而是成本。这将促使医疗服务提供者主动节约医疗资源，注重预防保健，从疾病诊疗转向健康维护与促进。在这种 "省钱就是挣钱" 的激励诱因下，医疗体系将通过整合提高资源利用度、保证医疗服务质量。价值将成为关注的焦点。

价值管理强调 "Do the right things" 和 "Do things right"。医疗团队如何有效执行诊疗行为，如何提供必要的诊疗服务，且能保证医疗质量，成为经营成败的关键。目前，中国的医保监管体系尚处于政策完善、监管逐步强化的阶段，尚未形成完整的基于价值的支付体系。

中国的现实选择和未来

医疗服务正在从"专业细分化"和"片段化"走向"整合"与"连续"。中国市场的医疗资源通过整合能够提高资源利用率及医疗质量、降低成本。

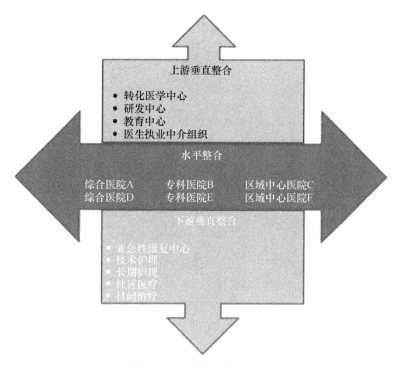

图 10-4　医疗资源整合模式

现实选择一：水平整合 VS 垂直整合

水平整合常见于相同性质或类似等级医疗机构的合作模式。水平整合强调学科共建和规模效应。

（1）专科联盟：一方面围绕患者需求展开转诊或会诊；另一方面围绕医生需求展开科研和教育培训合作。合作内容包括定期选派专家到当地指导医疗、教学、科研等工作；共同建设远程会诊中心；开设绿色转诊通道；建立实习医生、进修医生和优秀医生培养机制，共同培养人才和提高当地医疗水平；建立学术交流信息共享机制，推进双方院、科两级间学术和技术交流与合作等。

（2）医院集团：以股权和资产为纽带直接进行资源整合，达到规模效应。

最直接的优势是围绕药品、耗材等物资供应，发挥集中采购优势；在运营、市场、渠道、信息系统、医疗设备、人力资源、财务等方面也可以发挥整合优势。一般来说，如果能够集中在一个区域内，协同效应会更明显。

垂直整合常见于不同性质、不同等级、不同定位以及不同服务功能的医疗机构之间的合作模式，强调服务延续性和运营效率。

(1) 医联体：大型综合医院和康复机构、护理机构的合作。例如，以区域医学中心或三甲医院为龙头的医联体，通过明确定位和分工，将社区医院或一、二级医院的床位资源盘活，成为三甲医院，服务延伸到社区医疗，提供康复和慢病管理的"触角"。

(2) 医养结合：从广义上讲，医养结合包括专科医疗和亚急性/慢性康复的结合、专科疾病（肿瘤）和临终关怀的结合、慢病并发症长期护理和养老结合、康复和养老的结合等。医养结合模式在中国的医疗市场目前处于起步阶段且属于刚性需求，如果能够定位清晰、功能明确、技术有效，市场潜力巨大。

现实选择二：封闭式 VS 开放式

封闭式体系：所有权统一；生态系统、文化价值观一致；通常设立集中管理中心，实行六个统一（统一品牌、统一战略和资源配置、统一责任与权力体系、统一医疗质量体系、统一临床诊疗规范、统一数据和财务标准），以实现资源整合并善用。运营重点在于"同中求异"。

开放式体系：不同所有权的医疗机构基于共同目标和利益，寻求资源互补或互惠，扩大效益，提升竞争力和市场份额。组织之间依据合约关系，而无从属关系。运营重点在于"异中求同"。影响因素包括：

合作动机：强制性不如自发性；行政力量不如市场无形之手。

资源共识：资源投入、资源价值、各方地位。

议事机制：设立理事会，协商重要议题，达成共识。设立联盟管委会，协调日常工作。

协调机制：基于共同原则，树标准、定规矩、建流程。

现实选择三：自营 VS 合作

社会资本进入医疗领域，如果从零开始，需要有足够的勇气和耐心。而社会资本与公立医院合作，出发点在于寻求医疗资源占有者（公立医院）、医疗资源（医生）、资源平台（民营医院）、患者需求、支付方（商业保险或医保）五方共赢局面。归纳起来不外乎以下四种模式，而在实际操作中，最终结果是多个模式之间的不同组合。

医疗地产模式：公立医院以租用空间的形式接手，社会资本相当于房东。一般此类投资方为房地产商，投资医院也是属于项目配套，其实"醉翁之意不在酒"。

合作托管模式：公立医院以托管形式负责医疗业务管理，社会资本负责后台运营服务，包括后勤、基建、物业、物资采购和供应等。双方以成立医院管理公司的形式进行合作。此类投资方一般在医疗行业缺乏品牌和资源积累，"筑巢引凤"也是一种选择，适当时机还可以"借船出海"。

平台输出模式：社会资本方属产业投资，但培养自身医疗团队及树立品牌需要长时间积累。在现行医生多点执业政策下，搭建专家技术的输出平台和利益分享机制是最常见的合作形式。

学科共建模式：基于中国特殊的医疗环境和体制，如果能够和医院、科室、医生三个层面均达成合作协议，才能实现各方合作利益最大化。这种合作模式下，双方通常共同设立管委会或医院管理公司，搭建多方共享的管理平台、支持平台、服务平台，以及利益均衡机制，同时统一医疗质量标准、数据标准、服务标准和收费标准。

未来的竞争将是医疗体系之间的竞争

基于医疗资源不均衡、行业信息不对称等特点，在某专科领域集合顶尖专家团队，以促进某专科诊疗技术推广为核心，在二、三线城市合作经营专科治疗中心。这类运作模式不仅能够实现专科高端医疗资源由少数中心城市向各区域市场的转移，同时能够针对学科建设提供整体解决方案（技术、设备、人员、培训、运营等），更有可能进一步实现中心独立法人运作，如医生参股或控股的专科医院，乃至医疗集团。

未来，医疗服务整合必定伴随着医师的整合，医师的整合必将形成合力促使医生群体能够成为独立的力量出现并拥有话语权，那么，将形成医疗机构、医生、保险支付方和患者四方博弈的局面，医疗服务的市场利益将会重新分配。

　　传统医疗细分专科化的后果导致了医疗服务是片段的、不连续的、不协调的。整合型医疗服务体系将急性医疗服务、门诊服务、家庭护理、康复等服务无缝链接，通过评估患者应在哪个层面接受服务，然后对应相关的机构和治疗方案，患者可以在体系内流动。由于机构之间资源与信息共享，在保证高质量服务的同时，资源利用度和效率大幅提升。

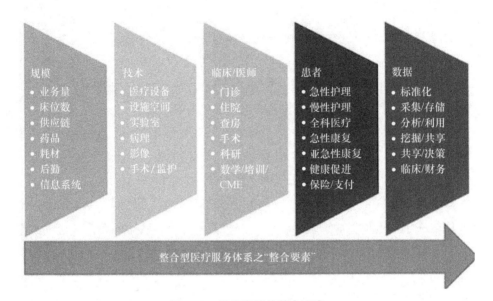

图 10-5　医疗资源的整合要素

　　我们的医疗市场目前尚处于初级整合阶段，不论是一些医疗集团还是医联体，整合的要素不外乎规模、技术、临床/医师、患者和数据等资源。不同要素的整合体现着不同的整合思路，也会影响相应的整合效果（见图 10-5）。

　　未来医疗市场的竞争将不再局限于单一机构之间的竞争，而是医疗集团之间的竞争，甚至是医疗体系之间的竞争。

CHAPTER 7
第七章

未来医院

————

　　未来医院将是一个崭新的融合体，内部的疆界消失，外部无边界，融合了超级链接、任务导向、自治性等组织形式，成为深具灵活性、多重任务、基于数据共享、智慧决策、注重团队学习的阿米巴组织[①]。

组织特点一：　专业与协同

　　医院是一个知识密集和技术密集的组织，临床、药学、医技、护理、管理、后勤、保障等分工明确。临床医生作出临床决策下达医嘱，护理和医技部门负责执行医嘱并监测，支持部门负责供应保障，管理部门负责制定规则监督执行。高度专业化意味着分工明确但也存在副作用，即服务的片段化和不连续。因此，基于质量保证和患者需求，医院内部存在诸多的横向沟通与协同，通常以委员会（committee）的形式，多学科协作（MDT）、项目组（task force）、服务团队（service team）等形式，渗透在组织内部，一方面通过资源整合为患者提供连续性服务，另一方面让不同专业的一线管理者和医护人员能够共同议事和决策，体现授权和信任。

　　因此，医院是一个既崇尚知识和专业，也强调合作与协同；既明确分工与责任，也强调整合与信任的组织。

——————

① "阿米巴组织"源于稻盛和夫（京瓷集团），它将组织分成小的单位，通过与市场直接联系的独立核算制进行运营，培养一线员工的领导力，实现"全员参与"的经营方式。

组织特点二： 标准与授权

医院管理的首要任务是保证质量与患者安全。因此，尽量降低不确定性、降低差异化程度，通常从"标准化"入手：

- 流程标准化：诊疗过程（临床指南、临床路径、技术规范等）
- 结果标准化：行业对标（感染率、死亡率、并发症发生率等）
- 结构标准化：资源配置（人员、培训、设备、设施等）

但是，医学是一门发展中的科学。不同患者的生理结构和解剖结构也不尽相同，即使患同样的疾病，可能症状和体征也有差异。在很多医疗服务场景中，医生面临的都是在"不确定中寻找确定"的难题，或"在信息不充分的条件下"需要作出临床决策，或需要面对患者及其家庭等外在压力，因此很多情况下"标准化"工具是失效的，这就需要决断力、需要授权、需要勇气、需要承担责任。

医院组织内部： 五类人和五种力量

如果从组织角度看，医疗机构通常由以下五类人组成[1]：

第一类：高层管理者。高层管理者负责战略决策、配置资源、设计结构、绩效评估和激励。

第二类：技术管理者。技术管理者处于高层管理者和一线员工之间，负责收集反馈、参与决策、直接监督、管理边界问题（部门之间）。如临床科室主任、护士长等。

第三类：一线服务者。直接为患者提供服务的人员，包括医师、护士、药师、技师等。

第四类：管理幕僚者。为高层管理者提供决策依据，同时为一线工作者制定规则和标准的人员。

第五类：运营支持者。为一线工作者提供保障和支持的人员。

有组织存在的地方就存在权力和政治。从人性的角度来说，每个人都具有

---

[1]　〔加拿大〕亨利·明茨伯格：《卓有成效的组织》，魏青江译，中国人民大学出版社 2007 年版，第14 页。

不同程度的控制欲和权力欲，倾向于运用手中的权力表达意见，对别人施加影响，以显示自身存在的价值；过于强调自身的重要性，同时贬低别人的作用。当与其他部门或单位发生冲突时，倾向于固守自身的专业价值和权威。医疗机构的五类人代表着五类群体，诉求不同，专业不同。五种力量的博弈结果造就了医院内部运营机制，影响医院文化（见图10-6）。

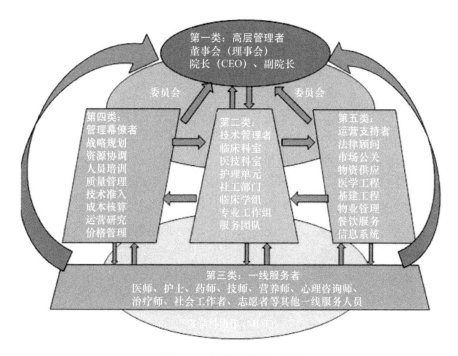

图 10-6　医院内部的五类人

　　高层管理者：一般倾向于集权化。"中央集权"的好处是决策效率高；缺点是如果直接越过技术中层指挥一线工作者，则会大大挫伤中层团队的积极性，同时也有可能是"外行指挥内行"。一般多见于一些诊所、门诊部等小型医疗机构，高层管理者同时也是核心医师。

　　管理幕僚者：倾向于通过制定规则和标准对技术工作者施加影响力。如果讲究工作方式和方法，可以提高质量，降低成本，也可避免高层管理和技术团队直接冲突。但如果幕僚力量过于强势，生硬照搬规章制度和标准流程，可能引起技术工作者的抵触和反抗，也可能压抑创造性和组织的创新能力。对于患者的一些个性化需求也无法及时满足。一般这种机械式管理模式多见于护理服务机构等标准化程度高的医疗机构。

技术管理者：集专业与管理与一身，倾向于从高层获得授权，同时挤占部分一线技术人员的权力，把权力集中到自身或小集体，容易演变成"占山为王"（重点学科）。优点是集中优势资源形成学科竞争力，缺点是如果"山头"过高或过多，则不利于资源共享和多学科协作。通常见于一些"大专科，小综合"的医院。

一线服务者：力求把各级各类管理者对自己工作的影响降到最低。他们希望能够相对自主地工作，同时能够参与决策，影响政策。这样有利于形成扁平化组织结构。好处是"以患者为中心"及时决策与反馈；缺点是医疗质量可能存在风险，需要借助外部力量约束，规范其行为和技能，如行政管理、行业组织、评估认证机构等。但在目前封闭的医疗系统内部，医生和医院是雇佣关系，一线服务者的充分授权很难实现。

运营支持者：虽然是支持部门，其实也具有其专业性（法务部、公关部、市场部、信息部、采购部、医学工程部等），因此其定位在专业基础上提供服务，也具有部分管理职能。运营支持层若过于强势，强调管理（如成本控制），可能会影响一线服务效率。这种情况常见于一些医疗集团，为整合资源将支持功能进行控制。

因此，五种力量在组织内部处于不断的牵引和拉锯状态，其中总有一种或两种力量处于强势地位。于是，我们就会发现，尽管组织架构大同小异，但是内部机制和企业文化迥然不同。

医院组织设计的关键问题

在组织五种力量分析的基础上，最终落地的是组织结构。组织结构方面的决策是领导层必须作出的最基本的决策。在决策之前，需要回答以下的问题：

专业化：当把任务或活动分解为相互独立的岗位时，应细化到什么程度？

部门化：对工作岗位进行组合的基础是什么？

标准化：规章制度在多大程度上指导管理者和员工的行为？

控制度：一位管理者可以有效地管理多少位员工？

横向联系：个体或部门之间需要什么样的沟通渠道和机制？

指挥链：个体和部门接受谁的指令，向谁汇报工作？

授权度：什么样的决策权对应放在哪一级？

医院组织形态的发展趋势

1. 从功能型转向服务型

传统医院的组织结构呈现功能型特点，学科设置遵循医学的分科逻辑（内科、外科、妇科、儿科等），管理上强调通过职能部门实施监督和控制。

演变：医院的组织结构呈现服务型特点，即"前台服务患者，后台服务前台"。

首先，在学科设置方面逐渐转向以"患者为中心"的结构设计，如神经内科和神经外科结合成为神经中心；心脏内科与心脏外科结合成为心脏中心；肿瘤内科和肿瘤外科、放疗科、化疗科结合成为肿瘤中心等。其次，在服务方面组建围绕"专病"的多学科协作小组（MDT）为患者提供全方位的服务，多学科小组成员包括医师、护士、药师、技师、康复师、理疗师、心理、营养、社会工作者、志愿者等。最后，在职能管理方面更多转向通过委员会机制让更多的一线部门人员参与，形成自发的上报系统和透明的"不惩罚"的医院文化。

2. 从金字塔形转向扁平式

传统医院的组织结构呈现金字塔结构的特点，强调权力等级和正式沟通。以组织特性而言，金字塔形组织以科室分工为导向；扁平式组织以服务为导向，一个主管的管理幅度为 10—20 人，甚至更多。以功能而言，金字塔形组织倾向保守且层层节制，而扁平式组织则较灵活具有弹性，如主诊医师负责制就是医院组织扁平化的表现。在医院组织再造过程中，如欲将组织扁平化，以强化其效率，提升品质，关键在于信息技术的应用程度、数据的标准化和挖掘程度以及人员的临床素质和技能能否足够支撑。

3. 阿米巴型医院

阿米巴组织是一种能够让效率得到彻底检验的系统，同时也是一种具有强大生命力的自生长系统。

医学科技的进步伴随着移动技术和数据技术与医疗服务的融合，未来的医院将拆掉围墙，成为无边界的组织，而这种无边界组织适合采用阿米巴形态，它通常具备以下五大特征：

（1）工作特征：多任务、超链接。以具有个人品牌和学术地位的专家为核心聚集专业学术团队；以患者为中心随时组建专病 MDT 小组提供服务。

（2）服务特征：多入口、多出口、连续性。网络诊所或医院、社区医院或专科医院、综合医院形成线上线下的患者流动，充分共享信息、资源、知识和技术。

（3）数据特征：POC、云数据、智慧医疗。依靠先进的 ICT 技术支持团队内部及团队之间的相互调节，患者数据基于云处理的采集、存储、传输、分析、挖掘。基于大数据的 CDSS（临床决策支持）无处不在。从数据到信息，最后成为智慧医疗。

（4）权力特征：多中心，移动式。决策权力转向一线的专家及团队，随患者的专业需求而调整。

（5）组织特征：组合式、扁平化。一线服务层基于患者需求的任务团队，随时集结，相当于美军的空降特种部队；幕僚部门与技术中层、高层管理三者融合成为运营的中枢系统，相当于作战指挥部；支持类服务高度精细快速响应。

医院组织将成为一个崭新的融合体，内部组织的疆界消失，外部边界逐渐模糊，融合了超级链接、任务编组、自治性等组织形式，成为深具弹性、多重任务、基于数据共享、智慧决策、注重团队学习的阿米巴组织。

在这样的组织里，用理念和价值观统一思想和行为，尊重生命、尊重医学规律、尊重医疗价值渗透入每个人的血液。一切控制的手段来自于充分授权，一切的成果来自于主动积极。全员发挥高度参与感、享受高度成就感，不断追求高品质医疗，充分满足患者的需求及期待。

在医疗行业，价值观胜过任何商业模式！

我心目中的好医院 （代后记）

————

　　二十五年前，当我走出大学校园的时候，踌躇满志地想成为一名杰出的外科医生，能够悬壶济世。外科住院医师的工作任务几乎是 7×24 小时不间断的。出门诊、收病人、写病历、查房、下医嘱、上手术、换药、值夜班，循环往复，非常充实。那时候，既为自己每天能够学到新知识和新技能而兴奋，也为患者的病情变化而牵肠挂肚；既感到医生职业之神圣和骄傲，也深感责任重大，如履薄冰，必须谨言慎行。这段经历中最深刻的三个感受影响我至今。

　　首先，这段经历告诉我"做医生要懂得敬畏"。虽然现代医学技术发展迅速，但是很多疾病的病因和机理尚未清楚，治疗也只能对症，外科医生的手术刀也无法切除一切病灶。因此，医疗服务的本质是在不确定中寻找确定的能力，医疗技术的进步也是不断迭代的过程。做医生要有所敬畏，敬畏生命、敬畏技术、敬畏人性。

　　其次，这段经历告诉我"做医生要懂得合作"。顶尖的外科专家也需要好的团队配合才能获得理想的治疗效果，包括手术助手、麻醉师、护理团队、重症监护团队等，否则可能会出现"手术很成功，患者已死亡"的难堪局面。因此，做医生要懂得合作，尊重同事、尊重规则。

　　最后，这段经历告诉我"做医生要懂得如何建立信任"。作为工作在一线的外科医生，每天打交道最多的就是患者及其家属，我发现，互相信任的医患关系能够影响最终的治疗效果。这种信任不仅体现在患者对于医生的知识、技术和人格的信任，也取决于医生对于病情的控制能力、治疗方案的把握以及治疗预后的信念和信心。

　　总之，这是一段令人刻骨铭心的外科执业经历，这段经历让我能够了解医院内部运营的一般规律、了解医生的思维和行为模式、了解医护和医技之间的合作模式，还理解了患者的期望以及如何和患者互动才能获得更好的疗效。这些因素，其实构成了这本书最基本的逻辑和想法。

十五年前，当北京大学国际医院项目正式启动的时候，我非常有幸能够加入北大医疗产业集团（原北大国际医院投资管理有限公司）参与医院的筹建。北大国际医院的定位是"领跑医疗体制改革，建设国际一流医院"。为了实现这个目标，我们参观考察了国内外很多优秀的医院和科室，与很多学科带头人和医院管理者进行深度的访谈和交流。最终，我发现所有优秀的医院都具备三个共性：

第一个共性：优秀的医院始终坚持"质量至上"。质量管理如逆水行舟，不进则退。只有形成一套医疗质量持续改进的体系，才能保证稳定的医疗质量和患者安全。优秀的医院追求医疗质量的"零缺陷"，更是对医疗质量提出近乎偏执的挑战和极致的要求。

第二个共性：优秀的医院始终强调"系统的力量"。高质量是团队合作的结果。优秀的医院以价值观为出发点，建立机制、营造氛围、政策引导、有效激励，形成团队文化。一个好系统可以让三流的人做出一流的事业，而一个坏系统，只能让一流的人才发挥三流的水平。

第三个共性：优秀的医院始终追求"同行和社会的尊重"。同行尊重来源于学术、科研以及人才培养方面的贡献；社会尊重来源于服务质量、服务效率和服务成本的标杆作用。这种尊重激发医院员工和管理者形成更强烈的责任感和使命感，进而增强团队的凝聚力和执行力。

这段经历让我有机会近距离接触了最优秀的医院以及医院管理者和学科带头人，明确了作为管理者的努力方向和目标，也完成了从一名外科医生到一名医院管理者的转型。

四年前，我有幸加入陆道培医疗集团。四年的时间见证了这家血液病医疗集团的快速发展。目前，陆道培医疗集团已经拥有四家三级血液病医院（其中上海道培医院正在迁建中）、上千张血液病专科床位、上百间骨髓移植层流病房，年度移植例数超过 1000 例。到 2019 年，集团已拥有中国最大的造血干细胞移植中心（年度移植例数 1081 例）。19 年的发展历程集团打造了一支核心医疗团队，不仅具有凝聚力，而且具有战斗力。作为血液病领域的开拓者和挑战者，陆道培医疗团队通过救治那些难治、复发和需要挽救性移植的血液病患者，不断进行技术创新和服务改进。在不断治愈的患者病例积累中，不仅获得了患者口碑和社会认可，同时也形成陆道培集团独特的团队自信、技术自信、道路自信和文化自信。正是这些看不见的力量影响着每个员工的观念和行为，也影响着患者的信念和疗效。

这本书既是将企业管理的理念和方法融入医疗行业和医院情境的一种尝试，也是作为一名医院管理者多年心路历程的总结和提炼。最后感谢北京大学出版社的陈健老师和尹璐老师在本书出版过程中给予的指导和帮助，同时也感谢多年来在我的职业生涯发展中给予我鼓励和陪伴的家人和朋友，以及给予我教导和支持的领导、老师、同学和同事。

路　阳

2020 年 8 月 9 日于远洋天地